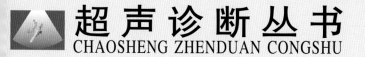

超声诊断丛书

CHAOSHENG ZHENDUAN CONGSHU

妇科与产科
超声诊断学

主编 汪龙霞

U0333533

科学技术文献出版社

(京)新登字 130 号

内容简介

　　本书有三篇共 14 章,第一篇总论,主要介绍女性生殖器官解剖与超声显像方法,女性盆腔各脏器的正常声像图表现,妇产科超声检查方法的特点及其应用。第二篇妇科,内容有女性生殖道异常,子宫与卵巢疾病、妇科急腹症与子宫内膜异位症等疾病的超声诊断、彩超及介入性超声在妇科的应用。第三篇产科,主要介绍与妊娠有关的超声表现;正常妊娠的各项超声测值、应观察的解剖结构及正常声像图表现;胎儿颜面、中枢神经系统、骨骼系统、呼吸系统、消化系统、泌尿系统等异常的超声诊断,胎儿附属物的超声观察及异常情况的诊断,胎儿心脏异常的超声诊断;彩超及三维超声在产科的应用。全书共 60 余万字,600 余幅图。其内容新颖、实用,文字流畅、图文相辅。对各级超声诊断医师、临床医师、影像医师,以及医学院校的师生均有参考价值。

科学技术文献出版社是国家科学技术部系统惟——家中央级综合性科技出版机构,我们所有的努力都是为了使您增长知识和才干。

主编简介

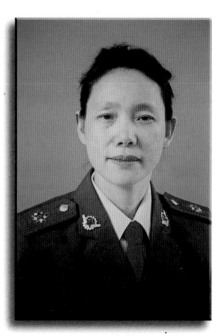

汪龙霞

解放军总医院超声科副主任医师、副教授。1962年出生，1980年考入西安第四军医大学医疗系，1985年毕业获学士学位。1987年考入北京解放军军医进修学院攻读妇产科硕士学位，师从叶惠方教授，1990年毕业获硕士学位。自1990年开始从事超声诊断工作，在长期的临床一线工作中积累了丰富的经验。曾作为访问学者在香港中文大学威尔斯亲王医院放射科、日本大阪国立循环器病中心围产科和美国费城杰弗逊超声研究学院参观学习。现主要从事妇产科超声诊断工作，自1996年起开展了超声引导下妇科病变的穿刺活检与介入性治疗工作。

《妇科与产科超声诊断学》编者

(以章节为序)

汪龙霞	中国人民解放军总医院
韩宗敏	北京大学第三医院
吴　静	首都医科大学宣武医院
赵　逸	首都医科大学宣武医院
王　萍	首都医科大学宣武医院
王军燕	中国人民解放军总医院
孙大为	中国医学科学院协和医院
张　丹	首都医科大学复兴医院
陈欣林	湖北省妇幼保健院
张　晶	中国人民解放军总医院
曹少曼	北京积水潭医院
谢玉娴	北京妇产医院
吴雅峰	首都医科大学北京朝阳医院心脏中心
张　宏	中国人民武装警察总医院
朱先存	中国人民解放军 123 医院

在新技术革命的推动下，当代医学获得突飞猛进的发展，给医疗实践和医学研究带来了勃勃生机。医学超声，在四大医学影像诊断技术中，显得尤为突出。新技术、新机型使得超声在临床方面的应用日益广泛。它不仅能应用于心脏、腹部等脏器，对浅表器官、浅表组织的诊断亦同样获得良好的效果。为此，我社邀请了国内著名的专家教授撰写了这套《超声诊断丛书》。

丛书基本上按系统分册，第一批推出的有《浅表器官及组织超声诊断学》、《心血管超声诊断学》、《外周血管超声诊断学》、《消化系超声诊断学》、《泌尿系与男性生殖腺超声诊断学》、《妇科与产科超声诊断学》共6册。

本丛书具有以下特点：

1. 以临床诊断为主，简单的病理、解剖学为辅，说明正常与病理声像图的不同表现；

2. 以临床典型病例为重点，详述常见病与多发病的超声表现、诊断机理、诊断方法与技巧等；

3. 根据专家多年的临床经验，对疑难病例提出自己独到的见解，并进行分析、讨论；

4. 结合临床及病史，对声像图表现易混淆的疾病，阐述其诊断与鉴别诊断要点；

5. 突出近年来国内外的新技术、新成果，并指出超声诊断技术的发展方向。

此套丛书凝聚了当今国内医学超声界的精华，融入了新、老专家宝贵的临床经验和成果，我们相信无论是对从事超声诊断的医生、相关科室的临床医生，还是对影像学专业的师生均具有指导意义。

出版说明

科学技术文献出版社

前　言

　　近年来，随着科学技术的进步和国民经济的快速发展，超声诊断在我国获得了飞速发展，超声诊断仪器逐渐普及到各级医疗单位。特别是在妇产科领域的应用方面，从业人员越来越多，但是，对于越来越多的超声诊断新技术、新方法的具体应用及各种正常与异常妇产科超声表现的鉴别可供参考的书籍并不多，为此我们在科学技术文献出版社的邀请下，专门对女性生殖系统及与妊娠有关的正常和异常情况的超声检查方法及所见进行了总结、研究、提炼，并将一些最新检查方法与技术融入其中，以供广大妇产科超声及相关领域的医务人员参考。

　　在本书的编写过程中，编者们力求突出实用性，对各种疾病在介绍有关临床症状的基础上，详细叙述了典型超声表现，并附有典型的声像图，指出诊断的注意事项与鉴别诊断要点。

　　唐杰教授等在本书的编写过程中给予热情指导，诸多进修医生给予了大力的支持、鼓励与帮助，北京维尔诺电子有限公司为本书编写收集彩色图片资料提供了三菱彩色视频打印机，在此一并表示感谢。

　　由于作者水平有限，缺点错误在所难免，恳请广大读者批评指正。

汪龙霞

写于中国人民解放军总医院

目　录

第三篇　产　科

第一篇

总论

第一章　女性生殖器官解剖与超声显像方法

第一节　女性生殖器官解剖

妇科与产科超声诊断是通过用探头扫查盆腔结构或妊娠的子宫，获得一幅幅二维超声图像，将这些图像在大脑中形成立体图像，结合临床资料进行综合分析得出结论的过程。要做出正确的诊断，对女性生殖器官正常解剖结构及正常超声显像所见的掌握是最基础的要求。本节重点介绍女性生殖器官的组成及有关生理变化。

一、骨盆的组成

成年妇女的骨盆由四块骨头组成，即骶骨、尾骨、左髋骨、右髋骨（图 1-1）。

每块髋骨又由髂骨、坐骨和耻骨融合而成。两块髋骨由骶髂关节与骶骨相连，并在前方由耻骨联合相互连接。以耻骨联合上缘、髂耻线及骶骨上缘连线为界，将骨盆分为上部的大(假)骨盆和下部的小(真)骨盆。骨盆内壁的上部有髂腰肌，稍下部的前外侧有闭孔内肌，后外侧为梨状肌，下部两侧为闭孔内肌。骨盆内的肌肉是两侧对称的（图 1-2）。

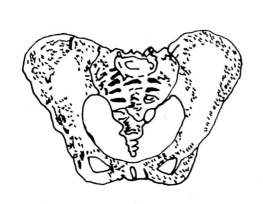

图 1-1　成年女性的正常骨盆

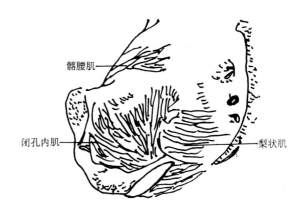

图 1-2　骨盆内壁肌肉

髂腰肌由腰大肌和髂肌构成。腰大肌起自第 12 胸椎和 1~4 腰椎椎体的侧面，髂肌起自髂窝，两肌的下部合并，通过腹股沟韧带深面外半部的间隙止于股骨小转子。闭孔内肌在盆壁内面起于闭孔膜及其周缘的骨面，其抵止腱出坐骨小孔到臀深部转向外方止于股骨转子窝。梨状肌是梨形的扁肌片，起自骶骨前面经坐骨大孔出盆腔横行向外方，其较细的抵止腱止于股骨大转子。

二、女性内生殖器的解剖

女性内生殖器是指女性生殖器官的内藏部分，包括子宫、卵巢、输卵管和阴道，输卵管和卵巢又被称为子宫附件。

（一）子宫

子宫是一个以肌肉为主组成的器官，它的外面被腹膜所覆盖，腔内面由子宫内膜所覆盖。在妊娠期，子宫接纳和保护孕产物，并供以营养；妊娠足月时，子宫收缩，娩出胎儿。

在非妊娠期，子宫位于盆腔内，处于膀胱与直肠之间，它的下端伸入阴道。子宫的后壁几乎全部被腹膜所覆盖，它的下段形成直肠子宫陷凹的前界，子宫前壁仅上段盖有腹膜，因为它的下段直接与膀胱后壁相连，在它们中间有一层清楚的结缔组织（图1-3）。

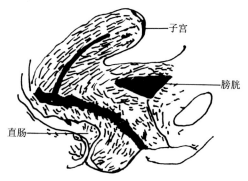

图1-3　子宫与膀胱、直肠的关系

子宫的形状上宽下窄，可分为大小不同的上下两部。上部呈前后压扁、尖端向下的三角形，即宫体；下部呈圆筒形或梭形，即宫颈。宫体的前壁几乎是平的，而后壁则呈清楚的凸形。双侧输卵管起源于子宫角部，即子宫上缘和侧缘交界之处。两侧输卵管内端之间的上面凸出的子宫部分，称为子宫底。自子宫的左、右侧角至盆腔底部之间的部分是子宫的侧缘，不被腹膜所直接覆盖，但有阔韧带附着于此。

子宫的大小和形状随女性的年龄和产次不同可有较大的差别（图1-4）。女性新生儿的子宫从宫颈到宫底的长度2.5~3.0 cm，成年未产者的子宫从宫颈到宫底长5.5~8.0 cm，经产者长为9.0~9.5 cm。宫体与宫颈长度的比率，亦有很大差别，婴儿期宫体与宫颈长度之比为1:2，年轻未产者为1:1，而在经产妇则约为2:1。儿童期子宫位置较高且发育很差，尚未出现子宫底，子宫体也甚薄。到性成熟前不久开始发育，子宫体增大，出现子宫底，壁变厚。到绝经期，子宫退化，整个子宫缩小，子宫壁也变薄。

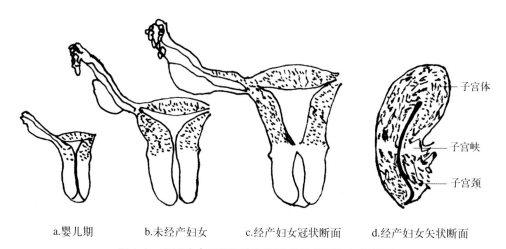

　　a.婴儿期　　　　　　b.未经产妇女　　　　c.经产妇女冠状断面　　　d.经产妇女矢状断面

图1-4　不同生命时期子宫与附件的冠状面和矢状断面

1. 子宫颈

指子宫和子宫颈内口以下那部分子宫。在子宫的前方，子宫颈上界几乎相当于腹膜开始返折到膀胱之上处。子宫颈被阴道的附着处分为阴道上部和阴道部两部分。阴道上部宫颈的后面被腹膜所覆盖，而前面和左、右侧面与膀胱和阔韧带的结缔组织相接触。子宫颈的阴道部伸入阴道内，它的下端是子宫颈外口。子宫颈管无论是在冠状断面还是在矢状断面上都呈梭形。

2. 子宫峡部

宫体与宫颈交界的狭窄处称为子宫峡部。

3. 子宫体

宫体的壁由三层组织组成，即浆膜层、肌肉层和黏膜层。浆膜层是由覆盖在子宫外面的腹膜所组成，它和宫体紧密粘连。宫体的黏膜层位于宫腔面，即为子宫内膜。在生育年龄的妇女，其子宫内膜有周期性变化。总的变化规律是，正常子宫内膜在月经期后是相当薄的，到下次月经之前复又迅速增厚。

4. 子宫韧带

共有4对，包括从子宫两侧伸展的阔韧带、宫颈主韧带、圆韧带和子宫骶骨韧带。子宫借以维持正常位置。

(1) 阔韧带　系自子宫两侧缘伸展至骨盆壁的两个翼状结构，略呈冠状位，将盆腔分为前后两个间隔。阔韧带上缘呈游离状，内侧2/3包盖输卵管形成输卵管系膜，外侧1/3自输卵管伞端延伸至骨盆，称骨盆漏斗韧带或卵巢悬韧带，卵巢动脉经此通过。输卵管下的阔韧带部分即为输卵管系膜，由两层腹膜组成，其间是一些疏松结缔组织，其中有时可见卵巢冠。

卵巢冠由许多含有纤毛上皮的狭窄垂直小管组成。这些小管的上端与一纵向管相接合，后者在输卵管下伸展，到子宫的侧缘，在宫颈内口近处成为盲管。这个管是午非管的的残余，在女性称为加特内管(卵巢冠纵管)。卵巢冠在男性相当于附睾的头。

(2) 宫颈主韧带　又称宫颈横韧带，由阔韧带底部增厚的纤维结缔组织及少量肌纤维组成，与骨盆底的结缔组织相连，它位于宫颈两侧及骨盆后下部侧壁之间，维持子宫在盆腔的正中位置。此部分包含着子宫血管和输尿管下段。阔韧带下段与宫颈附近的结缔组织广泛连接，即为子宫旁组织。

(3) 圆韧带　是由结缔组织和平滑肌构成的索条，起自子宫外侧缘、输卵管起始部附近，在子宫阔韧带两层之间向前外下方走行，通过腹股沟管放散于大阴唇皮下，维持子宫前倾的位置。

(4) 子宫骶骨韧带　由平滑肌及结缔组织组成，起于子宫峡部和宫颈后上侧方，向后伸向两旁绕过直肠，止于第2、3骶骨前筋膜。该两条韧带的内侧形成子宫直肠凹的两侧边，作用是向后上方牵引子宫颈。

(二) 卵巢

卵巢是女性生殖腺，左右对称，形状有些像杏仁，其主要功能是产生和排出卵细胞，以及分泌留体激素。它们的体积有很大差异。在育龄妇女，卵巢长2.5~5.0 cm，宽1.5~3.0 cm，厚0.6~1.5 cm。绝经后体积显著缩小，而在老年妇女，卵巢的长、宽和厚度都只有0.5 cm左右。

正常时卵巢处于盆腔的上部，骨盆的左右侧壁，髂外血管与腹下血管之间的浅窝内，然而它们的位置变异很大。

卵巢的大体结构包括皮质和髓质两部分。皮质位于卵巢周边部位，其内藏有胚胎时期即已生成的数以万计的原始细胞，性成熟期之后，有些卵细胞成熟，并在每一排卵周期内，一般有一个成熟卵细胞排出到卵巢外。卵巢髓质位于中央部位，由疏松结缔组织组成，内含很多动脉和静脉。皮质的最外面呈暗淡的白色即是所谓的白膜，其表面覆有腹膜上皮，在胚胎时期是卵细胞的生发处。

(三) 输卵管

为一对细长而弯曲的管状肌性器官，长8~14 cm，内侧与子宫角相连，在子宫的两侧被包在子宫阔韧带的上缘内而水平外行，输卵管内口开口于子宫腔，其穿过子宫壁内的一段叫间质部，长0.8~2 cm，管腔直径为0.5~1.0 mm，管腔最窄。离开子宫后，水平外行的一段，较细，管腔也较窄，叫做峡部，管腔直径2~3 mm。再往外，输卵管逐渐扩大，且以系膜和子宫阔韧带相连叫做壶腹部，此部最长，有较大的活动范围，管腔直径5~8 mm，最外端的更为扩大的部分，呈漏斗形，直接开放于腹膜腔。在此开口处，外面的腹膜和输卵管壁的黏膜直接过渡，输卵管壁的边缘被一些似剪裂的缺口将之分隔成一些散开的伞条，叫做输卵管伞 (图1-5)。输卵管是卵子和精子相遇的场所，卵受精后由输卵管向子宫腔运行。输卵管的外层浆膜层是腹膜的一部分，也即是阔韧带的上缘。中层为平滑肌，一般分为两层，即环形的内层和纵行的外层，当平滑肌收缩时，能引起输卵管由远端向近端的蠕动，使孕卵向子宫腔方向运行。内层为黏膜层，由单层柱状细胞组成，有些具有纤毛，产生向宫腔方向的有助于卵子和精子运行的摆动，有些具有分泌功能分泌液体。输卵管腔没有黏膜下层，黏膜层直接与肌肉层相接触，黏膜排成纵行的皱襞，输卵管黏膜也受月经周期的影响发生组织变化，但不如子宫内膜明显。

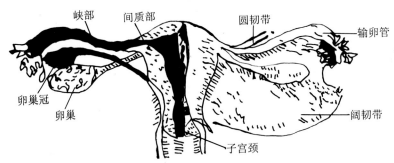

图 1-5　输卵管的解剖示意图

（四）阴道

阴道是由肌肉与黏膜组成的伸展性很强的管状器官。上连子宫，下端通外阴，通常前后贴紧成扁形的塌陷状态。阴道的顶端是个盲穹窿，子宫颈的下半部伸入此处。阴道穹窿可分为前、后、左、右穹窿四部分，因阴道和子宫颈的连接处在子宫颈的后方要比子宫颈的前方高，故后穹窿比前穹窿深，它和直肠子宫陷凹只有阴道后壁和腹膜隔开。阴道在前方与膀胱及尿道相邻近，它们之间由一层结缔组织分隔开；在后方于阴道下段与直肠之间也有一层类似的结缔组织间隔。阴道后壁上段大约有 1/4 被子宫直肠陷凹所分开。

阴道是女性性交器官，又是分娩时产道的一部分；子宫排出的经血也由此排出。

三、邻近器官解剖

盆腔内除了有生殖器官，还有位于其前方的膀胱与尿道，位于两侧的输尿管，以及位于后方的乙状结肠下部、直肠及肛管。

（一）膀胱

为贮存尿液的中空脏器，位于耻骨联合后方、子宫和阴道上部前方，其大小和形态可随充盈状态和邻近器官的情况而发生变化，充盈时可凸向骨盆腔甚至腹腔。膀胱亦由浆膜、肌层及黏膜三层构成，浆膜即腹膜的一部分。膀胱子宫陷凹将其与子宫体的前面分离，在凹陷水平之下，它与宫颈前面和阴道前壁的上部由较疏松的结缔组织相连。当膀胱排空时，子宫靠在它的上面。

（二）尿道

从内口到外口长约 4.0 cm，处在耻骨联合的后面，包埋在阴道前壁中，是一条狭窄的膜的管道，不膨胀时直径约 0.6 cm。尿道起自膀胱的尿道内口，穿过尿生殖膈的筋膜，止于阴道前庭前半部的尿道外口，直接位于阴道口之前。

（三）输尿管

为连接肾盂与膀胱输送尿液的一对管道，从肾盂开始沿腰大肌前面斜向下内方走行至宫颈水平，然后向前沿子宫颈的侧面和阴道的上部到达膀胱底。输尿管与子宫颈旁侧的距离约 2.0 cm，位于子宫动脉的下方。

（四）乙状结肠下部、直肠及肛管

乙状结肠下部上接乙状结肠上部(髂部结肠)，下接直肠，一般位于盆腔，其后面是髂外血管、左梨状肌和左骶神经丛，其前面常有小肠曲与子宫分开。

直肠上接乙状结肠，下连肛管，前面是子宫和阴道，后面是骶骨，长约 12 cm。其上部有腹膜覆盖，在中部腹膜折向前上方，并覆盖在阴道后壁、子宫颈和子宫后壁上，形成子宫直肠陷凹。直肠下部无腹膜遮盖，与阴道的后壁相连。

肛管是大肠的末端，上接直肠，下至肛门，长度为 2.5~4.0 cm。

四、女性外生殖器的解剖

女性外生殖器又叫女阴，包括阴阜、大阴唇、小阴唇、阴蒂和阴道前庭等（图1-6）。

（一）阴阜

是耻骨联合前方皮下脂肪特别丰满而隆凸的部分，性成熟期后，生有阴毛。

（二）大阴唇

为位于女阴的最外侧左右对称的皮肤隆起，皮下脂肪发达。两侧大阴唇在前、后两端处联合，叫做前后阴唇联合。

（三）小阴唇

为大阴唇内方的较薄的皮肤皱襞，两侧的小阴唇的前端左右联合形成双重皮肤皱襞，前方者从前方包覆阴蒂，形成阴蒂包皮；后方者附着于阴蒂形成阴蒂系带。

（四）阴道前庭

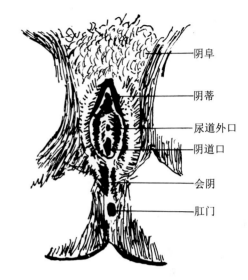

图1-6 女性外阴解剖

两侧小阴唇之间的浅窝叫阴道前庭，在其范围内从前往后有尿道口、阴道口和前庭大腺(即巴氏腺)的出口。尿道口位于前庭的前半部，稍高于阴道的水平，往往呈轻度折叠状，排尿时其直径可放松到4~5 mm。阴道口位于前庭的后半部，其形状和大小因人而异，阴道口周边的黏膜在处女时生有黏膜皱襞，叫做处女膜。前庭大腺是位于阴道两侧的一对小小的复腺，其直径各为0.5~1.0 cm，它们的出口管长1.5~2.0 cm，开口于前庭的两侧，正好在阴道口两侧边缘之外。

五、女性内生殖器的血液供应

供应女性内生殖器的主要有两对动脉，即卵巢动脉和子宫动脉（图1-7）。

（一）卵巢动脉

在肾动脉起始部稍下方起于腹主动脉前外侧壁，沿腰大肌前方行至骨盆，越过输尿管及髂总动脉，经骨盆漏斗韧带到达卵巢门，在此处分出很多小支进入卵巢，而其主干则越过阔韧带的全长，在到达子宫缘的上部时与子宫动脉的卵巢支吻合。卵巢动脉在输卵管系膜内而分出数个分支供应输卵管。

（二）子宫动脉

起于髂内动脉前干，沿骨盆侧壁向前下行走，经入阔韧带底部和子宫旁组织，跨过输尿管到达子宫旁，在到达阴道上部的宫颈之前，分为上、下两支。较小的下行的宫颈阴道动脉供应宫颈和阴道的上部。而子宫动脉的主支于阔韧带两层间沿子宫侧缘迂曲上升,沿途发出至子宫肌层的弓形动脉，行至宫角处到达输卵管之前分为三条末端支，即子宫底支、输卵管支和卵巢支。与子宫浆膜层平行的弓形动脉又分出与浆膜面垂直的放射状动脉，供应子宫肌壁并一直深入到子宫内膜层，成为螺旋动脉。

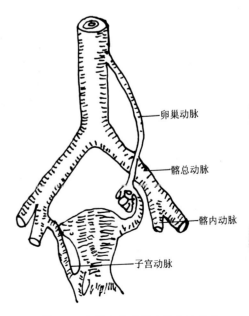

图1-7 女性内生殖器官的血液供应

第二节　盆腔脏器的超声显像方法

盆腔脏器的超声显像方法主要包括以下几种：①经腹壁超声检查；②经阴道超声检查；③经会阴超声检查；④经直肠超声检查；⑤经宫腔超声检查。详细情况介绍如下。

一、经腹壁超声检查

这是妇产科超声检查最常用的常规检查方法，妇科病人的检查一般选用凸阵探头，频率为3.5~5.0 MHz;而产科病人的检查多选用线阵探头，因线阵探头的线密度较凸阵探头均匀，测量更准确，更有利于对胎儿大小的评估。

（一）检查前准备

经腹壁超声检查是将探头直接置于患者下腹部的腹壁上，对盆腔脏器进行检查。由于子宫附件表面常有小肠遮挡，肠腔内的气体妨碍了对盆腔脏器的显示，为排除这些肠气的干扰，需要患者喝水憋尿将膀胱充盈起来，推开位于子宫附件前方的肠管，创造一个声窗，便于对盆腔脏器进行观察（图1-8）。

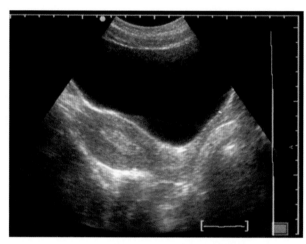

图1-8　适当充盈的膀胱为观察盆腔脏器提供了一个声窗

一些子宫明显前曲的患者，由于宫底直接位于前腹壁下，在其前方不存在肠气的干扰，故无需充盈膀胱也能进行很好的超声观察（图1-9）。

还有一小部分患者，子宫虽不是前曲位，但腹壁较薄，采取逐渐加压的手法，也能排开肠气的干扰，获得满意的显示，也不需要充盈膀胱（图1-10）。

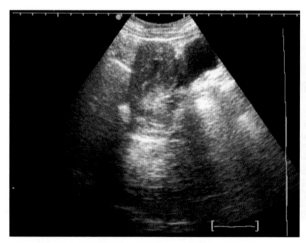

图1-9　前位子宫，膀胱不充盈也能清晰显示

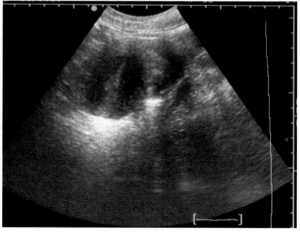

图1-10　患者腹壁薄，探头加压探查，不憋尿后位子宫也可清晰显示

充盈膀胱的常规方法是让患者在检查前多饮水，使膀胱自然适度充盈，必要时可口服或肌注速尿加快

膀胱充盈速度，紧急情况下也可采用导尿的方法向膀胱内注入生理盐水来充盈膀胱。

（二）扫查方法

患者仰卧位，双下肢伸直，暴露下腹部，腹壁上涂少量耦合剂，探头置于其上直接进行纵向、横向及斜向等多方位扫查。一般先从纵向扫查开始，在正中部位首先寻找子宫，通过逐渐挪动探头显示出子宫的正中矢状断面，停帧测量子宫的长径和厚径，再向两侧移动探头仔细观察子宫的整个大小、形态、结构及回声情况，了解有无子宫增大或缩小，有无形态失常，肌壁有无占位病变，有无结构的不对称，有无回声的不均匀。同时观察子宫内膜的厚度及回声情况，观察宫腔有无占位病变、积液、节育器，若有节育器其位置是否正常。子宫宫体检查完后，进行宫颈的观察，也包括大小、形态、结构及回声，了解有无形态失常，有无占位病变，有无宫颈那氏囊肿，宫颈管内有无异常回声。接下来是对阴道上段的观察，主要观察有无积液和占位病变。子宫纵断面观察完毕后，进行横断面扫查，扫查顺序既可以自宫底向宫颈阴道方向扫查，也可以从阴道上段开始向宫颈、宫体、宫底部依次顺序扫查，这是从另一个与纵断面呈十字交叉的断面来进一步证实和补充经纵断面观察所获得的有关信息，通过大脑对这些信息的分析判定，对子宫的形态学情况就会有一个比较全面的了解。当发现子宫有异常改变时，为了更清楚地了解子宫的情况常常还需要从其他各个不同的断面进行多方位的检查。发现有子宫占位性病变时，应弄清该病变的部位、大小、内部回声、边界等情况；有条件做彩超检查时还应观察病变的血供情况，以便为最后确诊提供更多的信息。当发现宫腔病变时，要测量病变的大小范围，了解内部回声情况、边界是否清晰、其血供情况等；有宫腔积液时应测量宫腔分离的程度。

对卵巢的观察也是通过纵、横及斜等多断面扫查进行的。卵巢的良好显示，更需要借助良好的膀胱声窗，从对侧扫查常能更好地显示卵巢，这是因为卵巢体积较小，很容易受肠襻等结构的遮挡而显示不清，从同侧正面扫查往往不如从对侧侧方扫查，后者更能通过充盈的膀胱将位于探头与卵巢之间的肠管推挤开。由于各种因素的影响有一部分患者的卵巢不能在盆腔找到，向上移动探头至髂窝处往往可发现。因此，扫查卵巢当盆腔内未发现其踪影时，应想到向上方寻找，对卵巢的观察也包括大小、形态、结构及回声情况。如见卵巢增大，测量完大小之后，就应首先注意形态的改变，由正常的杏仁形变成了圆球形还是肾形，或是呈不规则形，内部结构有无改变，有无卵泡数目的增多或减少，有无囊性或实质性或混合性占位病变，若发现有占位性病变，需仔细观察其超声图像特征，包括边界、包膜、内部结构及血供情况。首先观察边界是否清晰，肿块有无包膜、包膜是否完整、包膜的厚度。包块内部的结构是纯囊性、实质性或混合性；囊性包块内部有无分隔及实性成分，隔的厚度，是否规则，囊性区域透声性是否良好，内有无点状絮状及线样回声或不规则不均匀的回声团。实质性包块的内部回声的强弱是否均匀，有无透声区。混合性包块的实质部分是否规则，囊性区域透声性如何。卵巢占位性病变血供特点与病变的病理性质是密切相关的，总的说来，恶性病变的血供比较丰富，且血流的阻力比较低，通过对血供的观察，可协助分析判断肿块的病理性质。

除非有腹水的衬托，正常输卵管是分辨不清的，除了对子宫和卵巢的观察，还需观察双附件区域、膀胱子宫陷凹，以及子宫直肠陷凹处有无积液及其他异常回声。

（三）正常超声所见

子宫通常在纵断面上呈前倾前屈位，左右前后肌壁厚度对称，内部回声均匀，子宫内膜位置居中，内膜回声常较周围肌壁回声增强，故一般情况下比较容易识别（图1-11）。当盆腔或子宫内有占位性病变时，对子宫内膜的识别就显得十分重要，它可作为识别子宫和判定占位病变来源的解剖标志。由于子宫内膜内部的声衰减较周围肌层组织低，其后方可见回声增强效应，在声像图上常可表现为位于内膜后方的肌层回声较周围肌层增强，应注意识别，不应误认为是病变回声。宫颈回声较宫体稍强，中央部位可见颈管的带样强回声（图1-12）。很多初学者不认识宫颈的正常结构，常常误认为有病变。

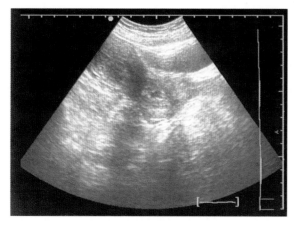

图 1-11　正常宫体及宫颈

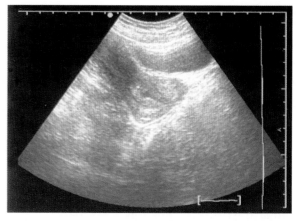

图 1-12　正常宫颈回声较宫体回声稍强，中央部位为宫颈管

　　子宫的大小随年龄、生育情况等不同而有所差异。青春期前子宫未发育，体积很小，内膜也不很清晰。青春期子宫开始发育，体积逐渐增大，内膜逐渐显示清晰。育龄妇女随生育次数的增加，子宫体积也有增大。而绝经后妇女由于卵巢功能减退，子宫逐渐萎缩变小。关于子宫大小的正常值，青春前期长径 2.0～3.3 cm，前后径 0.5～1.0 cm。生育期妇女的参考值为：长径 5.5～7.5 cm，前后径 3.0～4.0 cm，横径 4.5～5.5 cm，子宫颈长 2.5～3.0 cm，子宫三径之和为 13～15 cm（图 1-13a）。

　　子宫大小的测量方法是在子宫正中矢状断面上测得宫底至宫颈内口的长度为纵径，与纵径相垂直最大厚度为前后径，在宫角下缘处呈椭圆形的子宫横断面上测得的左右径为横径（图 1-13b）。

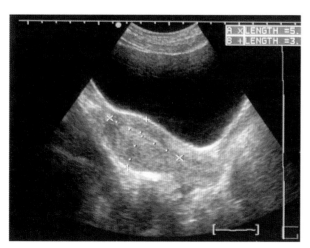

a. 子宫的长径与前后径

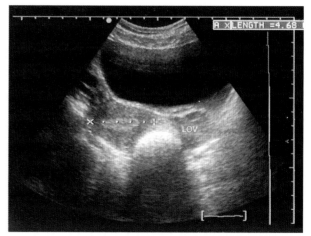

b. 子宫的横径

图 1-13　子宫的超声测量

　　未产与已产妇女的子宫位置多为前位，绝经后多为中位，后位子宫在未产、已产及绝经后三者中均较少。后位子宫，尤其是极度后倾后屈者，在进行横断面扫查时，由于子宫体与宫颈折叠在一起，初学或经验不足者往往会误将子宫的一部分（宫颈或宫体）当成肌瘤。在 B 超刚刚普及使用时，曾有一些患者因 B 超的误诊被手术切除了正常的子宫。图 1-14 为极度后屈位子宫声像图表现。

　　育龄妇女的子宫内膜受月经周期激素水平波动的影响其厚度及回声强度均发生周期性变化。月经期子宫内膜呈细线状强回声，边界清晰整齐，厚约 1 mm，宫腔内可见不凝经血形成的液性暗区。增生期内膜逐渐增厚，线状回声逐渐变宽，回声强度稍减低，其周边常环绕以低回声狭窄暗带（图 1-15），部分人此期内膜显示不清。分泌期内膜高度增生，腺腔内充满液性分泌物形成声阻抗差别较大的多数界面，故超声检查时呈梭形或腊肠形强回声团块，厚度在 5～15 mm 之间，内膜中心的强回声宫腔线及周边低回声暗带常构成典型的"三线"征（图 1-16）。

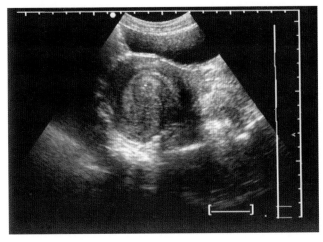

a. 纵切   b. 横切

图 1-14   极度后屈位子宫声像图表现

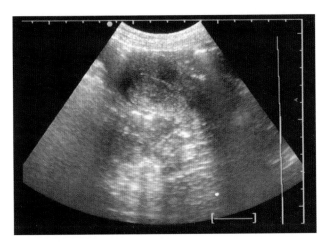

图 1-15   增殖期子宫内膜声像图表现

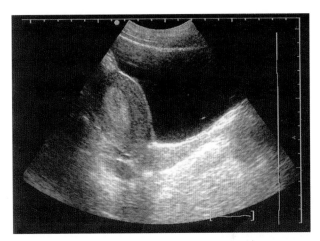

图 1-16   分泌期子宫内膜声像图表现

卵巢正常声像图外形常呈椭圆形，边界清晰，其内部为均质实性回声，育龄妇女于卵巢边缘可见多个呈环状排列的类圆形无回声区，直径0.3~2.0 cm不等，为不同发育阶段的卵泡（图 1-17）。

由于肠管的影响，并不是每个卵巢都能被超声显像。有报道正常成人卵巢双侧的显示率为77.5%，左单侧显示率4.1%，右单侧显示率18.4%；卵巢位置位于宫体旁为71.0%，位于宫底外上方为21.3%，宫颈内口旁3.61%，宫颈内口后方4.0%。

卵巢的大小及内部结构在不同生命时期有着不同的表现。2岁以前卵巢的容积小于1cm³，12岁以前为2cm³，青春前期卵巢内就有卵泡的发育，8岁半后和未出现青春期任何临床征象前的正常女孩卵巢含多个直

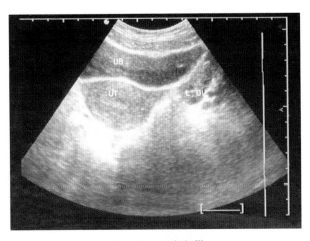

图 1-17   正常卵巢

径大于或等于4mm卵泡，呈"多囊状"，卵泡直径最大可达9mm。生育期妇女卵泡的大小随月经周期而变化，排卵后形成黄体，表现为边缘皱缩、厚壁且内部有细弱点线状回声的囊性区域（图 1-18）。

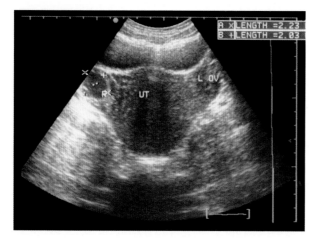
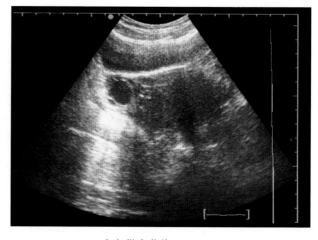

a. 子宫与双卵巢　　　　　　　　　　　　b. 右卵巢内黄体

子宫（UT）、左卵巢（L OV）、右卵巢（R）

图 1-18　生育期卵巢

绝经后妇女卵巢功能衰退，卵泡逐渐停止发育，体积逐渐缩小，因内部缺少卵泡经腹超声常难以显示。

二、经阴道超声检查

这种方法在妇产科的应用日益普及，由于应用专用的经阴道探头，频率高，一般为 5.0～7.0 MHz，且探头置入阴道穹窿部，紧贴被检查的盆腔脏器，能避免腹壁及肠气的部分干扰、更细致地观察子宫及附件等结构，为临床提供更丰富的信息，因此有人提出这样的说法：经阴道超声是长在妇科医生手指上的眼睛。

（一）检查前准备

经腹壁超声检查要求膀胱适当充盈以避开肠气的影响，经阴道超声检查则相反，一般在检查前要求患者排空膀胱，膀胱内存有少量尿液对经阴道超声检查的影响不大，有时甚至会有帮助，存得太多，一般对显像有较明显影响。在使用前阴道探头要进行消毒，使用时要用避孕套套住探头，每做完一个病人的检查都要更换避孕套并重复消毒。有阴道流血的患者进行该项检查时，要对患者的外阴及阴道口进行消毒，并以无菌手套代替避孕套罩住探头，其接触探头侧要涂上耦合剂，外表面一般不用涂，一定要涂时也要用无菌消毒的耦合剂。

（二）扫查方法

患者仰卧位，脱下右侧裤褪置于左腿上，双下肢屈曲外展，暴露出阴部，下身用布单遮盖住。分开两侧小阴唇，将阴道探头以矢状断面方向缓慢轻柔地送至穹窿部位，首先以矢状断面观察子宫的位置，然后是子宫大小、肌壁回声情况，内膜是否居中，其厚度及回声的改变。肌壁及宫腔内有无占位病变。子宫观察完毕，分别向左、右附件移动并侧转探头，观察两卵巢及附件区情况，矢状断面扫查结束后，将探头沿逆时针方向旋转至冠状切面进行观察，观察中探头既需要在前后方向上侧转，也需要在左右方向上进行侧转，以达到对盆腔结构的全面观察，由于肠气的遮挡，有时卵巢显示不清，如让患者深吸气后鼓起肚皮或检查医生以左手在相应部位腹壁上进行按压，可使部分病人的肠气排开，使卵巢显示清晰，对子宫及附件的具体观察与经腹壁超声相似，在此不再赘述。经阴道超声检查一般不用专门的检查床，有时在观察极度前倾前屈的子宫或子宫前方的病变时在探头向前侧转的过程中，普通的检查床会妨碍探头柄的下压，此时可让患者双手握拳置于臀下抬高臀部即可解决问题，也可将枕头置于其臀下帮助抬高臀部以利超声观察。

（三）正常超声所见

很多初学者认为经阴道超声检查最困难的是图像方位的辨认，在此，先将经阴道超声检查的图像方位介绍一下。经阴道超声是将探头置于阴道穹窿部，因此在图像的上下位置关系上与传统的经腹超声有很大的不同。经腹超声的上下位置关系主要是在矢状断面图像上显示，一般的规律是图像的左侧为上方（头侧），右侧为下方（足侧）；贴近探头的是腹侧（浅层）远离探头的是背侧（深层）。经阴道超声的上下位置关系无论在矢状断面图像或冠状断面图像上都能得到显示，贴近探头的是下方（足侧），远离探头的是上方（头侧）。为了便于熟悉，很多超声医生在做阴道超声时都将图像方位上下颠倒一下，使图像上的方位与实际病人的方位一致。另外，阴道超声的前后位置关系也与经腹超声不同。阴道超声的前后位置关系只能在矢状断面图像上显示，图像的左侧是前方（腹侧），图像的右侧是后方（背侧）。左右位置关系经腹与经阴道超声没有差别，只是经腹超声是由横切面显示，而经阴道超声是由冠状切面显示，图像的左侧是患者的右侧，图像的右侧是患者的左侧。

前位子宫在矢状切面上宫底朝向图像左侧，宫颈朝向图像右侧（图1-19），阴道超声对子宫及内膜病变的观察对后位子宫最具优势（图1-20），其次是前位子宫，对中位子宫的检查效果稍差（图1-21）。对宫颈的观察经阴道超声亦优于经腹超声。

卵巢内卵泡的数量、大小及内部回声情况，经阴道超声能观察得更仔细、更清晰（图1-22）。

绝经后缺少卵泡的卵巢阴道超声也能显示（图1-23，图1-24）。

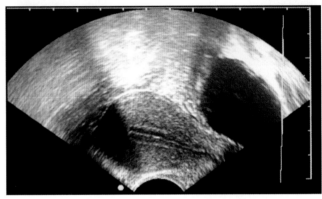

宫底朝向左侧，宫颈朝向右侧

图1-19　经阴道超声下的前位子宫

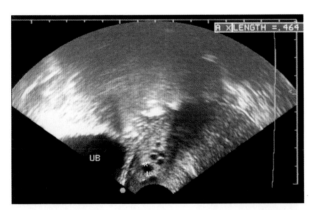

宫底朝向右侧，宫颈朝向左侧，宫颈内可见多个那囊

图1-20　经阴道超声下的后位子宫

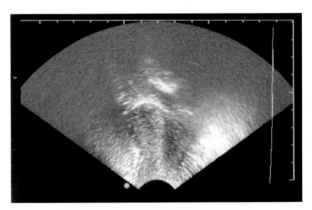

宫颈与宫体均位于图像的中部（绝经后）

图1-21　经阴道超声下的中位子宫

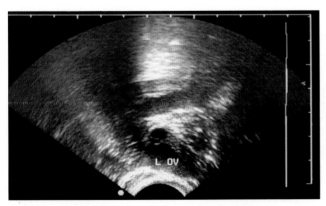

图1-22　经阴道超声下的正常卵巢

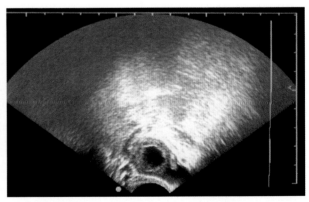

图1-23　经阴道超声下卵巢内的黄体

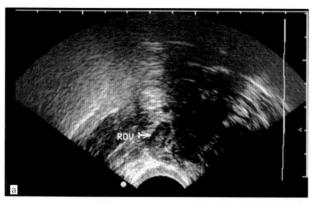 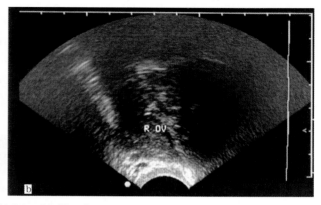

图 1-24　经阴道超声下的绝经后卵巢，内无卵泡

三、经会阴超声检查

该方法是将探头置于会阴部对盆底结构及盆腔脏器进行观察，是对经腹超声检查的有益补充。使用探头为经腹探头。

（一）检查前准备

无需充盈膀胱，若有少量存尿会有助于盆腔结构的辨认，患者取仰卧位，双膝屈曲，双大腿充分外展，下身用布单遮盖住。探头表面涂耦合剂后外罩保护套（如一次性橡胶手套），头端涂耦合剂后进行检查。

（二）扫查方法

首先将探头以矢状位置于大阴唇之间进行矢状检查，观察尿道、阴道及直肠的形态结构及周围回声情况，然后观察宫颈及子宫下段情况，矢状位检查完毕将探头逆时针方向旋转 90°进行冠状断面检查，重点观察尿道、阴道及直肠本身及周围有无异常回声。

（三）正常超声所见

正中矢状断面由前往后显示的三条管状结构依次为尿道、阴道、直肠，尿道位于最前方，最细、最短呈低回声条状结构，内侧端与膀胱相通。阴道位于中间，前后壁呈低回声，阴道腔呈强回声线样结构，有时其内可见有气体。其上端与宫颈相连。直肠位于最后方，最粗，其壁也呈低回声，直肠腔由于黏膜皱襞的存在呈较粗大的柱状强回声团 (图 1-25)。

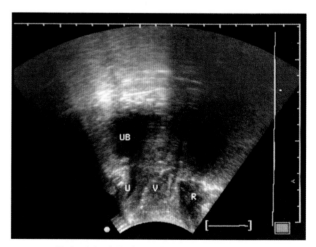

从左到右（由前往后）依次为尿道（U）、
阴道（V）、直肠（R）

图 1-25　经会阴正中矢状断面

四、经直肠超声检查

应用较少，在无阴道超声探头或因未婚、阴道畸形等原因无法行经阴道超声检查时可用以弥补经腹超声检查的不足。

（一）检查前准备

无需充盈膀胱，检查前排尽大便。使用经直肠探头，外罩避孕套，表面涂耦合剂。

（二）扫查方法

患者左侧卧位，将裤子退至膝部，双髋及双膝关节均屈曲成 90°角，首先将探头以矢状断面放入直肠进行检查，然后逆时针方向旋转 90°进行冠状断面扫查。

五、经宫腔超声检查

需用特制的经宫腔探头，频率7.5~10.0 MHz，伸入宫腔能清晰显示子宫内膜和肌层情况，对宫内病变的观察较经阴道探测更为细致、全面。

（一）检查前准备

需在月经干净后数日内进行检查，受检者无生殖道急性或亚急性炎症，所用宫腔探头需进行消毒。

（二）扫查方法

患者取膀胱截石位，常规消毒外阴、阴道，用窥器扩张阴道暴露出子宫颈，消毒宫颈后用宫颈钳夹住宫颈前唇，用宫颈扩张器扩张宫颈，探针探明宫腔方向，将消毒后的宫腔探头缓慢插入宫腔进行观察，观察时需移动和旋转探头达到全面观察。

（汪龙霞）

第二章 妇产科超声检查特点与工作方法

第一节 妇产科超声检查特点

妇产科超声检查方法很多，每一种检查方法都有其优点和不足，了解和熟悉这些优势和劣势在进行有关检查时就能扬长避短，选用适当的方法达到最好的检查效果。

一、经腹壁超声检查

经腹壁超声检查是最大量常规应用的检查方法，单独应用这一方法已能满足大部分妇产科病人的检查要求，绝大部分产科病人只需要经腹超声检查，多数育龄妇女经腹超声检查对盆腔脏器的情况已可达到全面了解。

（一）经腹超声检查的优势

1. 无需专用探头，相对经济，操作简单。

2. 扫查范围广泛，不仅能观察女性盆腔脏器，有异常发现时还可同时观察与盆腔病变有关的其他腹部脏器情况，如泌尿系等。

（二）经腹超声检查的不足

1. 妇科病人需适当充盈膀胱，且膀胱充盈状况对超声观察的准确性有很大影响，由于膀胱的充盈状况不受人的主观意志控制，很难做到在检查时多数病人达到膀胱的适当充盈，有些病人充盈差要喝水等待，有些病人充盈过度要排掉一部分后再查，增加了很多工作量，也使工作秩序受到很大干扰。

2. 肥胖患者，尤其是后位子宫患者，由于过厚的腹壁脂肪的影响，超声图像常常很模糊，后位子宫不在超声场的聚焦区，也很难进行细致观察。

（三）注意事项

由于膀胱充盈状况会影响子宫的位置及超声显像对盆腔脏器的观察，书写超声检查报告时应注明膀胱充盈状况，充盈不足或过度均会影响观察结果（图2-1，图2-2），对于查体类的病人，临床医生妇检未发现异常，超声显像初步观察子宫及双附件亦未发现明显异常时，一般都没有什么严重问题，此类病人可以就此放过，不一定非要再喝水等待或解掉部分小便后复查，或是行进一步的阴道超声检查。对于临床有异常表现，或妇科检查有异常、超声初步观察未发现异常的病人则不能轻易放过，一定要争取做到在膀胱适当充盈的状况下进行仔细观察，有的是由于时间因素的影响在当时病变还不明显，确实未发现异常，例如异位妊娠，需要追踪观察；有的病人可请临床医生复查盆腔除外妇检的误差；经腹壁超声确实显示不满意的，需做经阴道超声等进一步检查。

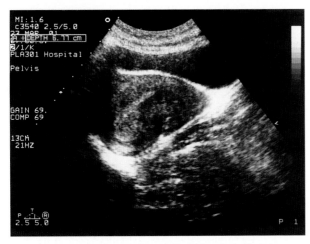

图 2-1　膀胱充盈欠佳，宫体后壁似有占位病变

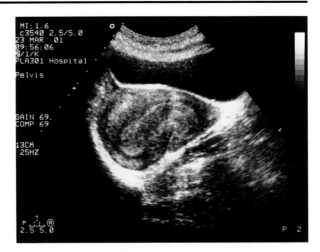

图 2-2　膀胱适度充盈后，子宫未见异常

二、经阴道超声检查

经阴道超声也是目前较常用的检查方法，尤其是绝经后妇女，体型多较胖，憋尿常常很困难，常选用此项检查。

（一）经阴道超声检查的优势

1. 阴道探头频率高，紧贴被检查的盆腔脏器，能避开过厚的腹壁脂肪及肠气干扰，分辨力强，对盆腔脏器及病变的观察更为细致清晰。

2. 患者无需憋尿，对急诊及老年患者尤为适用。

（二）经阴道超声检查的不足

1. 因频率高，穿透力相对差，有效视野有限，对位置较高病变易漏诊，对巨大的盆腔占位病变不能显示全貌。

2. 需专用探头，成本较高。

3. 经阴道检查在大量阴道出血和急性生殖道炎症患者使用受到限制，未婚或阴道畸形者不能使用。

（三）注意事项

阴道探头在使用过程中应注意严格消毒，以免引起性病的传播。每次使用前均应进行消毒，每做完一个病人的检查也要消毒，具体方法可采用氧氯灵液擦拭进行消毒，这个方法快速安全，效果可靠，对探头未发现有损害。另外，由于阴道探头有效视野有限，应注意与经腹扫查联合应用，以免漏诊。

三、经会阴超声检查

经会阴超声检查是将探头置于会阴部，由于该部位浅筋膜及皮下脂肪少，可以避开肠道气体干扰及腹壁脂肪层的衰减，且不需充盈膀胱，对宫颈肌瘤、阴道囊肿、后倾子宫及病变、尿道微小的占位病变等能获得满意显示，经会阴超声较经腹超声可明显提高晚期妊娠宫颈内外口的显示率，而且图像质量也明显提高，还能避免经阴道超声的不足，无需特殊设备，不增加刺激和感染机会。

四、经直肠及经宫腔超声检查

这两种方法应用不多，有待进一步积累经验。

第二节　妇产科超声检查的工作方法

超声检查目前是妇产科医生最为依赖的影像检查方法，所以说妇产科超声影像医生责任重大。超声显像是一种影像检查，简单地看图说话式的工作方法是远远不够的，要成为一名合格的妇产科超声影像医生，必须具备扎实的妇产科基础理论知识，并要在临床工作实践中不断积累经验，还要学会科学的思维分析方法，概括地说就是要多读书、多实践、多随访、多总结。

在对每一个具体的病人进行超声检查时，首先要了解病人的病史，可以通过阅读临床医生的超声检查申请单了解，也可通过自己亲自问病史来了解更多的有关情况，了解盆腔触诊检查的结果，明确本次超声检查所要解决的重点问题。如绝经后出血的病人要重点观察子宫内膜的改变，盆腔包块的患者要弄清包块的来源及可能的病理性质。

在超声检查的过程中也应按一定的顺序或步骤进行，中晚期妊娠一般只需经腹壁超声检查，先查胎儿，从胎头查至内脏四肢，然后是脐带、胎盘、羊水；绝经后妇女多直接选择经阴道超声检查，首先观察子宫位置、大小、肌壁回声情况，再观察内膜及宫腔情况，最后是双附件及盆腔有无其他异常回声，对早期妊娠及妇科其他患者，一般采用经腹壁与经阴道超声相结合的超声检查方法，充分发挥各种检查方法的长处，尽量避免各种检查方法的不足，达到对盆腔脏器及病变的良好显示，以便做出符合实际的超声诊断。

超声诊断结论是在超声检查图像的基础上，结合病史、临床化验结果及盆腔检查情况全面综合分析以后得出的。在超声显像中，同一种疾病可能会有多种声像图表现，还有的病人集多种疾病于一身，而不同的疾病有时声像图表现却极为相似，只有结合临床、综合分析才能逐步去伪存真，得出正确的结论。笔者曾遇到过这样一个病人，现年18岁，先天性生殖道畸形。出生时发现为一穴肛，曾行多次手术，包括肛门成形术、阴道切开取石术、阴道成形术、阑尾切除术等。此次因右下腹痛伴发热5天、排尿困难来就诊，妇科检查发现左盆腔包块7cm×3cm，临床诊断盆腔包块申请B超检查。超声检查发现患者为双子宫双阴道畸形，左侧宫腔内有少量积液，右侧阴道内可见较多积液；左侧阴道内探及一大块结石，右侧阴道内也有小结石；双卵巢未见异常，双附件区未见异常回声。另见右肾轻度积水，右下腹部可见一囊性包块约7.7cm×3.3cm×5.0cm，壁厚，与周围组织粘连，内有多个分隔，囊腔内透声差，局部压痛明显。超声印象为：①右下腹部囊性包块，炎症可能性大；②双子宫双阴道畸形，双侧阴道结石，右侧阴道及左侧宫腔积液；③右肾轻度积水（图2-3）。该病人经院小儿科、泌尿科、妇产科及普外科会诊，最后收入普外科，手术病理证实为右下腹脓肿。几个月后，由妇产科手术取出了双侧阴道内的结石。

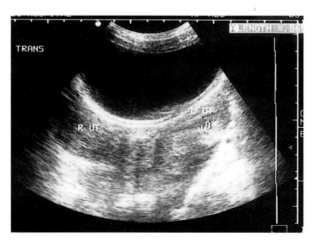

a. 盆腔横断面扫查见左右两个子宫，左宫腔内少量积液

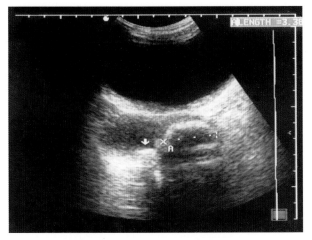

b. 阴道水平横断面见右侧阴道积液，内有小块结石，左侧阴道内有大块结石

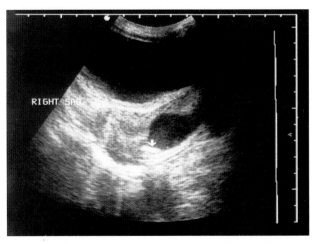

c. 右侧子宫及阴道纵断面扫查见阴道内有较多积液及小结石

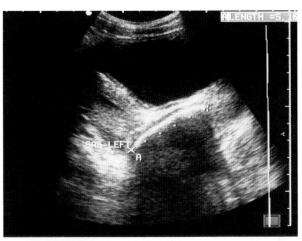

d. 左侧子宫及阴道纵切面扫查见左宫腔内少量积液，左阴道内大块结石

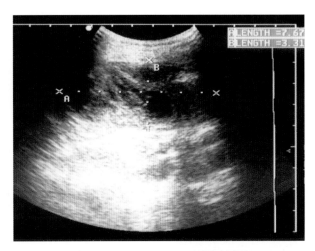

e. 右下腹纵切面扫查见一厚壁囊性包块，内部透声差，有较多分隔

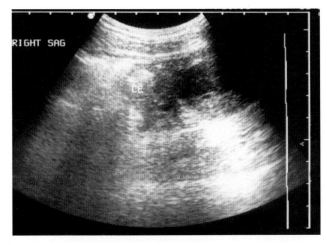

f. 右下腹横切面扫查见该囊性包块与周围组织粘连，与盲肠（CE）关系密切

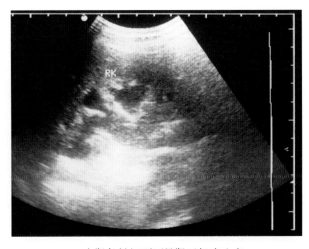

g. 右肾长轴切面可见肾盂轻度分离

图 2-3　先天性生殖道畸形合并右下腹脓肿、双侧阴道结石

　　笔者还遇到过这样一个病例，病人25岁，因发现卵
巢肿瘤、消瘦2个月，伴发热10天入院。体格检查见腹
部胀大如孕足月大小，一般情况差，体温38.5℃。妇科
检查（肛查）：子宫前位正常大小，子宫直肠窝触及囊实
性结节，附件肿块如孕足月大小，右侧壁有囊实感，左
侧壁似囊性。超声检查腹腔内偏右侧探及巨大囊性包块，
内呈蜂窝状改变，其下方较大囊腔内可见密集点状回声，
腹腔内见大量游离液体，液体内透声差，并可见强回声
光带漂浮。超声印象为：①腹腔内多房囊性占位性病变，
卵巢肿瘤可能性大，伴破裂出血；②腹腔大量游离液体。
图2-4，此病人最后的手术病理结果却是肠系膜平滑肌肉
瘤破裂伴黏液变性、出血及囊性变，右卵巢子宫内膜异
位囊肿。

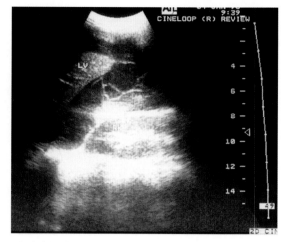

a.腹腔内见大量积液，内有强回声带漂浮，LV为肝脏

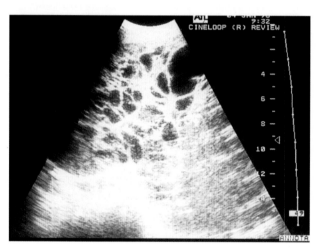

b.腹腔内偏右侧见巨大囊性包块，内呈蜂窝状

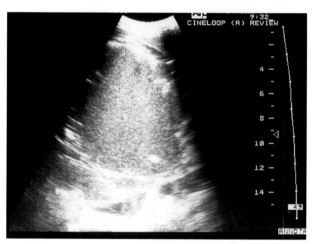

c.该包块下方的较大囊腔内有密集点状回声（横切）

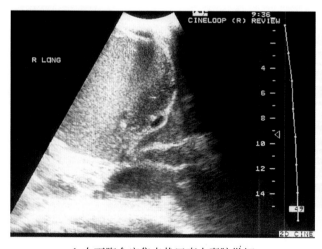

d.右下腹含密集点状回声大囊腔纵切

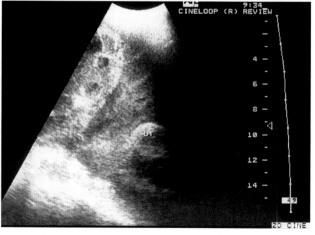

e.子宫（UT）与包块下极间见大量透声极差的游离液体

图2-4　肠系膜平滑肌肉瘤破裂伴黏液变性、出血及囊性变，右卵巢子宫内膜异位囊肿

另外一点值得提出的是，超声检查毕竟只是一种影像检查方法，尽管有时根据声像图表现及临床情况可以提示一些疾病的病理性质，但毕竟不是病理诊断。因此在书写超声检查报告时，印象部分重点是报告所发现的异常情况，在可能的情况下，提示其病理性质。

有一 64 岁老年病人，1 年前发现右腹股沟及盆腔包块行手术切除，术后病理报告为髂淋巴、腹股沟淋巴结转移性腺癌，未查明原发灶。此次来我院（解放军总医院）就诊 CT 示膀胱右侧壁黏膜粗糙，右盆腔肿块。超声检查见子宫增大，形态失常，右宫角处向外突出，与右侧盆壁界限不清，宫腔内近左宫角处可见一大小为 2.2 cm × 2.5 cm × 1.6 cm 偏强回声团块，自后壁突入宫腔，宫腔内可见少量积液，宫壁肌层回声均匀，双附件区未见异常回声。膀胱右后壁不规则增厚，最厚处约 1.5 cm。左髂血管周围可见低回声结节，最大约 2.3 cm × 1.5 cm。超声印象：①宫腔内实性占位性病变伴宫腔少量积液，肿瘤不除外；②子宫增大；③膀胱右后壁不规则增厚，性质待定；④左髂窝多发低回声结节，肿大淋巴结可能性大，不除外转移癌（图 2-5）。行手术治疗，病理诊断为：膀胱、子宫、宫颈弥漫性转移性中-低分化黏液腺癌，部分癌组织位于淋巴管或小血管内。癌组织广泛侵犯自膀胱外膜和浆膜至黏膜移行上皮下、子宫外膜至宫内膜、宫颈外膜至鳞状上皮下所有组织，淋巴结见转移癌。

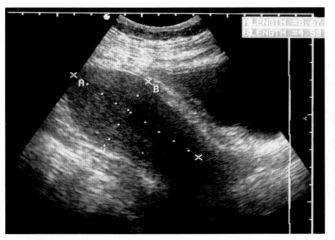

a. 子宫增大

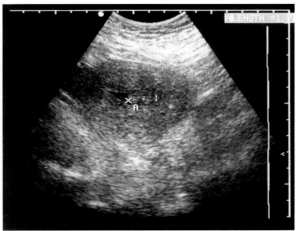

b. 宫腔内见偏强回声结节及少量积液

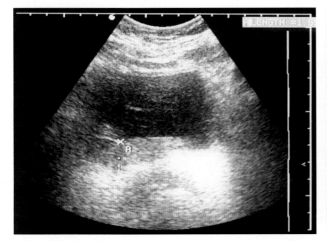

c. 膀胱右后壁不规则明显增厚

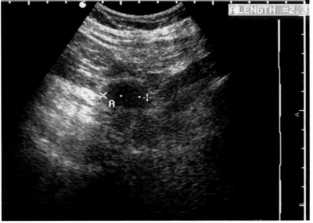

d. 左髂窝探及低回声结节

图 2-5 腺癌手术 1 年后病人盆腔超声检查所见

这位患者经过 2 次手术并做了全面的病理检查均未能查明原发病灶，超声检查就更不可能作出明确的病理诊断，只要将病人的异常表现都揭示给了临床医生，这份超声检查报告就是一份很好的报告。

一份完整的超声检查报告，除了向临床医生提示超声检查所见及超声印象外，还应根据病人的病史、目前的超声检查发现等资料，给临床医生提出一些可行性建议，如进行抗炎治疗后复查B超、查血β-hCG及做CT检查等。另外，由于疾病的发生、发展有一个变化过程，在某些疾病的早期超声检查可能并没有异常发现，但随着时间的推移，慢慢地超声异常征象就会表现出来，因此，在发超声检查报告时，要注意把握分寸，可以在超声印象中这样提示：目前妇科超声检查未发现异常，建议必要时复查B超或经阴道超声检查。

超声检查报告写得好坏直接反映了检查者的医学知识及临床经验与水平。作为超声医生，在不断积累工作经验的同时，还要仔细推敲、反复斟酌才能将自己所观察到的超声表现如实、客观、准确地报告给临床医生，这点是至关重要的。

（汪龙霞）

第 二 篇

妇 科

第三章 女性生殖器异常

第一节 女性生殖器的发生学

受孕卵（亦称受精卵）经输卵管在子宫内着床。其中生殖系统的发育过程中，最早发育的是性腺，其次为内生殖器，最后才是外生殖器。泌尿生殖系统同起源于中胚层的细胞团。它们的原始导管，位于生殖嵴外侧的中肾，有两对纵形管道，即中肾管 (mesonephric duct 亦称午非管 Wolffian duct) 为男性生殖器始基与副中肾管（paramesonephric duct，亦称苗勒管 Mullerian duct）为女性生殖器始基。在胚胎6周

时，即开始出现。生殖道的出现略晚于性腺（睾丸与卵巢）。胚胎6~7周时，中肾管出现。胚胎10~12周时女性胚胎的副中肾管不断发育，而中肾管则逐渐消退。发育的副中肾管逐渐向内侧移行到中线，并互相融合。初融合时尚保持有中隔，使之分为两个腔。胚胎12周时融合的两侧副中肾管间隔消失，而成为一个管腔。两侧的副中肾管的尖端部未融合，继续发展为两侧的输卵管。融合的副中肾管体部与尾部则发展为子宫与阴道。此时中肾管已完全退化（图3-1）。

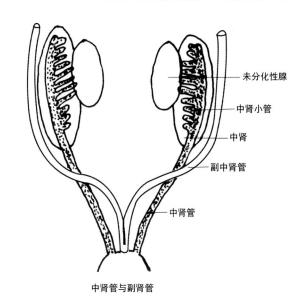

中肾管与副肾管

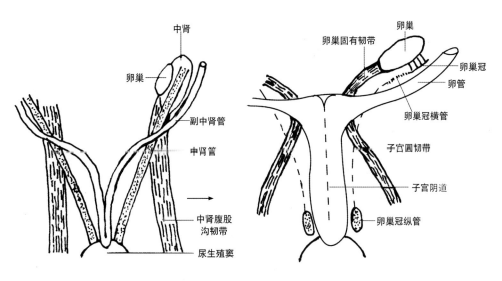

图3-1 女性内生殖器的形成

第二节 女性生殖器发育异常

一、发生的原因

胎儿于胚胎时期，当生殖器发育的过程中，如受到各种不同程度的内在或外来因素的干扰或侵袭，均可产生各种各样的异常状态。

二、异常的种类

女性生殖器异常的分类学说很多，大部为根据胚胎受干扰的时间与部位的不同，可有各种不同的类型。

1. 子宫未发育或发育不全

如先天性无子宫、始基子宫、幼稚子宫、子宫发育不全等。

2. 双侧副中肾管融合障碍所致之异常

如双子宫、双角子宫（鞍状子宫）、纵隔子宫、单角子宫、始基角子宫（残角子宫）等（图3-2）。

3. 正常管腔形成受阻所致之异常

如处女膜闭锁、阴道横膈、阴道纵隔、阴道闭锁、无阴道、子宫颈闭锁等。

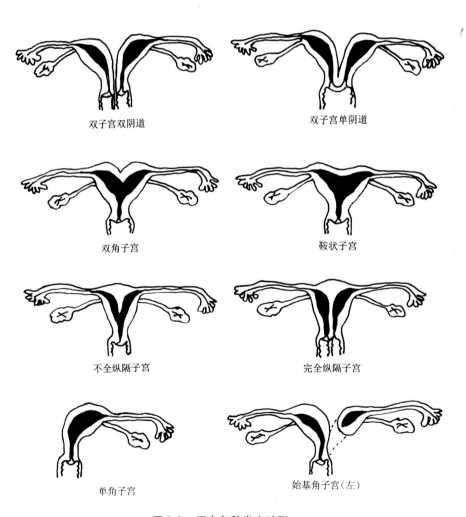

双子宫双阴道　　　　　　　　　　双子宫单阴道

双角子宫　　　　　　　　　　鞍状子宫

不全纵隔子宫　　　　　　　　　　完全纵隔子宫

单角子宫　　　　　　　　　　始基角子宫（左）

图3-2　子宫各种发育畸形

三、超声诊断

女性生殖器异常的诊断，除必须的盆腔检查以外，几十年来经典的诊断方法为子宫输卵管碘油造影，以后又相继有宫腔镜、腹腔镜等检查工具。自 B 型超声问世以来，它具有经济、简便，对医患无损伤以及可反复定时追踪的优越性。超声诊断可分为腹部超声与阴道超声两种，二者皆可应用，诊断准确率也很高。但对不孕症与子宫发育异常的妇女来说，阴道超声更优于腹部超声。

（一）子宫未发育或发育异常声像图

1. 先天性无子宫

双侧副中肾管，向中线横行延伸并会合时，中途停止发育，则无子宫形成。常合并先天性无阴道或阴道闭锁不全。

患者可无任何临床症状，常因原发性闭经来诊而发现本症。肛诊盆腔空虚，或仅有呈索条状之纤维带。如卵巢发育正常，则可显示良好的第二性征。

声像图特征　无论纵扫与横扫，均未能扫到任何子宫的图像，仅可探及骶骨的回声。有时可扫及双侧发育正常的卵巢。因先天性无子宫常合并先天性无阴道，故扫查不到阴道气线（图3-3）。

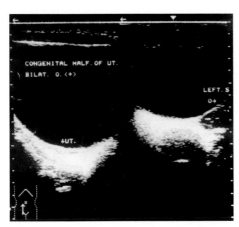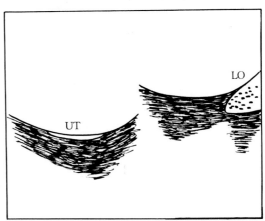

只相当于子宫部位探及索条状低回声，双侧卵巢正常，图右为左侧卵巢（24岁）

图3-3　先天性无子宫声像图

2. 始基子宫

双侧副中肾管向中线延伸，会合后不久即停止发育，形成始基子宫，肛诊子宫极小，有时仅如蚕豆大。虽显示子宫回声，但体积小且无宫腔线，亦无内膜回声。患者无月经（图3-4）。

3. 幼稚子宫

青春期前任何时期子宫停止发育，都可形成幼稚子宫。内诊子宫体小，宫颈大于宫体。超声检查，子宫轮廓及回声正常，只宫体小，宫颈长度可大于宫体。可探及有宫体内膜回声（图3-5）。患者常有月经少、痛经、闭经与不孕。

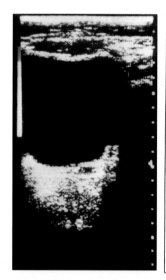
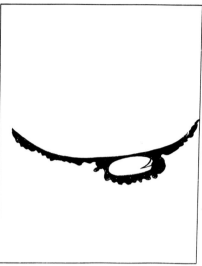

a. 宫体长 1.0 cm

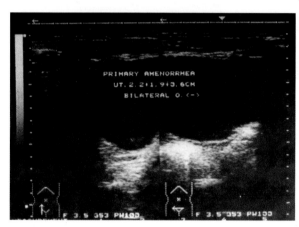
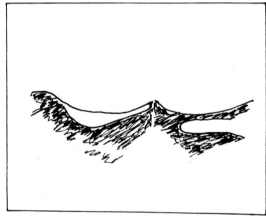

b. 宫体 2.2 cm × 1.9 cm × 0.6 cm

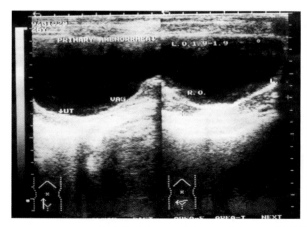
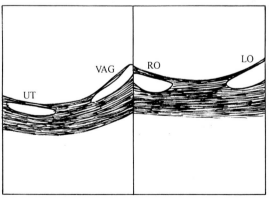

c. 子宫体 2.1 cm × 1.0 cm × 2.2 cm，左图为双侧卵巢，左卵巢 1.9 cm ×
1.9 cm，右卵巢 2.6 cm × 1.0 cm，右图为子宫与阴道

图 3-4　始基子宫声像图

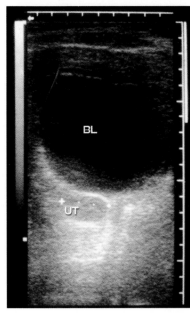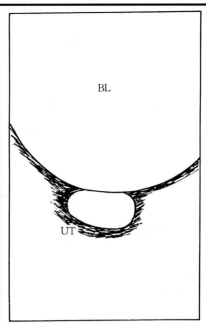

子宫宽3.1cm（19岁）

图3-5　幼稚子宫声像图

4.子宫发育不全

子宫未达到完全成熟与正常，即停止发育，为子宫发育不全。内诊子宫可略小于正常。第二性征正常。患者常因月经不调或不孕来诊。

声像图表现　子宫形态与回声均正常，只子宫各径线小于正常值。

副中肾管融合障碍所致之异常（子宫畸形）。

5.双子宫

双侧副中肾管完全未融合，各自发育，形成双子宫、双宫颈与双阴道。子宫左右侧各有一单一的输卵管及卵巢。患者平常可无任何症状，个别可有痛经与月经不调不孕等。大多于人工流产、产前检查及分娩时方可发现。有时亦可自然分娩而未被诊出。如发育异常之一侧子宫受孕，则可自然流产。若未清宫，亦可遗漏。若一侧妊娠行人工流产时，可漏吸或吸宫不全，亦可再流产。亦可一侧妊娠，分娩时另侧未孕子宫可阻塞产道，造成难产。亦可于临产后，因宫缩乏力，而需剖宫产结束分娩。自B超问世以来，能及时诊断，且于超声监测之下，解决了许多困难的宫腔手术。减少手术难度与合并症。

盆腔检查可触及两宫体，可并列或前后相重叠或两宫体呈斜位。可大小相等或大小有别。

声像图表现　自宫底经宫体、宫颈到阴道，由上向下横行扫查，见两宫体可大小一致或大小不等，有各自的宫腔线，两子宫的外形如"蝴蝶翼状"，亦有称之为"眼镜形"（图3-6a）。

早孕时，一宫腔内可见胎囊暗区，另一宫腔则呈密集的蜕膜回声。有学者称之为"睁一眼闭一眼征"（图3-6b，c）。

探头下移，可探及似哑铃状的双宫颈回声与具有两气线的双阴道（图3-6d）。

纵扫时，可先探出一完整的宫体回声。将探头向对侧移动或倾斜，则原显像之宫体可逐渐消失，继续可探出另一宫体之回声。亦可两者略有重叠。

典型双子宫不难扫查，有时大小有异、前后略有重叠，以及两宫体分开较远时，超声诊断略有困难（图3-6e）。

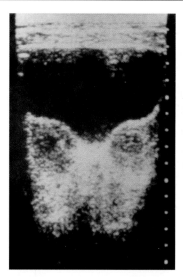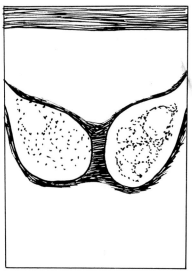

图 3-6a　双子宫声像图

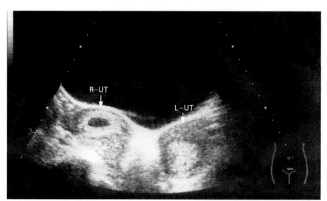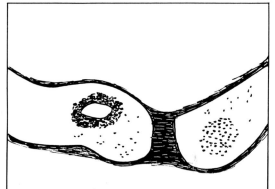

右侧子宫妊娠，左侧宫腔内蜕膜回声

图 3-6b　双子宫一侧妊娠声像图

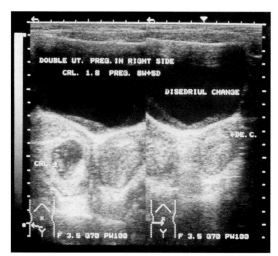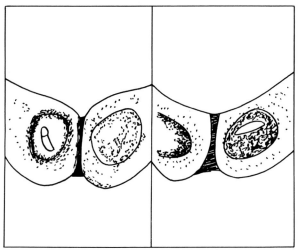

CRL 1.8cm 相当孕 8 周加 5 天，左侧宫腔内蜕膜管型

图 3-6c　双子宫右侧妊娠

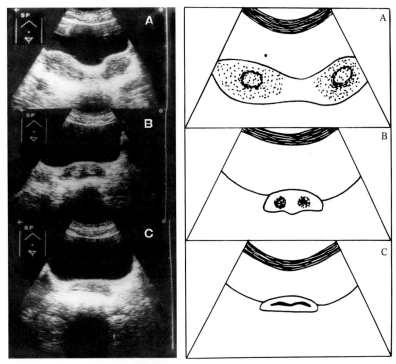

A.宫体横断面 B.宫颈横断面 C.阴道横断面
图3-6d 双子宫三断层声像图

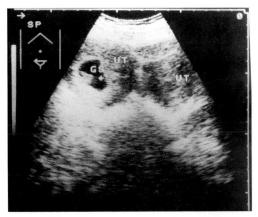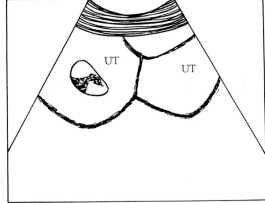

图3-6e 两子宫相距较远

鉴别诊断

(1)两宫体分开较远且回声低时,需与双侧输卵管积水或输卵管肿物相鉴别。若为输卵管肿物或积水时,则应仔细扫查出宫体之回声。

(2)一侧子宫发育良好,而另一侧子宫发育不全,且回声不典型,应注意与浆膜下子宫肌瘤或残角子宫相鉴别。浆膜下子宫肌瘤常回声致密,外形以圆形为主。残角子宫体积小,自子宫 侧伸出。

(3)早孕子宫合并一侧卵巢囊肿,内诊子宫体软且左右略有分界。超声扫查早孕子宫与囊肿并列且相连,勿误诊为双子宫一侧妊娠。但声像图可见囊肿侧呈低回声或无回声(图3-6f)。

(4)双子宫一侧妊娠,至中孕及晚孕时,由于妊娠子宫增大,未孕子宫体小,有时扫查被遗漏或易被诊为浆膜下子宫肌瘤(图3-6g)。

(5)偶可见双子宫异期复孕,即不同时期,双卵子各自受精并分别在两宫体内着床。两宫体内各有一胎囊或各有一胎儿,但此并非为双胎妊娠(图3-6h)。

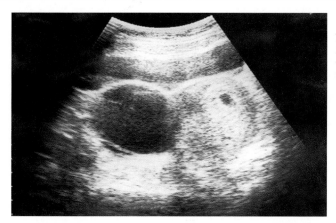
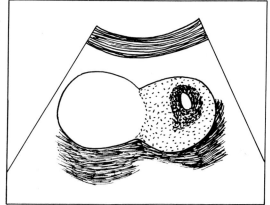

图 3-6f　早孕子宫合并卵巢囊肿

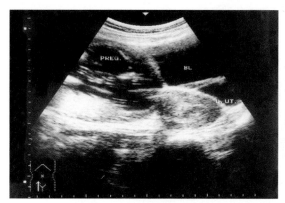
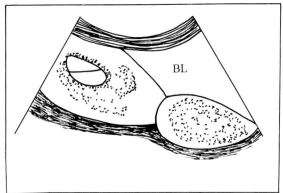

图 3-6g　双子宫右侧妊娠（孕 4 个月）

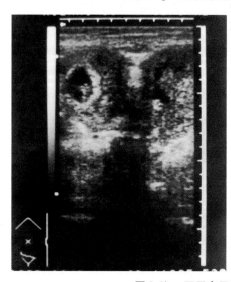
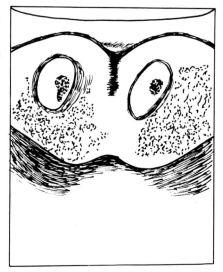

图 3-6h　双子宫异期复孕（双妊娠）

6. 双角子宫与鞍状子宫

双侧副中肾管尾部完全融合，只宫底部会合不全，形成左右各一角，故称双角子宫。因下段中隔已消失，故有一个宫颈与阴道相通。轻度者仅宫底中部向下凹陷，呈弧形子宫或鞍状子宫（图 3-7a）。一般可无任何症状，妊娠后易有胎位异常，以臀位为多。亦可出现反复流产。

声像图表现　于横扫时宫底宽，由于两角突出，显示宫底呈船形或弧形。不似正常的宫底显像为浅半圆形。船形宫底下，可见双角内各自的内膜回声（图 3-7b，c）。

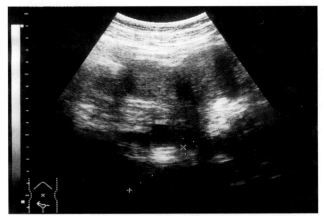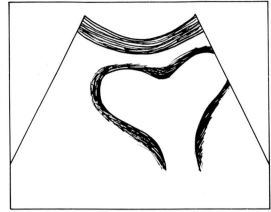

图 3-7a　鞍状子宫的鞍形宫底

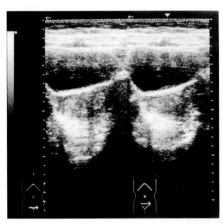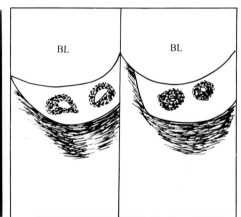

图 3-7b　双角子宫的船形宫底，双角内的内膜回声

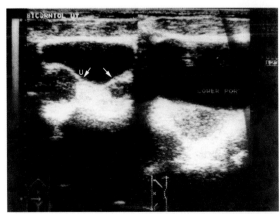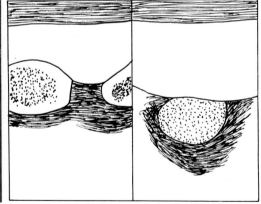

图 3-7c　双角子宫的双角（右）、中段体部（左）

　　由宫底继续向宫体横扫，可见两侧之内膜回声，逐渐下移并会合为一处。纵扫时，可如正常之子宫形态。但需注意与子宫浆膜下肌瘤与附件之实性肿物加以鉴别。尤其当双角子宫、一侧宫角妊娠，盆腔检查时，可将另侧宫角误诊为宫内孕合并子宫浆膜下肌瘤。但于声像图中，亦可误认为系妊娠合并子宫浆膜下肌瘤，需注意有无宫腔线，则可鉴别。有时两侧回声可略有差异，未孕侧子宫可显示蜕膜回声（图 3-7d）。

　　例　患者于上避孕环后，又有妊娠反应，尿妊娠反应阳性。B 超显示宫内环于右宫角，而左宫角则显示妊娠囊暗区（图 3-7e）。

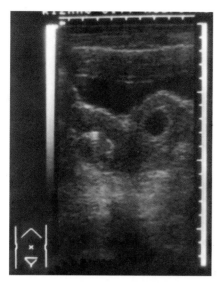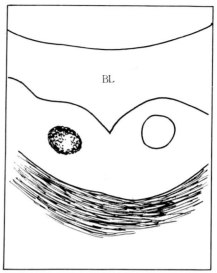

图 3-7d   鞍形子宫左侧妊娠囊，右侧蜕膜回声

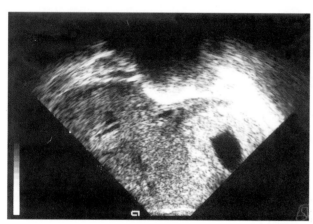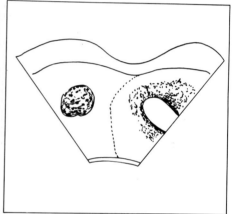

图 3-7e   双角子宫左侧妊娠囊，右侧宫内避孕环

7. 纵隔子宫

双侧副中肾管完全融合后，其间中隔未被吸收使宫腔分为两半。如纵隔由宫底一直向下达到宫颈内口，称为完全纵隔。宫腔分为两半，亦可不完全均等，一大一小。自宫底开始的纵隔，亦可不完全达到宫内口，将宫腔部分隔开，称不完全纵隔。纵隔子宫外形可完全正常。但必须明确，双子宫为两个宫体两个宫腔。而子宫完全纵隔，则为一个宫体，被隔为两个宫腔，内诊亦难发现。患者可发生流产、早产或胎位不正，产后亦易有胎盘粘连或胎盘滞留等。既往子宫纵隔需使用子宫输卵管碘油造影，方可确诊，现宫腔镜可及时判断。且可于宫腔镜下行纵隔切除术。

声像图表现   显示子宫外形基本正常，横扫时可探及宫底稍宽，宫体中央可探及轮廓不甚清晰不甚规则之回声衰减的纵隔回声，将子宫分为对称或不对称的两个部分，有各自的内膜回声。纵扫时，于探及一侧宫内膜回声时，缓慢移动探头，可再现另一宫内膜回声（图 3-8）。

本患者于 16 年前行剖宫产时，发现子宫纵隔，当时即行纵隔切除术。但于 16 年后作 B 超扫查时，仍显示有双内膜回声。

纵隔子宫亦可一侧妊娠（图 3-9）。

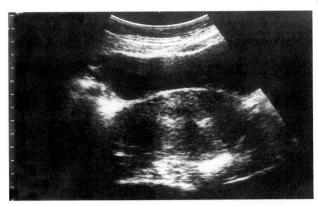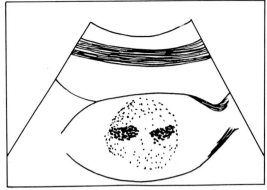

a. 子宫纵隔示两侧内膜回声

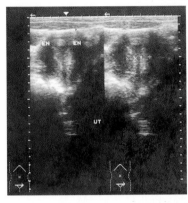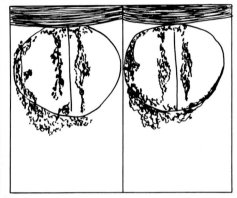

b. 子宫纵隔完全纵隔回声

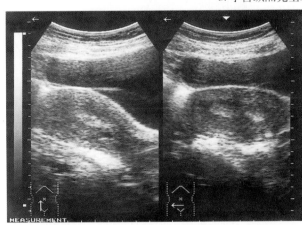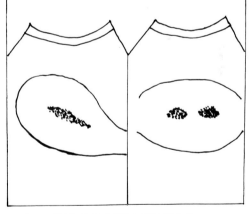

纵扫同一断面只能见一内膜回声，横扫子宫中间低回声及两侧各自的内膜回声均可显示

c. 子宫纵隔纵扫与横扫声像图

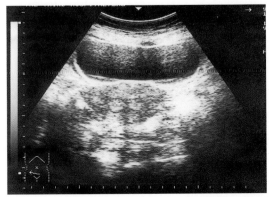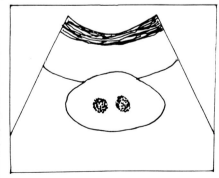

d. 纵隔切除后仍显示双内膜回声

图3-8 纵隔子宫声像图

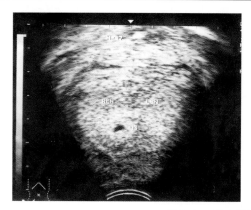 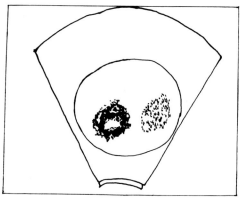

图 3-9   子宫纵隔右侧的妊娠囊

子宫不全纵隔。有时可能长期不被发现。

例   患者 28 岁，因孕 5 月入院作中期引产。孕 5 产 1。患者曾于 1979—1980 年于孕 2 个月各行人流一次。1981 年孕 40 周，因臀位早破水而行子宫下段剖宫产术。1982 年孕 3 个月因不全流产行刮宫术。历次手术，均未发现异常。1983 年 5 月 12 日因孕 2 月来作人工流产，术者有感吸出绒毛少于停经周数。嘱患者及时返诊，但未返诊。至 1983 年 7 月 6 日因人流术后未转经来诊，经盆腔检查，子宫如孕 16 周大。1983 年 8 月 4 日入院行利凡诺（Rivanal）引产。8 月 5 日晚 10 时，胎儿自然娩出。30 分钟后胎盘仍未娩出，手取胎盘时感宫腔光滑，触不到胎盘部位。B 超示宫底部可见大片胎盘回声。结合临床，拟诊植入性胎盘，作好手术准备，于硬膜外麻醉下再次探查宫腔。子宫孕 3 月大，宫口软，自右侧进宫腔易，宫壁光滑，未触及胎盘，手稍下移，再向左于子宫左侧可触及子宫中间有一纵隔，约 2.5 cm，胎盘位于左宫底，剥离易，手取并刮匙清宫，术后情况好。最后诊断：①宫内孕；②子宫不全纵隔，左侧宫角部妊娠；③胎盘粘连（图 3-10）。

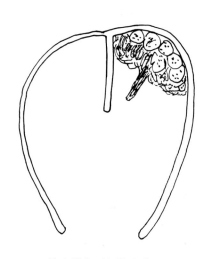

胎盘滞留于隔的左腔

图 3-10   子宫不全纵隔示意图

结合本例，患者曾前后接受 4 次宫腔手术，一次剖宫产，均未能发现子宫不全纵隔。于本次因人流漏吸及中引后胎盘粘连方被发现。

8. 单角子宫

一侧子宫发育良好，且偏向一侧，形成单角子宫。而另一侧子宫完全未发育或未形成管腔，此侧之卵巢、输卵管以及肾脏往往亦缺如。单角子宫亦可妊娠，但易流产与早产。

超声检查   往往与正常子宫图像较难鉴别。

9. 始基角子宫（残角子宫）

一侧副中肾管发育正常，有完好的子宫体。另一侧副中肾管发育不全，称始基角子宫（残角子宫），常伴有同侧的泌尿系统发育畸形。残角子宫可有三种类型：

(1) 子宫发育不全，有宫腔，且与正常子宫相通；

(2) 子宫发育不全，有宫腔，但与正常子宫不通；

(3) 发育不全之子宫，无宫腔，只有一实性组织（图 3-11）。

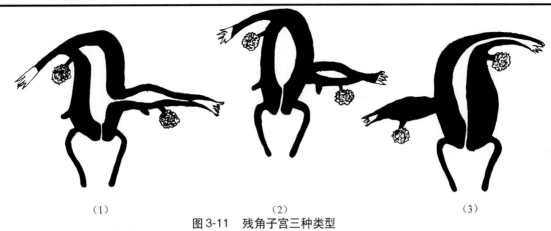

（1）   （2）   （3）

图3-11 残角子宫三种类型

如始基角子宫无内膜或内膜无功能，一般无症状。如有内膜功能，则可有经血积存，且可有痛经症状，甚至可发展为子宫内膜异位症。如始基角子宫未被诊断而妊娠，若需中止妊娠，则于人工流产或药物流产时，不可能被刮出或自然排出。

若继续妊娠不被发觉，可持续到妊娠16周，甚至20周时自然破裂，其症状与体征极似异位妊娠破裂。若不及时手术，则可因致命性大出血而导致死亡。

O'learyl总结残角子宫妊娠89%子宫破裂，11%未破裂者仅可有1%之活胎（必须手术取出）。

始基角子宫未妊娠时盆腔检查可于宫旁触及实质性肿块。可误诊为浆膜下子宫肌瘤或卵巢实质性肿瘤。若妊娠后，则包块转软略呈囊性感。

始基角子宫未妊娠时超声检查，仅可探及宫旁实性包块。易与浆膜下子宫肌瘤及卵巢实性瘤相混淆。若有积血，则内为无回声区或含有少量点状回声的无回声图像。需与卵巢囊肿相鉴别。只有当妊娠时，宫内显示胚胎回声与胎儿组织以及有腹痛、腹胀等症状后，方引起注意。若及时诊断及时手术切除异常的子宫，则可挽救患者生命或减少损害。

某患者孕4个月因急性腹痛2天，伴腹泻、恶心、呕吐就诊。体检：肌紧张，全腹压痛，以左侧为重。反跳痛（＋）。当时不能明确腹痛原因。

超声检查 宫内孕，胎儿大小与孕周相符，胎心胎动好。肠腔内积液，肠蠕动甚亢进。未发现其他异常回声。以腹痛可能为肠炎之故，经输液及对症治疗，情况缓解而出院。10日后患者又因腹痛重而复诊。体检：腹部左前下方触诊略隆起，并有压痛。临床疑诊妊娠合并子宫肌瘤红色性变。再次B超，于妊娠子宫之左前下方，又可探及一完整的子宫图像，宫体长9.6 cm，窥具下见单宫颈。超声监测下，以手指推动宫颈，随手指动而移动者，为左侧未孕子宫，遂诊为残角子宫妊娠（图3-12）。

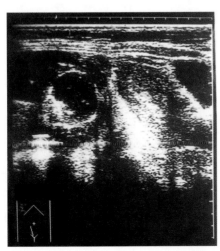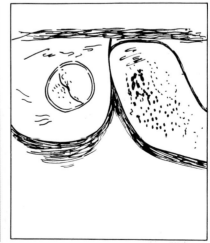

左为正常未孕子宫

图3-12 残角子宫妊娠

严密追踪，8日后腹痛再次发作，头晕、出汗。腹部检查：肌紧张，有压痛及反跳痛，即开腹，证实为残角子宫妊娠，肌壁完全破裂，自裂口处可见胎膜。手术经过平稳，术后康复良好。

根据以上情况，超声扫查时，应对残角子宫妊娠、输卵管间质部妊娠及子宫角部妊娠三种异常妊娠，详加鉴别（图3-13）。如误诊或漏诊，不但贻误治疗，且可危及生命。声像图之鉴别，三者均为一个宫颈。残角子宫妊娠可持续至16~20周破裂。扫查时除探及妊娠子宫外，尚可探及另一完整之子宫，宫颈与此相连。推动宫颈则未孕的完整宫体在移动。间质部妊娠，一般在孕12周左右破裂，受孕侧宫角向外突出隆起重，但宫腔轮廓完整。而宫角部妊娠，妊娠囊在宫腔范围内。

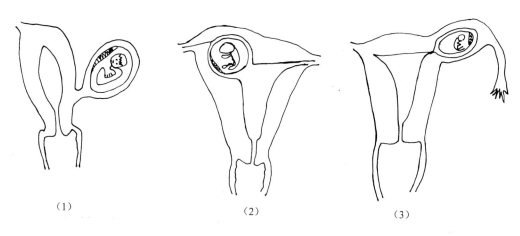

(1) 残角子宫妊娠　　(2) 子宫角部妊娠　　(3) 输卵管间质部妊娠

图3-13　三种异常妊娠示意图

（二）正常生殖管道形成受阻所致的异常

双侧副中肾管融合后，副中肾管的最尾端则与泌尿生殖窦相连，并分裂增殖，形成一实质性圆柱体，称为阴道板。阴道板由上向下打通，形成阴道中段与下段。其最下端由阴道上皮、泌尿生殖窦上皮及间叶组织构成环状薄膜，即处女膜（图3-14）。若上述发育贯通过程中任何一环节受阻则可形成各种异常。

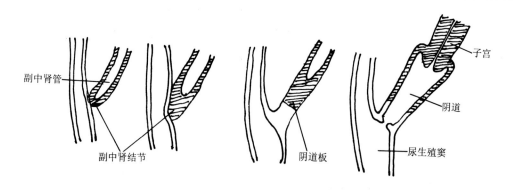

图3-14　阴道的形成

1. 阴道发育异常

（1）先天性无阴道　常合并先天性无子宫或仅有一痕迹子宫。系由于双侧副中肾管会合后，未能向尾端伸展形成管道，或未能打通阴道板所致。患者多因原发闭经或婚前检查发现异常以及婚后性交困难而来诊。患者体检第二性征及外阴可发育正常，有时也可见到一浅表的凹陷，极似正常阴道口。极少数可有发育不全或发育正常的子宫。因卵巢正常，发育正常的子宫，可因子宫内积血而有周期性痛经，则必须手术切除子宫。

超声检查　因阴道无腔道，完全不见阴道气线与阴道回声。

（2）阴道闭锁不全　双侧副中肾管会合后，其尾端与泌尿生殖窦相接处未能贯通所致。闭锁可在阴道的下段，其上可有正常阴道，因此超声可探及部分阴道回声，但气线仍不明显。

（3）阴道横膈　双侧副中肾管会合后，其尾端与泌尿生殖窦相接处未贯通或贯通不完全，位置多在阴道上段及中段。可分为完全性与不完全性。有时中间或隔之侧方，可有一小孔而能妊娠，经血可自小孔排出，精子亦可自此小孔进入。一般常不被发现，除非婚后影响性生活而就诊，大部于诊治妇科病或妊娠后被发现。若横膈位置较高，可探及短小的气线回声。

（4）阴道纵隔　双侧副中肾管会合后，中隔未消失或未完全消失，形成阴道完全纵隔与不完全纵隔，完全纵隔常合并双子宫双宫颈。阴道纵隔多于婚后性生活障碍或分娩时影响产道，方被发现。超声扫查时，偶可呈现不完整之双阴道气线。

2.处女膜发育异常

处女膜发育异常的病人中，以无孔处女膜（亦称处女膜闭锁）较为常见。主要因为泌尿生殖窦上皮未能向前庭部贯穿所致。由于处女膜闭锁，经血不能外排，青春期后不见月经来潮，但却有周期性腹痛及下腹不适。病人往往因逐渐加重的周期性腹痛就医，有甚者可因急腹症就诊。因经血不能外流，以致经血储存，开始为阴道积血，以后为子宫积血到双侧输卵管积血。因输卵管常有粘连，致极少有腹腔积血（图3-15）。

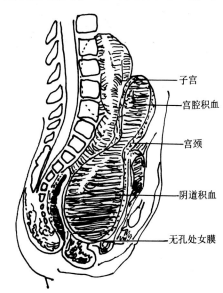

无孔处女膜引起的阴道和宫腔积血（矢状面）

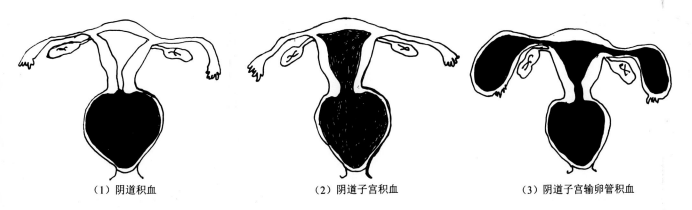

（1）阴道积血　　　　　　（2）阴道子宫积血　　　　　　（3）阴道子宫输卵管积血

图3-15　无孔处女膜引起经血潴留示意图

超声检查　纵扫时可见，阴道扩张呈椭圆形的囊肿状，内为液性暗区及致密或疏松的点状回声。阴道壁因积血扩张薄而均匀。严重者可见子宫腔及输卵管均因积血而被扩张，内呈无回声或稀疏点状回声。但宫壁较厚，故扩张程度不如阴道，子宫直肠凹陷可探及液性暗区。横扫时子宫与阴道均可探及扁圆形或圆形的液性暗区（图3-16）。

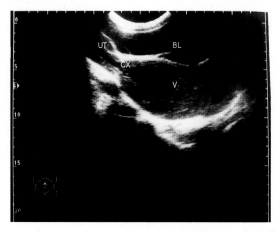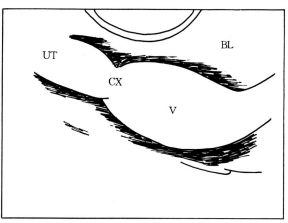

图3-16　无孔处女膜经血潴留声像图

（韩宗敏）

第四章　子宫疾病

第一节　子宫平滑肌瘤

子宫平滑肌瘤简称子宫肌瘤（myoma of uterus），起源于子宫肌壁间的胚胎性肌细胞。是生育期妇女生殖器官中最常见的良性肿瘤，以35～45岁发病率最高。

一、病理特点

（一）肉眼所见

子宫肌瘤可单发，但以多发为常见，可大小不等同时存在，且差异很大。有人报道最大者为49 kg，充满全腹腔。肌瘤的生长速度亦快慢不一。切面呈灰白色漩涡状或编织状结构，夹有纤维条索。肌瘤压迫子宫肌纤维其间为疏松的结缔组织称为假包膜，与正常肌壁有清楚的分界线，因此超声检查易于鉴别，临床手术极易剥出。肌瘤的血液供应主要来源于假包膜内的血管。当肌瘤较大时中心部位易发生变性、坏死。

依肌瘤发生的部位可将其分为三类　①肌壁间肌瘤：此类型较多见，占60%～70%。肌瘤位于子宫肌壁内，周围包绕正常平滑肌组织。②浆膜下肌瘤：此类型约占20%，肌瘤位于子宫浆膜下向外表突出。　③黏膜下肌瘤：此类型较少见，约占10%，肌瘤位于子宫黏膜下，当瘤体增大可占据宫腔；也可能下垂从宫颈脱出坠入阴道，但仍有蒂连接宫体。此类型临床症状出现较早（图4-1）。

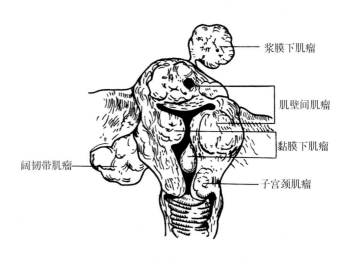

图4-1　不同部位子宫肌瘤示意图

标注：浆膜下肌瘤、肌壁间肌瘤、黏膜下肌瘤、阔韧带肌瘤、子宫颈肌瘤

（二）组织形态

肌瘤由平滑肌所组成，胞质内有肌原纤维，排列不整呈漩涡状，失去正常子宫肌层的层次结构。假包膜则是由压缩的纤维组织及平滑肌组织构成。

子宫肌瘤可发生如下变性。

1.良性退行性变性

当肌瘤生长迅速血液供应不足时，由于中心部位缺血，可发生诸如：

(1)萎缩变化　分娩及绝经期后，瘤体明显缩小，临床症状和体征也随之缓解或消失。

(2)透明变性（玻璃样变性）　由于缺血部分的肌瘤组织发生水肿、变软、漩涡状结构消失。在瘤体中出现胶样物质的玻璃样变性区域，这种变化通常不会引起临床症状。

(3)囊性变　在玻璃样变基础上进一步发生液化，形成假囊，其内为胶样透明液体。

(4)钙化　肌瘤因血液循环障碍受累，出现碳酸钙或磷酸钙的沉积，玻璃样变后也可能进一步钙化。

(5)红色变性，多见妊娠期，较少见。

2.恶性变。

二、临床表现

子宫肌瘤依其发生部位、种类、大小和生长速度，是否妊娠而出现不同症状，黏膜下肌瘤出现较早，而浆膜下肌瘤即使很大，但因无合并症也可能不被察觉，通常是在妇科病普查时才被发现。临床症状以下情形较多见。

1. 子宫出血

出血是否发生、出血量多少、出血性质完全取决于肿瘤的大小、位置，特别是与宫腔的关系最为密切。如瘤体较小未压迫宫腔内膜，常无症状；浆膜下肌瘤即使较大也常无出血发生。典型的子宫肌瘤出血特点是：经期延长，血量增多，甚至有大血块。这是因为肌瘤使宫腔增大、内膜面积增加、子宫收缩能力受累，还有雌激素作用使子宫内膜增生过长；黏膜下肌瘤发生阴道出血较早，尤其是带蒂垂入宫腔或脱出子宫坠入阴道者，出血多且严重。出血量大时往往并发贫血。

2. 疼痛

当肌瘤发生某些退行性变性时如红色变性、感染、瘤蒂扭转时，可引起急性腹痛。临床症状与其他急腹症相似。

3. 压迫症状

较大的浆膜下及肌壁间肌瘤可向前或向后突出引起相应器官的压迫症状，如压迫膀胱造成尿频、尿急或排尿困难，压迫直肠引起便秘等。

4. 腹部肿物

较大的子宫浆膜下肌瘤或多发肌瘤致使子宫明显增大时，可在下腹部触之质地较硬的包块。

5. 阴道流液

由于肌瘤引起宫腔面积增加，盆腔充血或肌瘤表面感染坏死，盆腔淤血，均可使宫腔分泌物增加，白带增多。

6. 不孕

25%～35%的子宫肌瘤患者并发不孕，两者关系密切，如较大肌瘤或浆膜下肌瘤可压迫输卵管造成机械性梗阻；黏膜下肌瘤堵塞子宫输卵口；内膜增生过长影响着床等。

7. 周身表现

月经量增多，发生贫血时出现心悸、头晕、全身无力等，亦有并发高血压者，手术后可恢复正常。

三、声像图表现

1. 子宫的形态改变

子宫的形态改变及大小与肌瘤生长的部位、大小、形态及数目有关。浆膜下肌瘤可使子宫局部表面隆起，多发肌瘤可使子宫表面凸凹不平。黏膜下肌瘤或肌壁间肌瘤可使子宫整体增大呈球形。肌壁间小肌瘤及向宫腔内生长的肌瘤可使宫体均匀性增大，各径线测值也均相应性增大。而较大的肌壁间肌瘤及向浆膜方向生长的肌瘤以及浆膜下肌瘤，可使子宫体不规则性增大。但蒂较长的浆膜下肌瘤，因蒂较长不易发现，则子宫外形可无明显改变，只表现子宫周围瘤体结构，同时可引起相邻器官改变。如向前压迫膀胱产生压迹（图4-2，图4-3）。

2. 子宫内膜线变化

依肌瘤部位不同，宫腔内膜线可向前或向后移位。如前壁肌壁间肌瘤可造成宫腔线变形或相对向后移位；黏膜下肌瘤因存在于宫腔内，可使正常的两层子宫内膜分离，导致宫腔线分离（图4-4～图4-6）。

3. 肌瘤的形态大小及回声

肌瘤一般为圆形或椭圆形，内部回声多为低回声或等回声的实性结节，亦可表现为中等回声。边界清晰，周边可见假包膜形成的低回声晕，无变性的肌瘤内部回声相对较均匀。

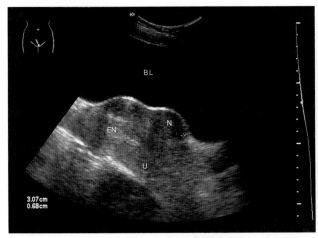

肌瘤镶嵌向前压迫膀胱产生压迹

图 4-2　子宫前壁多发肌瘤

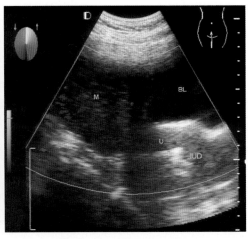

子宫及宫内避孕环位置无变化，

肌瘤有蒂与宫壁相连

图 4-3　子宫浆膜下肌瘤声像图

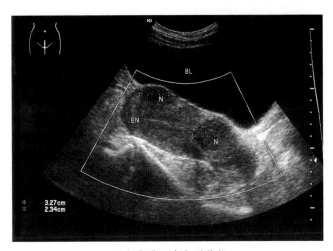

子宫内膜回声向后移位

图 4-4　子宫前壁肌瘤声像图

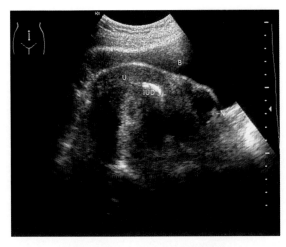

子宫内膜及宫内避孕环向前移位

图 4-5　子宫后壁肌瘤声像图

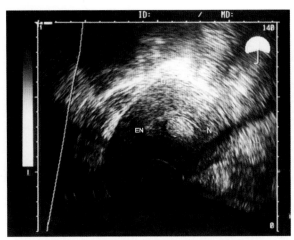

图 4-6　TVU 探查的子宫粘膜下肌瘤声像图

4. 彩色多普勒血流图

彩色多普勒探查子宫动脉血流频谱由正常情况的高阻力型改变为舒张末期低阻力型，并与肌瘤的增多及体积增大成正比，以适应肌瘤血供日益增多的需要。应用彩色多普勒技术还可观察子宫肌瘤病灶的供血情况；显示肌瘤周边及内部不同流速的血流信号（图4-7）。

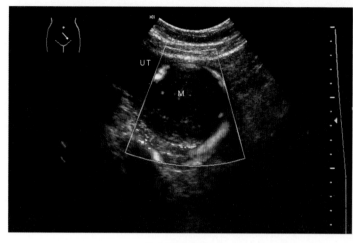
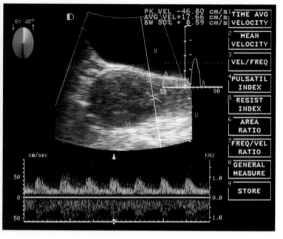

a. 子宫肌瘤的 CDFI   b.肌瘤体周边血管包绕

图4-7　变性肌瘤的血流图和 CDFI

5. 肌瘤变性的图像表现

当肌瘤发生变性时主要表现为肌瘤内部回声不均匀，其回声可变化不一，常见的有　①生长较大而迅速的肌瘤较易发生透明变性，即缺血部分的肌瘤组织水肿、变软、漩涡状结构消失，主要为肌瘤内部较低回声，随着缺血坏死的加重，变性组织发生液化形成囊性变，甚至出现无回声表现，形态多不规则，后方可出现增强效应。囊腔内尚可见散在点片状强回声，此为破碎组织，但肌瘤的形态及边界不变（图4-8）。②当肌瘤早期变性坏死后，可因血液循环障碍出现钙盐沉积的强回声光团，或点状强回声。因钙化吸收大量声能后方出现声影，与脂肪变性的强回声依此可相区别。声影可使肌瘤内部结构显示不清。彩色多普勒显示钙化及变性肌瘤血流减少。③肌瘤红色变性多见于妊娠期或产后，为肌瘤变性的一种特殊类型，可引起急腹症表现。声像图表现与肌瘤液化相似，无明显特征，内部回声可不均匀，CDFI可出现明显的高速低阻频谱形态（图4-9）。

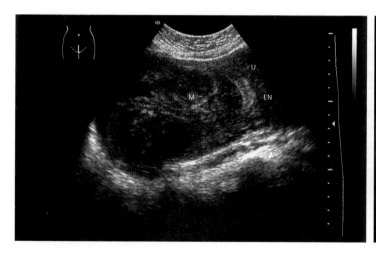
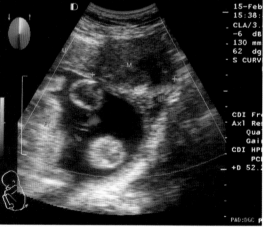

FT: 胎儿　　M: 肌瘤　　U: 子宫

图4-8　子宫肌瘤变性声像图　　　　　　　**图4-9　子宫肌瘤变性合并妊娠**

四、鉴别诊断

1. 子宫腺肌病

子宫腺肌病为内在型子宫内膜异位，主要位于子宫肌层，单纯子宫腺肌病临床多表现为进行性加重的痛经，月经量增多。超声检查常发现子宫增大，病灶处回声不均且随经期变化有相应改变，内膜线可居中或移位，病灶与肌层无明显界限，回声较肌瘤略增强，周围无假包膜。彩超检查见其内部血管较肌瘤少，但由于两者通常同时存在且易混淆，检查时应注意鉴别。

2. 卵巢肿瘤

浆膜下子宫肌瘤有时带有较长的蒂，瘤体与肌瘤似呈分离状态，超声检查时见子宫形态大小正常，瘤体图像易与卵巢实质性肿物相混淆。特别是肌瘤发生囊性变时鉴别更加困难，除根据病史外，还可应用脉冲多普勒检查加以区别。卵巢肿瘤血流多为高速低阻或高速高阻频谱特点，此外，经阴道检查对鉴别卵巢肿瘤具有明显优势，且高分辨力超声能发现肌瘤蒂部与子宫相连接的血管结构，同时在瘤体外的部分发现正常卵巢回声可以区别并明确诊断。

3. 子宫肥大症

子宫呈均匀性增大，形态大多正常，肌层回声均匀，见不到肌瘤结构；宫腔线亦无变形，仅见肌层厚度增加大于 2.5 cm。

4. 子宫内膜病变

子宫内膜息肉与黏膜下子宫肌瘤的声像图及临床表现均有相似之处，因此鉴别有一定难度。子宫内膜息肉通常回声较强，内部有时可见扩张的小腺体形成的囊腔，壁较薄，形态不甚规则；而黏膜下肌瘤回声较低，呈圆形或椭圆形，边缘规则。经阴道超声检查有助于二者鉴别，图像亦更加清晰。

5. 子宫发育异常

主要是双子宫、双角子宫及残角子宫。检查时易将双子宫其中一个误诊为子宫肌瘤。

6. 盆腔包块

盆腔炎性包块有时与子宫粘连紧密，易误诊为子宫肌瘤。但仔细检查可发现正常子宫图像；且包块常位于盆腔后部，形态常不规则，易与其他组织器官粘连，回声可为实性或混合性，常伴有盆腔液性暗区。

五、临床意义

超声检查能够清晰地显示子宫的形态、大小及内部结构，特别是发现子宫肌瘤的大小、数目、部位、形态及肌瘤内部是否继发变性。随着超声检查仪器和探查技术的进一步提高，使子宫肌瘤的诊断更加准确、快捷，特别是彩色多普勒技术及它与经阴道超声检查联合应用，为明确诊断选择治疗方法提供了可靠的依据。近来开展的子宫动脉栓塞治疗子宫肌瘤临床效果显著，不开腹、痛苦小，大多数患者乐于接受。而CDFI则在术前、术后及随访检查中发挥重大作用，其技术和图像可与动脉造影相媲美。

第二节　子宫腺肌病

子宫腺肌病（adenomyosis）是子宫内膜在子宫肌层内的良性侵入，伴随着平滑肌增生。发生机制大多数学者认为是内膜基底层组织向肌层的浸润性生长。发病年龄为30～50岁的经产妇或多次刮宫后，发病率有报道最高者88%，平均20%左右，约一半以上合并子宫肌瘤，少数合并盆腔子宫内膜异位症。

一、病理特点

（一）肉眼所见

弥漫型：子宫呈弥漫、均匀性增大，但不超过 3 个月妊娠大小。通常与子宫肌瘤合并存在。断面观察见肌壁增厚，以后壁多见，肌层内肌束增生，呈旋涡状及编织状结构，但不形成结节，也无包膜。

局限型：子宫呈不规则的结节状，断面观察见肌层内有单个或多个结节，与子宫肌层内平滑肌瘤类似，但无假包膜，手术不能剥出。结节的断面可见到大小不等的出血小腔或半透明海绵样区域。

在肌层异位腺体伴有平滑肌增生形成界限清楚圆形肿物时，称为腺肌瘤；弥漫性增生肥厚不形成局限肿块者，称为腺肌症。

（二）组织形态

腺肌病的组织学特点是：镜下在肌层内出现内膜的腺体及间质，呈小岛状分布，内膜岛离基底层——肌层交界处至少一个低倍视野直径。肌层内的内膜小岛常常呈增生及增生过长的反应，有扩大的腺腔及较为增生的腺上皮，腺体周围有数量不等的内膜间质。目前对于异位在肌层的子宫内膜对孕激素的反应性是否敏感看法不一，尚待进一步探讨。

肌层内的内膜岛侵入，引起肌层的反应性增生，程度相差很大，有的只能在显微镜下看到，有的则可形成结节状。

二、临床表现

腺肌病的临床表现与其病理变化有关。

1. 痛经

此为最常见的一个重要症状，多为继发性，且进行性加重。原因是肌层内的内膜灶有周期性出血。重者需卧床休息或服用止痛药物，疼痛常随月经周期而加重。由于雌激素水平不断高涨，使异位的子宫内膜增生、肿胀，再受孕激素影响则出血刺激局部组织，以致疼痛。此外，这些出血灶张力很大，使子宫有痉挛性的收缩产生痛经。有学者认为，痛经与内膜病灶浸润的深度有关。月经过后，异位内膜逐渐萎缩而痛经消失。

2. 月经过多

为腺肌病的主要症状，原因是：①宫腔面积增大，出血量增多。②肌层内有内膜灶，不能使子宫肌层有效地收缩。③雌激素水平增高，内膜增生过长。Bird 认为月经过多与腺肌病累及肌层的广度有关。重症 82.3 %、轻症 23.3 % 出现月经过多。

3. 子宫增大

子宫的形态及质地改变是由于肌层中内膜岛的侵入引起肌层反应性的增生所致。依侵入子宫部位不同可表现为子宫呈球型均匀性增大或局限性不规则改变。其特点是子宫的大小及质地随月经周期而改变，这对诊断有很大意义。子宫腺肌病常常同时并发子宫肌瘤，文献报道约 50%。

三、声像图表现

1. 子宫均匀性增大，亦可不均匀性增大或大小基本正常，外部轮廓尚清晰。其增大子宫系由于异位内膜周期性出血，引起纤维组织增生所致。由于异位内膜受月经周期的影响，因此可在不同时期出现变化：月经期见子宫明显增大且有散在小的暗区，经期过后逐渐缩小。肌壁增厚以后壁为主，回声略强，界限不甚清晰。

2. 子宫肌层回声强弱不均，局限型子宫腺肌病者多数可见后壁回声增强区，因周围无假包膜而界限不清。但当合并肌瘤时，则可发现肌瘤结节形态较规则，回声略低，边界清晰。弥漫型子宫腺肌病患者，可见子宫肌层分散的细小点状回声，部分患者可探查到较小的低回声囊腔，但超声显示率较低，有文献报道为13.3%。月经前后图像可发生变化: 即月经期间有散在小的暗区且子宫增大明显, 其后则逐渐减小。高分辨力经阴道探头图像更加清晰。有学者认为弥漫型子宫腺肌病更适合用TVS, 敏感性可达80%, 特异性可达74%(图4-10)。

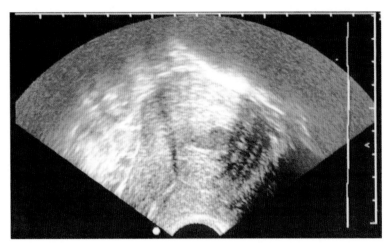

子宫后壁增厚、回声不均, 肌层见小的无回声区, 宫内膜线前移

图4-10 子宫腺肌症声像图(经阴道)

3. 子宫内膜变化

弥漫型子宫腺肌病由于肌壁的改变呈均匀性, 前后壁增大一致, 因此子宫内膜居中, 位置无明显改变。但当病灶局限时, 则可引起宫腔线移位, 常因后壁病变多见, 故内膜向前移位(图4-11a)。

4. 彩色多普勒超声(CDFI)检查

一般无特异表现, 病灶周围无血管绕行, 且血管分布稀少(图4-11b)。

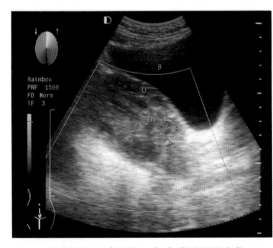
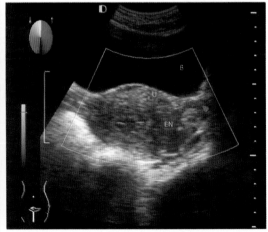

a. 子宫肌层回声不均, 但内膜无明显变化　　　　　　b. CDFI未见血流显示

图4-11 子宫腺肌病

四、鉴别诊断

1. 子宫肌瘤

通常回声较低边界清晰结节周边有假包膜, 有学者认为此征象是鉴别两者最有价值的表现。彩超可探及肌瘤周边血管绕行。典型的子宫腺肌病可根据子宫均匀性增大, 月经前后图像可发生改变, 且临床表现有进行性加重的痛经, 彩超检查病灶周边无明显血流等做出明确诊断。但一部分患者通常两者合并存在, 给诊断带来一定困难。特别是有时腺肌病超声检查显像为低回声或稍强回声的圆形、类圆形团块, 与肌壁界

限较清晰，易误认为子宫肌瘤。

2. 子宫肥大症

子宫呈均匀性增大，但肌层回声均匀，且无小囊腔及光点回声，肌层厚度通常大于 2.5 cm。多见于经产妇，且无痛经表现。

五、临床意义

应用超声检查子宫腺肌病，通常根据病史及图像可明确诊断，特别是与子宫肌瘤的鉴别诊断。对于月经量较多，且伴痛经进行性加重的患者超声诊断可为临床选择治疗方案提供依据。有研究表明，介入性超声观察在宫腔镜手术中的应用，可提高子宫腺肌病的诊断，防止手术穿孔，并指导术后治疗。但非典型图像表现仍有待进一步提高其诊断准确率。

第三节　子宫肥大症

子宫肥大症（hypertrophy of uterus）是指子宫均匀性增大，肌层厚度超过 2.5 cm，伴有不同程度子宫出血的一种疾病。常见于 30~50 岁妇女。

一、病因

1. 多产妇慢性子宫复旧不全

因多产妇子宫肌层内弹力纤维组织在平滑肌间及血管周围增生，致使子宫增大。

2. 卵巢功能障碍

雌激素持续刺激，使子宫肌层肥厚。常见于临床上的功血患者。

3. 炎症

慢性附件炎、盆腔结缔组织炎及子宫慢性肌炎引起子宫肌层内胶原纤维增生，使子宫纤维化。

4. 盆腔淤血引起子宫结缔组织增生、子宫肌层血管硬化，原发性子宫血管病变等。

二、病理改变

此病的基本病理改变是子宫肌层内平滑肌细胞及血管壁的变化。

（一）肉眼所见

子宫呈均匀增大，肌层厚度达 2.5~3.2 cm，切面呈灰白色或粉红色，硬度增加，纤维束呈编织状排列。外 1/3 肌层内血管隆起、内膜正常或增厚。1/4 的病人可合并小平滑肌瘤（直径小于 1 cm），9% 的病人合并内膜息肉。

（二）组织形态

(1) 单纯平滑肌细胞肥大　在镜下观察与正常子宫肌层相同，无胶原纤维增生，血管壁变化不明显。

(2) 子宫肌层胶原纤维增生，形成子宫纤维化。

(3) 肌层内血管壁变化　多见于慢性复旧不全子宫，在新生的血管周围有成团的弹力纤维增生，可见动静脉扩张。

三、临床表现

主要症状为月经量增多，经期延长；亦有月经周期缩短者。少数患者可无症状，妇科检查子宫均匀增大，约妊娠6周大小，质地较坚韧。患者多为经产妇，且多3产以上。病程长者可呈贫血貌。

四、声像图表现

子宫各径线测值均明显增大，肌层均匀性增厚，通常大于2.5 cm，有学者认为依此可作为该病的诊断标准。子宫形态大多无改变，边界较清晰，子宫内膜线居中，回声无改变。子宫肌层回声与正常基本相同，但以胶原纤维增生为主时，肌层回声往往略增强，彩色多普勒无特异改变（图4-12）。

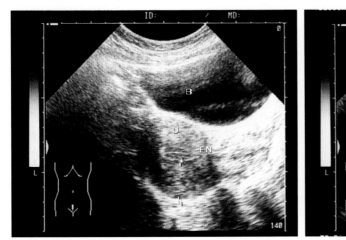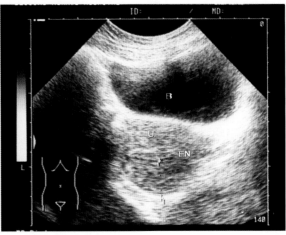

a. 纵切　　　　　　　　　　　　　　　　　b. 横切

肌层厚度增加但回声均匀，内膜线居中

图4-12　子宫肥大症声像图

五、鉴别诊断

1. 子宫腺肌病

子宫增大，但肌层回声不均，典型病例可在肌层见到疏松散在强光点及小囊腔。病变多发生在子宫后壁，回声较强。声像图在月经前后可有变化。临床表现多有进行性加重的痛经，且月经量增多。

2. 子宫肌瘤

子宫增大，形态可不规则，常多发，可位于子宫的任何部位。肌瘤回声较低，周围有假包膜，边界清晰。因肌瘤部位不同，可使子宫内膜发生变位。彩色多普勒检查见肌瘤周边有血管绕行。

第四节　子宫内膜癌

子宫内膜癌（carcinoma of endometrium）又称子宫体癌（ carcinoma of the corpus uteri），真正发病原因迄今尚不明确。但其危险因素有：雌激素持续与过多、肥胖、糖尿病、高血压、月经失调等。此病属老年妇女疾病，多发生于50岁以上，40岁以下及70岁以上较少见。

一、病理变化

(一)肉眼所见

子宫体癌随病期、类型不同而有不同表现，病变多发生在宫底内膜、宫角及后壁。子宫大小、形态可正常或有增大，依病变的形态和范围可分为弥漫型、局限型两种。

1. 弥漫型

病变累及全部或大部分内膜，多呈菜花样生长，其次为肿块状、息肉状，仔细观察癌肿与正常子宫内膜之间有界限；少数病例可蔓延并侵入子宫颈管内膜或扩展到阴道穹窿。癌肿发展到一定程度可向肌层侵犯。

2. 局限型

癌肿的范围局限，仅累及一部分子宫内膜。有时表面癌变范围不大，但往往向深部肌层侵犯，致使子宫体增大或坏死感染，形成宫壁溃疡，甚至穿通。晚期同样有周围侵犯或转移。局限型息肉状癌与良性子宫内膜息肉颇相似，可作诊断性刮宫明确诊断。

（二）组织分型

1. 腺癌　　包括高分化、中分化及未分化癌。

2. 鳞腺癌。

3. 腺角化癌。

4. 极少见的透明细胞癌。

二、临床表现

相当一部分病人患有糖尿病、高血压或肥胖——三联症。极早期患者可无明显症状，仅在普查或其他原因作妇科检查时偶然发现。一旦有症状出现，则通常表现为：

1. 子宫出血

绝经期前后出现不规则阴道出血为主要症状，出血常为少量至中等量，大出血不多见，年轻及近绝经期患者常易误诊为月经不调，个别有月经不规律。绝经后多出现间断或持续性阴道出血，晚期出血中可杂有烂肉样组织。但此病患者一般无接触性出血。

2. 阴道排液

腺癌初期仅生长于宫腔内，故仅表现少量血性白带，但后期发生感染、坏死，则有大量恶臭的脓血样液体排出。有时因宫颈管被癌组织阻塞可发生子宫腔积脓。临床表现为发热、腹痛、白细胞增高等。

3. 疼痛

晚期多半因出血、排液淤积宫腔，刺激子宫不规则收缩而引起阵发性疼痛。如向周围组织侵犯可出现腰骶部、下腹向下肢放射性疼痛。

4. 其他

晚期患者可在下腹部触及增大的子宫或邻近器官转移所致的包块。如压迫髂外血管或闭孔神经可导致该侧下肢肿痛，而压迫输尿管则可引起该侧肾盂、输尿管积水或致同侧肾萎缩。也可出现全身衰竭表现。

三、声像图表现

1. 子宫变化

当病变早期仅限于宫腔时，肌层回声均匀，内膜与肌层之间界线尚清晰可见，检查子宫可无明显改变，形态规则，边界清晰；中晚期由于癌组织不断增大并向肌层浸润，可造成子宫增大和形态改变，此时，肌层回声偏低且不均匀，肌层与子宫内膜分界不清，彩色多普勒探查可见低阻力型血流。

2. 子宫内膜变化

早期局限型内膜癌与肌层界线不清，内膜结构不规则增厚且回声增强，多不均匀，病灶可突向宫腔；而弥漫型内膜癌，除宫腔内癌灶外，在肌层内可探及到形态不规则的回声减低区，与肌层分界更加不清。彩色多普勒示癌周血管明显，分布紊乱，呈高速低阻力型血流频谱表现。

子宫内膜癌晚期，因癌组织不断增大，内部可发生缺血、坏死，显示有病变内部回声减低区，而病变区多回声不均匀且形态欠规则。此时，彩色多普勒检查可见宫壁血管增粗，呈明显低阻力型血流频谱。

若内膜癌向周围浸润生长时，则可在宫旁探及低回声包块，形态不规则，内部回声不均匀，与子宫界限不清，可为囊实混合性包块（图4-13，图4-14）。

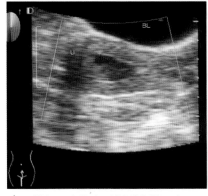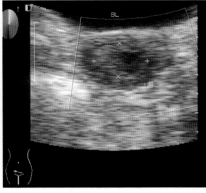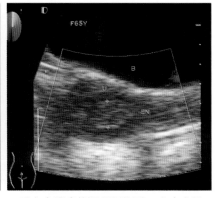

| a. 纵切 宫腔内不规则中强回声 | b. 横切 (与 a 同一病人) | c. 子宫内膜癌伴肌层浸润时，宫内充满中强回声、肌层变薄、回声不均 |

图 4-13 子宫内膜癌声像图

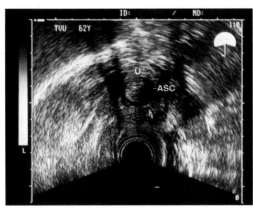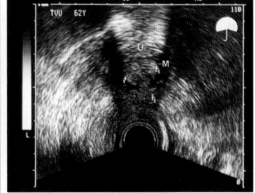

TVS 显示宫腔内强回声

图 4-14 子宫内膜癌

四、鉴别诊断

1. 功血

临床表现有不规则子宫出血，月经周期紊乱，以更年期和青春期多发，一般无痛经、月经周期缩短、量多、中间期或绝经期出血。此时应注意与子宫恶性肿瘤相鉴别。功能性子宫出血的声像图有以下特点：

（1）子宫均匀性增大，肌壁回声略低。

（2）内膜增厚，通常大于1cm；呈梭状甚至球形，周围有低回声晕，内膜与肌层界限清晰，但无特异性。

（3）单或双侧卵巢增大，有时可见多个小囊泡。

2. 黏膜下肌瘤

子宫肌瘤多发于生育年龄妇女，黏膜下肌瘤临床表现多为出血量增多，且常合并其他部位肌瘤。超声检查见子宫大小正常，肌层回声均匀，常于子宫内膜间见到略低回声的肌瘤，形态较规则，内部回声相对均匀，界限清晰；当肌瘤增大时可充满宫腔。

3. 子宫内膜息肉

子宫内膜息肉常见35岁以上妇女且临床常无明显症状，超声图像有时与子宫内膜癌极相似，均可见宫腔内光团及暗区，两者鉴别较困难，需做刮宫以明确诊断。

4. 老年子宫内膜炎

此病为子宫内膜受病原体侵袭引起的炎症改变，临床有发热、腹痛、恶露增多、臭味。超声图像可见子宫增大、回声减低、宫腔内模糊光团，但无特异表现。

五、临床意义

经腹部超声检查对诊断早期子宫内膜癌有一定困难，由于图像无特异性，往往不易做出明确诊断。高分辨力经阴道超声特别是彩色多普勒超声对其诊断，特别是对子宫内膜癌的肌层浸润程度和判断临床分期及选择治疗方案有较大价值。有文献报道认为绝经后妇女阴道出血逐渐增多，且持续时间较长，检查发现子宫内膜增厚、子宫增大与年龄不符，又无子宫肌瘤存在时，应高度注意子宫内膜癌发生。关于以子宫内膜厚度作为诊断子宫内膜癌的一项测值，各家报道结果不一，有学者认为正常绝经后妇女子宫内膜应小于 5 mm；但亦有学者认为应小于或等于 4 mm；还有学者认为用 6 mm 作为判断子宫内膜异常的标准更合适。常才等报道，彩色多普勒经阴道超声术前检查诊断正确率 78.1%（而国外报道分别为 70%，91%，96% 等），且表明子宫内膜癌时，子宫动脉血流量增加，血管阻力下降。说明 TVS 不仅可用来诊断子宫内膜癌，同时还可在术前判断子宫内膜癌肌层侵犯深度，为临床术前分期提供更多依据。其准确性明显高于 TAS。

第五节　子宫内膜息肉

子宫内膜息肉（endometrial polyp）是由内膜腺体及间质组成的肿块，有蒂向宫腔内突出，可发生于任何年龄。病因尚不明确，可能与炎症、内分泌紊乱，特别是雌激素水平过高有关。

一、病理改变

（一）肉眼所见

最常见的类型是局限性的内膜肿物突出于子宫腔内，可单发或多发，形状各异，体积较小，直径常在 0.5~2.0 cm 之间，息肉表面可感染、出血坏死。蒂粗细、长短不一，若扭转则发生出血性梗死。

（二）组织形态

子宫内膜息肉由子宫内膜组成，中间部分形成纤维纵轴，其内含有血管，大多数内膜息肉与基底层内膜一样，是一种未成熟上皮，对孕激素不起反应，但可呈现增生。

内膜息肉恶变率较低。

二、临床表现

本病可发生于青春期后任何年龄，但常见于 35 岁以上妇女。单发较小的子宫内膜息肉常无临床症状，往往由于其他病变切除子宫后大体标本检查时被发现，或在诊断性刮宫后得出诊断。弥漫型多发者常见月经过多及经期延长，与子宫内膜面积增加及内膜过度增生有关。较大息肉或突入颈管的息肉，易继发感染、坏死，引起不规则淋漓出血及恶臭的血性分泌物。

三、声像图表现

子宫有轻度增大或不明显，形态尚规则，子宫肌层厚度、回声均无改变；正常宫腔线消失、变形，取而代之为不规则的光团及暗区。较明显的息肉与子宫内膜有清楚的分界线，大小不一，多小于1cm，位置以宫腔内居多，亦可在宫颈内外口处，息肉通常为舌形或类圆形。若息肉阻塞宫颈口可造成宫腔内分泌物潴留，此时超声图像为宫腔积液之低、无回声区。彩色多普勒往往能探测息肉蒂部血流，但无特殊表现（图4-15）。

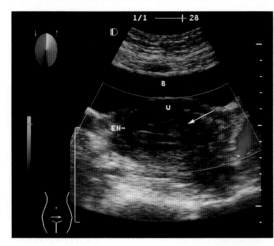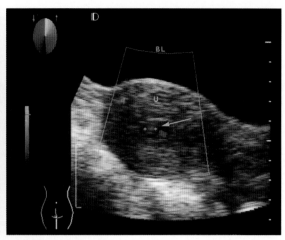

宫腔内类圆形中强回声与内膜界限清晰

图4-15　子宫内膜息肉声像图

四、鉴别诊断

主要与子宫内膜癌及黏膜下肌瘤相鉴别：子宫内膜癌表现为内膜增厚，外缘不规则，侵犯肌层时内膜周边的低回声晕消失。但早期内膜癌及较小的内膜息肉或黏膜下肌瘤通常诊断比较困难，可做刮宫明确诊断。经阴道超声在鉴别诊断上有明显优势，图像也较清晰。

第六节　子宫内膜增生

子宫内膜增生（endometrial hyperplasia）与雌激素刺激有关。

一、病理分类

1. 单纯性增生

增生腺体相似于增殖期腺体，大小形状较规则，单纯数量上增生常伴有间质增生，也称为无非典型性单纯增生。

2. 腺囊性增生

腺体增生，无明显或有轻度非典型性，部分腺体有明显囊性扩张，大小形状不规则。

3. 腺瘤样增生或非典型性增生

腺体数量明显增生，形状不规则，可单层或复层。根据组织结构及细胞的异型性再分为轻、中及重度非典型性增生或分Ⅰ、Ⅱ、Ⅲ级。

重度非典型性增生与高分化或原位腺癌较难鉴别。

二、临床表现

主要是月经改变：月经量增多，经期延长或不规则阴道出血。即当雌激素水平急剧下降时增生的子宫内膜退变、坏死发生出血。妇科检查可无任何阳性体征。部分患者仅表现为子宫增大，质地较软。

三、声像图表现

超声检查子宫形态规则，大小正常，或轻度增大；肌层回声无改变，内膜厚度增加可均匀，大多数学者认为在 0.8~2.0 cm，增生明显者可为 1.4~1.6 cm。内膜与肌层间的回声增强，三条线显示清晰，回声可均匀或不均匀伴有小的囊腔，有不规则出血时则结构模糊不清。内膜增厚甚至呈球样光团、周围有整齐低回声，动态观察其增殖的子宫内膜可随月经周期而改变（图 4-16）。

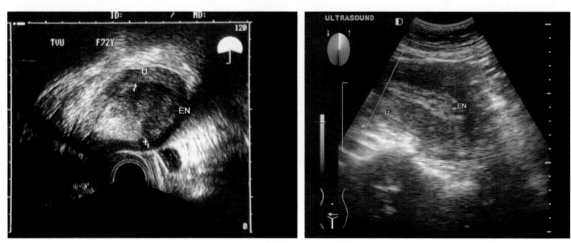

内膜明显增厚

图 4-16　子宫内膜增生声像图

第七节　子宫内膜炎

子宫内膜炎（endometritis）系病原体侵袭子宫内膜引起的炎症，可侵犯肌层形成子宫肌炎。最常见于产褥感染、感染性流产、刮宫不卫生等。

一、病理特点

子宫内膜充血、水肿，内膜坏死时伴脓性分泌物，重症可形成溃疡并侵犯肌层导致子宫肌炎。

二、临床表现

患者多起病急伴发热、寒战、下腹疼痛、恶露增多、污秽、臭味、阴道大量脓性分泌物，妇科检查可有子宫增大及触压痛。

三、超声表现

超声检查可见子宫增大，轮廓尚清晰。子宫内膜肿胀增厚，回声增强不均匀，伴有不规则的液性暗区（宫腔积液或积脓）。当子宫肌层受侵犯时可见肌层增厚，内部回声减低不均匀。部分患者可同时伴有盆腔脓肿（图 4-17）。

四、鉴别诊断

1. 子宫肌瘤

子宫常增大，外形不规则，肌瘤结节呈圆形或椭圆形，结构致密，边界清晰，有假包膜。而子宫内膜炎时

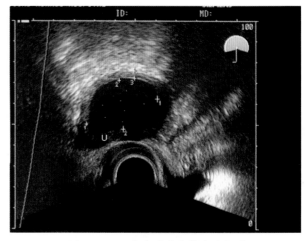

图 4-17　子宫内膜炎合并宫腔积脓

子宫外形规则，回声减低且内部回声不均匀。此外，可根据临床表现不同加以区别。子宫肌瘤通常无发热及阴道脓性伴臭味分泌物。

2.卵巢肿物

当子宫内膜炎伴有盆腔脓肿时，需与卵巢肿物相鉴别。

五、临床意义

子宫内膜疾病通常需要诊断性刮宫确诊，但其为有创性检查。超声特别是TVS作为诊刮前初期筛查的重要手段，可准确地发现内膜病变的程度，有无肌层侵犯，从而弥补诊刮不能判定病变范围的缺憾，为临床选择手术和治疗方法提供可靠的依据。

第八节 子宫颈囊肿

子宫颈囊肿亦称那氏囊肿(Nabothian cyst)，为后天性子宫颈的潴留性囊肿，临床常无症状，仅在妇科超声检查时发现。囊肿一般较小，单发或多发，分布于宫颈外口处。超声表现为宫颈前唇或后唇处无回声，后壁回声增强，通常较小，直径小于1cm（图4-18）。

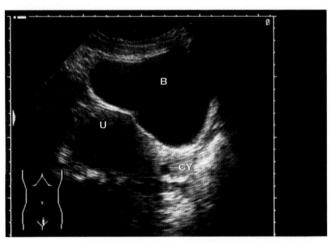

宫颈后壁无回声伴侧壁增强效应

图4-18 宫颈囊肿声像图

第九节 子宫颈癌

子宫颈癌的病因迄今尚无定论，多数学者认为与早婚、早育、孕产频多、宫颈糜烂、病毒感染、性激素等有关。发病年龄以55~65岁为最高组，40岁后多见，65~80岁也有相当高发病率。

一、病理表现

以鳞状上皮细胞癌为主，占90%~95%，腺癌仅占5%~10%。但两者在外观上无特殊差异。

（一）肉眼所见

1.糜烂型

环绕宫颈外口有较粗糙的颗粒状糜烂区，或不规则的溃破面，触之易出血。

2.外生型

亦称增生型或菜花型。癌组织向外生长，最初呈息肉样或乳头状隆起，继而发展为向阴道突出的大小菜花状赘生物，质脆易出血。

3. 内生型

亦称浸润型。癌组织向宫颈深部浸润，宫颈肥大而硬，但表面尚光滑或仅有浅表溃疡。

4. 溃疡型

为癌组织进一步发展的结果，坏死脱落形成凹陷性溃疡。

（二）组织形态

1. 不典型增生

表现为基底细胞增生，排列紊乱及细胞核增生，有核异质改变。根据程度不同可分为轻、中、重三度。

2. 原位癌（上皮内癌）

上皮全层极性消失，细胞显著异型，有核分裂相，无间质浸润。

3. 早期浸润癌

在原位癌基础上，发现有癌细胞小团似泪滴状穿破基底膜或继而出现膨胀性间质浸润，但深度小于 5 mm，宽度小于 7 mm。临床上无特征。

4. 鳞状上皮浸润癌

癌细胞穿透深度大于 5 mm。

二、临床表现

1. 主要症状

早期宫颈癌多无症状，有些患者有类似宫颈炎的症状，一旦出现，主要表现是阴道流血、分泌物增多及疼痛。

（1）阴道流血　宫颈癌患者中 85% 有阴道流血，主要是接触性出血。老年妇女则表现为绝经后阴道流血。出血极不规则，一般是先少后多、时少时多，个别患者有初次接触性出血即为大量，常由小动脉破裂所致。菜花型患者出现症状较早，出血量也较多，严重者可致贫血。浸润型或无性生活者可始终无阴道出血。

（2）阴道分泌物增多　80% 以上患者有此症状。可出现在流血前或后最初表现为白带增多，呈白色稀薄状，不久后癌组织继发感染及坏死则分泌物可出现恶臭、量多如淘米水样，间或混杂少量血液。感染也可向上累及子宫内膜，若炎性渗液因宫颈阻塞则形成宫腔积脓。病人多有轻度发热及下腹疼痛不适，严重者可发生盆腔腹膜炎、脓毒血症或败血症。

（3）疼痛　为晚期癌症状，癌组织侵犯宫颈旁组织或骨盆壁及神经、血管则症状极严重。若髂血管受压迫回流受阻，可出现下肢肿胀和疼痛。侵犯输尿管可引起肾盂积水，两侧均受阻塞时引起尿闭及尿毒症，为晚期宫颈癌死亡的原因之一。

2. 其他症状

晚期癌瘤侵犯到膀胱时，病人可出现尿频、尿痛或血尿，并出现瘘道。侵犯直肠引起便血、排便困难。

三、声像图表现

超声检查对子宫颈癌的诊断价值不大，主要是了解病变的范围，早期常无明显改变，一经发现（特别是 TVS）则说明已有浸润。表现主要为：宫颈形态早期常无改变，边界欠清，宫颈管清晰。晚期由于病灶扩展可致宫颈形态呈不规则改变，体积增大。侵犯阴道则交界处显示不清。若发生周围组织转移则在子宫两侧探及混合性肿块，形态多不规则，界限不清。彩色多普勒超声检查多见内部血管丰富之高速低阻频谱形态。

（吴　静）

第五章　卵巢疾病

第一节　概　论

卵巢是肿瘤高发器官，其组织学之复杂及肿瘤类型之多，居全身各脏器之首。有来自卵巢上皮的肿瘤、来自生殖细胞的肿瘤，也有囊性增生及来自全身其他脏器的转移肿瘤。卵巢肿瘤占女性全部肿瘤的5%~10%，发病率呈逐年增高的趋势，年发病率为（10~50）/10万。与医学的进展相比，卵巢恶性肿瘤的生存率无明显变化，5年生存率为36%~39%，原因在于卵巢位于盆腔内，肿瘤发生时无明显的表现，缺乏特异性的诊断方法，确诊时，60%~70%的患者已到晚期。目前，卵巢癌已成为威胁妇女健康的主要疾患之一。超声为卵巢疾患的检查提供了有力的手段。尤其经阴道超声成为早期诊断及筛查高危人群的重要方法。如此看来，一个称职的超声医生只有熟悉了卵巢肿瘤的临床及病理基础，才能做到诊断时心中有数。

一、病因

虽说已经发现许多因素可能与卵巢癌发生有关，但其真正的原因尚不清楚。主要有以下几种学说。

（1）反复排卵提供了细胞突变的机会，造成肿瘤的发生和发展。长期无排卵、多产、哺乳具有保护作用。临床观察支持这一学说。口服避孕药也可降低30%~60%患癌的风险。

（2）与饮食有关　脂肪消耗过度可增加患病的几率。

（3）遗传因素　7%的卵巢上皮癌患者有家族史。已患乳腺癌和结肠癌的妇女，并发卵巢癌的危险性增高。

（4）盆腔污染　主要有石棉、滑石粉，可通过开放的输卵管进入盆腔，造成污染，刺激卵巢表面上皮增生，进一步发展为肿瘤。

（5）与病毒感染、放射性因素有关。

二、分类

（一）病理分类

1973年世界卫生组织根据卵巢肿瘤组织发生学，制定了国际统一标准，1999年出版的第二版中将卵巢肿瘤分为14类。为便于临床应用，可归为5大类。

1. 表面上皮 - 间质肿瘤

来源于卵巢表面上皮及其衍化成分、表面上皮包涵腺体和邻近间质的肿瘤，最常见。分为8种细胞类型，主要有浆液性、黏液性、子宫内膜样、透明细胞和移行细胞肿瘤等。

2. 性索 - 间质肿瘤

此种肿瘤含有两种截然不同的性腺细胞：粒层细胞和支持细胞（性索成分），以及卵泡膜细胞、莱狄细胞和非特异的间质细胞（间质成分）。主要有粒层细胞瘤、卵泡膜细胞瘤、纤维瘤、硬化性间质瘤、支持细胞瘤、间质黄体瘤等。

3. 生殖细胞肿瘤

含有从未分化状态、胚外结构，一直到未成熟和／或成熟的各种组织。即可含 2~3 种胚层成分（内胚层、中胚层、外胚层），也可只含中胚层外的单一胚层成分。主要有无性细胞瘤、卵黄囊癌（内胚窦瘤）、胚胎性癌、多胚瘤、绒毛膜癌、畸胎瘤等。

4. 转移性肿瘤

各种肿瘤转移到卵巢的高达 25%。原发癌以乳腺癌、胃癌、结肠癌、子宫内膜癌最常见。

5. 其他

包括瘤样病变、性腺母细胞瘤、恶性淋巴瘤、白血病、非特异性软组织肿瘤等

（二）超声分类

从以上可见卵巢肿瘤的种类较多，组织结构不同。从物理性质来看，可分为囊性、实质性和混合性 3 大类。

1. 囊性

声像图特征是肿块边缘较清楚，壁光滑，内部为无回声区，后壁及后方回声增强（图 5-1）。

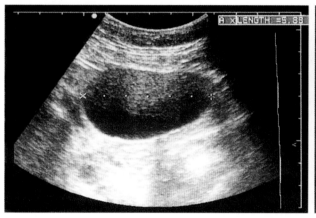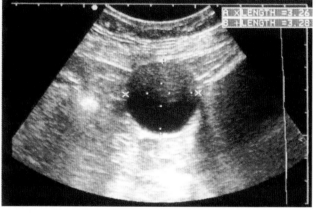

a. 纵切   b. 横切

图 5-1 典型的囊性包块特征

囊性包块的囊腔中间可有光带形成，分隔形成多房囊肿。囊肿大小相差很大，小的不足 1cm，或 2~3cm，大的可占据盆腔腹腔。一般来讲，囊性多为良性，但并不绝对。对小囊肿鉴别的要点是：将新生物和功能性囊肿区别开来、大的囊肿要和包裹性积液区别开来。囊性病灶常见的有功能性卵巢囊肿、浆液性卵巢囊肿、黏液性囊腺瘤、皮样囊肿、子宫内膜囊肿的囊肿型。

2. 囊实性

可表现为以囊性为主，囊壁的光滑与否、乳头的有无及大小、瘤壁及分隔的厚度是区别良恶性肿块的关键（图 5-2）。

囊实性肿瘤也可表现为以实质性为主，间有囊性回声，实性成分的回声呈低、中、强回声，实性成分回声的强弱及是否规则与区分良恶性病变关系很大。

3. 实性

实性肿物比囊性肿物及囊实性肿物少见。卵巢实性肿物多为恶性，少数是良性，它们的声像图特征不同。良性实性肿物形态规则，边界清晰、光滑，内部回声均匀或不均匀。

低度恶性实性肿物形态尚规则，内部回声不均，可有分叶，有时可见小部分囊性回声，如颗粒性细胞瘤。

恶性实性肿瘤形态不规则，边界不整，不清晰，肿块内部回声紊乱，常混有不规则的液性无回声区，可伴有腹水（图 5-3）。

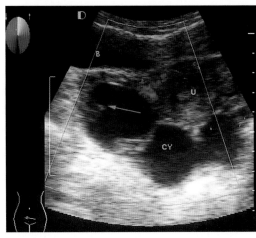 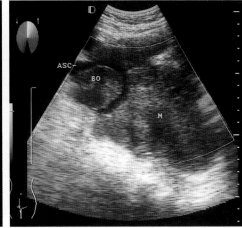

图 5-2　囊实性肿瘤的厚壁及乳头样突起　　　　图 5-3　恶性实性肿块的特点

做超声检查时，应明确超声不能代替病理诊断。但结合临床仔细观察肿物大小、结构，有助于诊断卵巢肿瘤的性质。

三、分　期

确定是卵巢癌时，不管是哪一种细胞类型，均应认真查清病变的范围。现行的分期标准仍是 1988 年国际妇产协会（FIGO）提出的（表 5-1）。最准确的是手术及病理分期。但卵巢癌一旦被发现时，70% 已转移至盆腔外，如 80% 的转移到盆腔及腹主动脉旁淋巴结，50% 累及纵隔和锁骨淋巴结。

表 5-1　卵巢癌 FIGO 分期

Ⅰ　病变局限卵巢
Ⅰ$_a$　一侧卵巢受累
Ⅰ$_b$　双侧卵巢受累
Ⅰ$_c$　Ⅰ$_a$ 或 Ⅰ$_b$ 包膜破裂，腹水或腹腔冲洗液中有癌细胞
Ⅱ　一侧或双侧卵巢肿瘤伴盆腔扩散
Ⅱ$_a$　累及子宫及输卵管
Ⅱ$_b$　累及盆腔内其他脏器
Ⅱ$_c$　Ⅱ$_a$ 或 Ⅱ$_b$ 伴腹水或腹腔冲洗液中有癌细胞
Ⅲ　病变累及腹腔
Ⅲ$_a$　腹膜表面有镜下转移
Ⅲ$_b$　肉眼见超出盆腔的腹膜转移，肿瘤最大直径小于等于 2cm
Ⅲ$_c$　超出盆腔的腹膜转移，肿瘤最大直径大于 2cm，和 / 或局部淋巴结转移
Ⅳ　远处转移

四、症　状

临床缺乏明确、特异的症状，可见于任何年龄。主要包括：

（1）腹胀及下腹部不适　一般中等大小的良性肿瘤或迅速增生的恶性肿瘤常有感觉。

（2）腹部肿块　可能为良性肿瘤的惟一表现，常在无意中触及。恶性肿块生长快且较大。

（3）腹痛　良性肿瘤由于蒂扭转、破裂、出血、感染，可表现不同程度的腹痛；恶性肿瘤由于出血、坏死、浸润、压迫可致腹痛、腰酸、胀痛。

（4）压迫症状　较大的良性肿瘤或恶性肿瘤伴腹水时，可能出现呼吸困难、心悸、尿频、排尿困难、下肢水肿、大便不畅等症状。

（5）月经紊乱或出现内分泌症状，如性早熟、绝经后出血、男性化。

（6）远处转移症状　咯血、脾大等。

五、诊断

如上述，卵巢肿瘤症状复杂，只有结合临床表现及影像学检查、血清学检查、病理检查才能确诊。

（一）临床表现

症状均是非特异的，可疑有盆腔病变者应仔细做妇科检查。超声医师不可忽视妇科检查的信息，如良性肿块多是活动性的，表面光滑，多囊性；恶性肿块多不规则，较固定，实性，硬而不均，结节感。

（二）影像学检查

超声是诊断附件肿块最常用的影像学方法。CT对良恶性鉴别准确性较高，较敏感。MRI对附件包块的诊断价值尚未确定且价格昂贵，因而应用较少，但特别适合合并妊娠的病人，因MRI可避免胎儿接触射线。

（三）血清学检查

幼儿及青春期前的卵巢肿瘤应做血清AFP和乳酸脱氢酶（LDH）的测定。因为年轻妇女的卵巢肿瘤常为生殖细胞肿瘤。凡疑为卵巢恶性肿瘤者，不管是哪一种类型，均应做CA125检查，尽管其特异性不高，但如绝经后其水平升高，提示有卵巢肿瘤发生的可能性。当然，CA125正常也不能说明无卵巢肿瘤的发生。

（四）穿刺做腹水癌细胞检查

即使已有广泛转移，其诊断仍有40%可为阴性。

六、卵巢肿瘤并发症的超声诊断

（一）蒂扭转

蒂是常见的妇科急症，多见于瘤蒂太长、活动度大、中等大小、重心偏于一侧的囊肿。体位的突然改变及肿瘤位置在妊娠期或产褥期随子宫上升而改变时，均可诱发卵巢肿物蒂扭转。

卵巢肿瘤的蒂部由骨盆漏斗韧带、输卵管韧带组成，扭转时首先是蒂内静脉回流受阻，瘤内高度充血，以致出血，肿瘤迅速增大，继而循环中断，动脉受阻，瘤组织发生坏死或梗死，周围腹膜发生炎症反应。此时出现典型症状：突然发生的剧烈腹痛伴恶心、呕吐，并可出现休克。腹部检查发现压痛显著的肿块，腹肌紧张。如扭转发生缓慢，疼痛较轻。有时扭转也能自然恢复，疼痛随之缓解。超声诊断要紧密结合临床资料，一般在有以下特点时可考虑发生了卵巢肿物蒂扭转：

（1）卵巢肿物位置多在子宫前上方，常位于腹正中线，患侧卵巢消失。包块回声以囊性及囊实性多见（图5-4）。

（2）发生蒂扭转的卵巢肿瘤直径在8~10 cm的占64.7%，肿块大小平均9 cm。过小或过大均不易发生蒂扭转，恶性肿瘤向外生长、浸润、粘连，也不易发生蒂扭转。

（3）由于肿瘤的蒂扭转所致血液循环阻塞引起的病理变化，良性肿瘤完整的轮廓变得模糊、粗糙，内部回声杂乱。CDFI显示血流稀少或不能探及。

（4）患侧探头触痛试验阳性。

（5）如肿瘤坏死破溃，盆腔可出现游离液体。

（二）卵巢肿瘤破裂

卵巢肿瘤可以因为扭转、肿瘤浸润而破裂，也可因外伤，如挤压、分娩、性交、妇科检查及穿刺而破裂。症状的轻重因肿瘤内容物的性质及流入腹腔的量而定。如皮样囊肿内容物刺激性很大，疼痛可致休克；子宫内膜异位症内容物稠厚，也有较强的刺激性，可致持续性疼痛。单纯性浆液性囊肿破裂或黏液性囊肿的一房破裂，只引起暂时疼痛或不适。查体时腹部压痛及反跳痛明显，腹肌紧张，如囊肿内容物流出过多则肿瘤缩小，甚至不能触及。

超声检查表现　肿物回声因内容物不同而异，可伴有盆腔积液，肿瘤较前缩小（图5-5）。

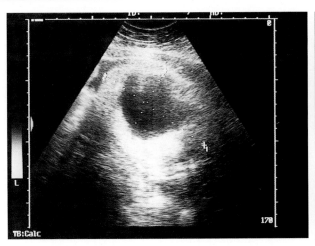
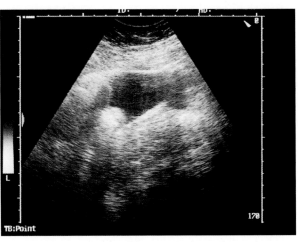

a. 患者 15 岁，突发右下腹痛 2 天伴恶心、呕吐入院
超声检查于右附件区探及一 10.2 cm × 8.9 cm × 7.0 cm
的厚壁囊性包块

b. 髂窝处可见少量游离液体。手术病理结果为左卵巢
成熟性畸胎瘤蒂扭转

图 5-4　左卵巢成熟性畸胎瘤蒂扭转

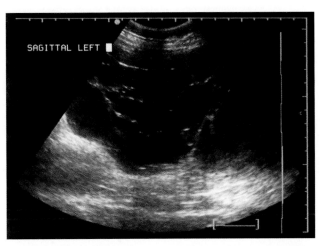

a. 患者怀孕 23 周，因发现上腹部肿物 1 周来诊。超声检查于
左侧腹腔探及巨大多房囊性包块

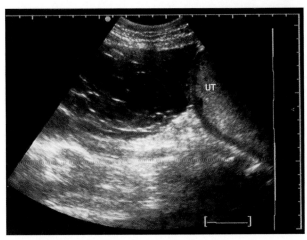
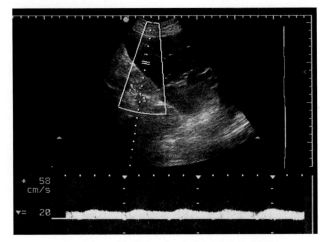

b. 于妊娠子宫（UT）的上方也可见囊性包块的一部分

c. PW 于囊性包块的分隔上探及低阻动脉血流频
谱，考虑左卵巢黏液性囊腺瘤。手术见左卵巢巨
大囊肿有一 10 cm 大的破裂口，腹腔内约有
1500mL 黏液，病理诊断为左卵巢黏液性囊腺瘤

图 5-5　左卵巢黏液性囊腺瘤

（三）卵巢瘤感染

卵巢瘤感染不多见。感染可来自邻近器官，如肿瘤因扭转与肠管粘连后发生感染；囊性畸胎瘤则由于其脂系性内容物而感染。发生感染时有高热、腹痛及白细胞升高，腹部压痛。严重时形成脓肿。如无肿瘤病史，从声像图上很难与单纯性盆腔脓肿鉴别（图5-6）。

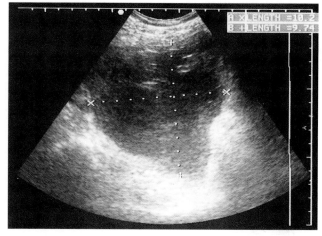

a. 患者56岁，因下腹痛伴发热1月余，发现盆腔包块20余天入院。9年前曾行全子宫切除术。超声检查见盆腔有一不规则囊性包块大小约10.2 cm × 10.1 cm × 9.7 cm，内部透声差

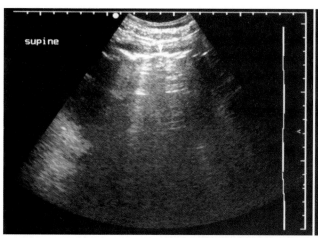

b. 包块内可见气体回声（箭头所指）

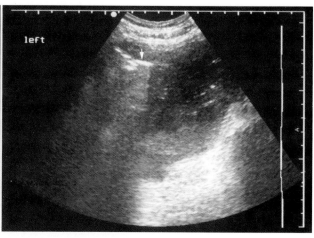

c. 气体随体位改变位置移动（箭头所指为气体）

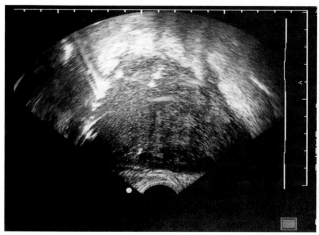

d. 经阴道超声检查见该包块浅层部分主要为囊性，内部透声差并含有气体；其深层部位主要呈实性回声

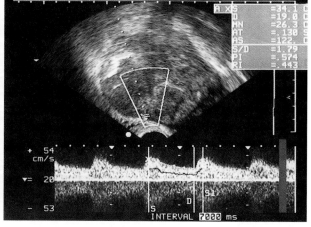

e. CVI于包块实性部分见丰富血流信号，PW探及RI = 0.44的低阻血流频谱，考虑盆腔脓肿伴囊腔内积气手术病理结果为交界性血管平滑肌瘤伴感染

图5-6　交界性血管平滑肌瘤伴感染

第二节　卵巢瘤样病变

卵巢瘤样病变是一类卵巢疾病，不是真正的卵巢肿瘤。它们或呈囊性或为卵巢组织的局部增生，是育龄妇女卵巢肿大的最重要原因。其重要性在于要与卵巢肿瘤鉴别。超声检查对这类病变检出率很高。用超声可定期随访，以排除肿瘤发生的可能性。

常见的瘤样病变包括：卵泡囊肿、黄体囊肿、黄素囊肿、生发上皮包涵囊肿、卵巢冠囊肿、妊娠黄体病、卵泡膜细胞增生症、卵巢重度水肿、多囊卵巢、子宫内膜异位囊肿、卵巢炎症等。

一、卵泡囊肿

临床常见。在卵泡发育的任何阶段都可发生卵泡囊肿。可因卵泡不破裂致卵泡液积聚形成；或在成熟卵泡中因卵细胞死亡，粒细胞层变性，卵泡闭锁形成；卵泡单纯性囊性扩张也可造成卵泡囊肿。

（一）病理特点

可单侧或多发，也可双侧呈多囊状，直径3~8 cm不等，也可更大，但多不超过4 cm。囊肿位于皮质内或皮质下方，表面光滑，周围卵巢组织正常。囊内成分多为水样清亮液体，也可呈充血状和出血状。囊壁由退变的粒层及卵泡膜细胞组成，前者可分泌雌激素，当其持续升高时，可抑制垂体释放FSH，抑制排卵，引起子宫功能性出血。如囊肿持续扩大，囊内压力增加，粒层细胞受压变成扁平状，甚至消失。届时分泌停止，囊肿不再增大。

（二）临床表现

一般无症状。如囊肿持续分泌雌激素则出现无排卵月经，发生不规则阴道流血；囊肿蒂扭转罕见。偶尔这类囊肿可引起腹部持续性隐痛。如囊肿破裂可致急腹症，易误诊为宫外孕。儿童期多发性囊性卵泡则会引起青春期性早熟。

（三）声像图表现

（1）卵巢内圆形或椭圆形无回声区，壁薄而光滑。

（2）直径一般小于4cm，偶可超过8cm。

（3）常为单侧，单发，亦可多发，少数为双侧性。

（4）在60天内不经治疗，可缩小或消失。

（5）囊肿周围可见正常卵巢结构，经阴道超声此特征更明显。见图5-7。

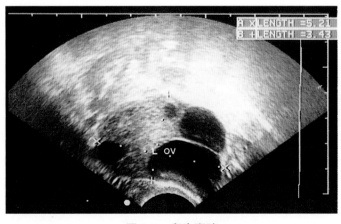

图 5-7　卵泡囊肿

二、黄体囊肿与黄素囊肿

成熟卵泡在排卵后，滤泡的颗粒细胞内壁逐渐黄素化，在血管形成期，血液沉积在囊腔中央形成血体，血液重吸收后形成黄体。正常情况下，黄体为囊性。成年女性黄体大小、外观差别很大。排卵后黄体血肿立即关闭。如囊性黄体持续发展或黄体血肿含血量太多使黄体大于3cm时，称黄体囊肿。黄素囊肿系由绒毛膜促性腺激素过度刺激致卵泡不排卵不破裂所致，纯属黄体化的闭锁卵泡呈囊性改变，多见于葡萄胎、绒毛膜癌及人工促排卵用药后。

（一）病理特点

黄体囊肿可分为颗粒黄体囊肿与卵泡黄体囊肿两种。前者最常见，发生于育龄期。黄体血肿3~6 cm不等，大于4 cm少见，偶尔可达11 cm。囊肿向卵巢表面突起，早期囊内可有凝血块，晚期则囊壁光滑。黄素囊肿多为双侧性，表面呈大小不等的囊性结节，但仍保留卵巢的轮廓，大小不等，可大于25 cm，可有囊腔内出血。

（二）临床表现

如黄体囊肿持续存在，则可能会出现局部疼痛、触痛、闭经或月经推迟。临床可表现出与宫外孕相似的表现，如症状持续存在，需必要的检查排除宫外孕。黄素囊肿有可能发生蒂扭转或破裂、出血，产生相应的症状。

（三）声像图表现

（1）黄体囊肿（图5-8）呈圆形或椭圆形无回声区，壁薄或稍厚，且回声稍强，边界清晰。

（2）黄素囊肿（图5-9）内有多房性间隔光带回声，呈分叶状。

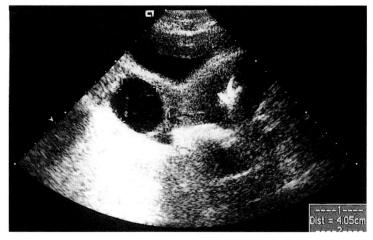

图 5-8　黄体囊肿

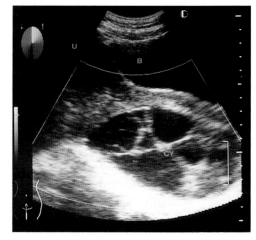

图 5-9　黄素囊肿

（3）黄体囊肿多为单侧，单发，多突出于卵巢表面；黄素囊肿则多双侧性。

（4）黄体囊肿直径一般不超过6cm；黄素囊肿大小差别很大，大者可如小儿头大小。

（5）黄体囊肿壁上常可见血凝块回声；黄素囊肿常与滋养叶细胞肿瘤伴发。

黄体囊肿与卵泡囊肿从声像图上有时难以鉴别，可结合病史加以鉴别。表5-2所示为不同月经周期表现为不同的囊肿。

表5-2　月经周期不同与卵巢超声所见

时期	时间（d）	生理特点	囊肿大小	超声表现
卵泡期	1~10	多个小卵泡	≤ 1cm	壁薄、圆形或卵圆形无回声区
卵泡后期	10~14	优势卵泡形成	< 2.5cm	壁薄、圆形或卵圆形无回声区
黄体期	15~28	黄体形成	2~10cm	囊肿可伴出血，表现较复杂

囊肿伴有出血时，声像图的表现复杂，可为典型的囊肿表现或为分隔囊肿，壁不规则增厚，或类似于实性包块；内部也可呈致密的条束或随时间变化的实性回声。

不能鉴别时，应动态观察，大多数黄体囊肿60天内不经治疗会消失；而滋养叶细胞瘤治愈后，停用促排卵药黄素囊肿即可消失。

三、多囊卵巢

指卵巢中卵泡膜细胞增生和黄体生长激素促使雄激素分泌过度，形成的多囊性卵巢表现；广义的则指雄激素过多形成的多囊性卵巢改变，包括库欣病、先天性肾上腺皮质增生症等。临床表现为继发性闭经，月经稀少，不孕，肥胖，多毛。

（一）病理特点

最突出的是许多卵细胞周围的卵泡膜细胞增生伴黄素表现，卵泡膜细胞产生雄激素，阻止排卵，导致多囊卵巢形成。一般表现为双侧卵巢对称性增大。28%~40%卵巢为正常大小，为单侧增大。卵巢表面光滑，白膜增厚，纤维化，其下是一些小的充满液体的滤泡，直径0.25~0.6 cm，卵巢基质增加，闭锁卵泡增加，罕见黄体和白体。

（二）临床表现

多见于育龄期（17~40岁），平均25岁左右。主要是继发性闭经或月经稀发，无排卵性功血，不孕。因雄激素与游离睾酮均高，加上毛囊为雄激素受体，故病人多毛。主要是阴毛浓密，其次是下肢汗毛浓黑。个别患者可有男性化。半数以上有肥胖表现。

（三）声像图表现

（1）双侧卵巢对称性增大，被膜回声增强、增厚，与周围组织分界清楚。

（2）卵巢内可见大小不等的圆形、椭圆形小的无回声区，多在10个以上，直径多小于0.6 cm。

（3）由于囊状卵泡不排卵，动态观察时，无突然缩小或消失，而是逐渐萎缩。

（4）阴道超声显示卵巢白膜下多个无回声小囊肿，小囊不超出卵巢表面。可能与卵巢包膜肥厚有关。有人认为卵巢间质回声增强是多囊卵巢综合征（PCOD）的最敏感、最特异的超声特点（图5-10）。

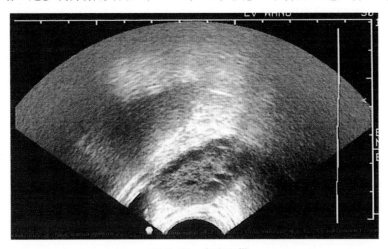

图 5-10　多囊卵巢

（四）鉴别诊断

（1）卵巢过度刺激综合征（OHSS）表现为双侧卵巢大，与多囊卵巢不同之处在于无回声区大，向表面突出，有服用促排卵药史。

（2）多发性卵泡：多为单侧卵巢大，内有多个无回声区，较大，可达2~3 cm，常向卵巢表面突起。排卵后内部可出现回声并内陷变小。临床无PCOD的表现。

（3）某些内分泌病变如库欣综合征、肾上腺雄激素瘤、甲亢或甲低，都可引起卵巢的多囊性改变。应结合临床加以鉴别。

（4）应用高分辨力经阴超声检查技术发现26%的闭经患者、87%的月经稀发者、92%的多毛患者有多囊卵巢样改变。Ritt等对189例20~45岁健康人进行检查，发现38岁以下者出现多囊样卵巢占21.6%，36岁以下占7.8%伴睾丸酮升高，月经不调的比例是44%、19%，这些表现类似PCOD，但有不同。经阴道超声检查时，区别的关键是卵巢被膜回声增强、增粗不如PCOD，基质成分回声也没有PCOD多。

迄今尚无公认的PCOD超声诊断标准，任何单一参数均有局限性，应结合临床加以诊断。

四、卵巢子宫内膜异位囊肿

子宫内膜异位症是指组织学上类似于子宫内膜的组织在非宫腔部位的异常增长。卵巢是子宫内膜组织异常生长的最常见部位，占盆腔内膜异位症的50%~80%，又称子宫内膜囊肿，临床习惯称之为"巧克力囊肿"。临床表现为肿瘤样增生、浸润、扩散。本病的发生、发展及消失受内分泌控制。发病率随年龄增加逐渐下降。

本病病因未明，无一种学说可以满意地解释本病的所有特点。可能与经血倒流，经血管、淋巴管扩散及细胞免疫缺陷使经血中的内膜组织细胞在盆腔种植生长有关。

（一）病理特点

因异位于卵巢的子宫内膜的范围、时间不同而异。异位内膜随月经的改变而反复多次出血并与周围组织纤维化粘连。异位内膜出血没有引流通路，因此在局部聚积成大小不等的结节或包块。囊内容物为暗棕色、糊状陈旧性血液，如巧克力状。囊肿一般为多个，也可为单个，位置较低，多在宫颈水平。大小一般为5~6 cm，个别可达15~20 cm。切面可见壁粗糙伴有血凝块附着，囊内有大小不等的囊腔，充盈陈旧性血液或血凝块。

（二）临床表现

多见于育龄妇女卵巢功能旺盛之际。因病灶的数量、大小、范围不同，临床表现差异很大。经期腹痛及不孕是主要症状，多数病人诉有经期持续性盆腔或腰骶部疼痛。子宫内膜异位症导致的粘连可在月经周期的任何时间造成疼痛、不适，大包块可产生压迫症状。必须强调有些病人或无症状或仅有不孕，病变范围及程度常与症状严重程度不成比例。囊肿破裂也可引起急腹症。囊肿因有粘连不易发生扭转。盆腔检查阴道后穹窿可触及痛性结节，可扪及有痛感的、粘连性的囊性包块。

（三）声像图表现

（1）形态、大小、回声差别很大。多为不规则或卵圆形囊肿，1~10 cm，一般不超过10 cm。回声可为囊性、囊实性或类实性。

（2）多位于子宫后方，粘连少者边界清晰；与周围组织粘连时，也可边界不清。

（3）包块的大小随月经周期变化而变化，月经期变大，月经干净后逐渐变小。

（4）囊肿壁厚而粗糙。

（5）囊肿内部回声差异很大，有人建议从回声上分为5种：

a. 均匀点状型　最常见。囊肿内充满细点状均匀回声，后方回声增强，见图5-11。

b. 单纯囊肿型　壁薄，内部透声好，后方回声增强，从声像图上不易与其他囊肿鉴别。

c. 囊实相间型　大部分呈无回声区，间有凝血块的实性强回声团或条索样结构。

d. 多囊型　囊肿有多个囊腔，内有分隔，囊壁及分隔厚薄不匀，囊腔内透声差，与来自上皮的肿瘤易混淆，见图5-12。

e. 实性均匀低回声型　当内容物十分稠厚或机化时的图像特点如图5-13所示。

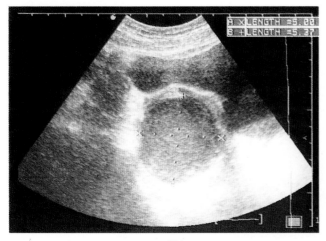
a. 纵切

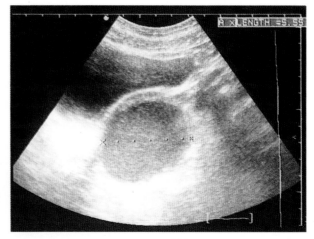
b. 横切

图 5-11　均匀点状回声型内膜异位囊肿

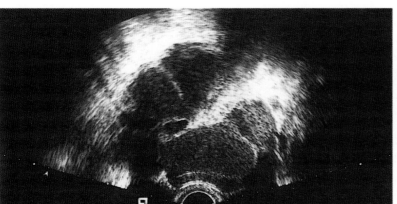
图 5-12　多囊型内膜异位囊肿

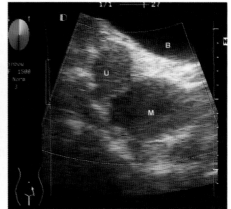
图 5-13　实性均匀低回声型内膜异位囊肿

　　总之，卵巢子宫内膜异位囊肿的声像图表现多种多样，应密切结合临床、血清CA125测定、抗子宫内膜抗体测定（EMAB）来确定诊断。

　　（四）鉴别诊断

　　与卵巢子宫内膜异位囊肿鉴别的疾病包括：

　　（1）卵巢恶性肿瘤　呈边界模糊、回声杂乱的包块，但无痛经，包膜厚，有乳头样突起，囊间隔厚薄不一，CDFI可探及血流，RI < 0.4。可有腹水、恶液质表现。

　　（2）炎性包块　表现为盆腔粘连性包块，无论体征及回声都很像巧克力囊肿。结合行经期肿块不增大、无痛经病史，白细胞计数增高等可资区别。

　　（3）异位妊娠　陈旧性宫外孕的主要特点是附件区回声不均、边界模糊不清的混合包块。结合病史，即停经、不规则阴道出血，伴血HCG升高，可鉴别。

　　（4）卵巢囊性畸胎瘤　与内膜异位症一样，变化很大。某些特异性声像图改变，如"瀑布征"、"脂液分层征"等有助于提示诊断。

　　## 五、卵巢冠囊肿

　　卵巢冠囊肿是卵巢系膜中胚胎时期遗留的中肾管或旁中肾管的潴留性囊肿，位于阔韧带内，在卵巢与输卵管之间，从数厘米到二十几厘米不等。卵巢及输卵管不被累及。临床类似于卵泡囊肿、黄体囊肿及其他良性囊肿。声像图上呈正常卵巢旁壁薄光滑、边界清、透声好的无回声区。有出血、感染或破裂时，会出现相应的表现。见图5-14。

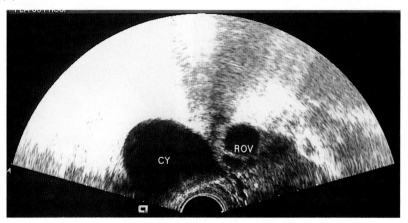

图 5-14　卵巢冠囊肿，同侧卵巢正常

六、卵巢炎症

(一) 非特异性炎症

卵巢炎症包括在女性盆腔炎症的范围内。盆腔炎指女性内生殖器及其周围结缔组织、盆腔腹膜因细菌感染而发生的炎症。包括输卵管炎、卵巢急慢性炎症。

输卵管和卵巢解剖关系密切，血运联系紧密，炎症常从输卵管蔓延至卵巢，也可因子宫受累波及卵巢。

病理改变

急性卵巢炎，多为双侧受累，有时一侧病变明显。轻度卵巢炎时，卵巢略大也可不大，表面充血，与输卵管周围腹膜呈纤维性粘连。重度卵巢炎，卵巢明显增大、充血，甚至形成输卵管卵巢脓肿。慢性卵巢炎，卵巢不增大或略萎缩，表面粗糙粘连，输卵管伞端粘连可致闭锁、积液，进而卵巢、输卵管、盆腔腹膜粘连形成包块，无法分清卵巢、输卵管结构。单独卵巢脓肿少见，多是输卵管卵巢脓肿，常继发于盆腔慢性感染，少数由急性感染直接发展而来。病变先出现在输卵管，产生输卵管积脓并直接蔓延到卵巢，形成脓肿。此时，双侧卵巢增大，直径5~15 cm不等，包膜粗糙、粘连，可见单个或多个脓腔，壁厚薄不均，腔内充以脓液，脓腔内面附有大量坏死组织。

临床表现

急性者可有发热、发冷、下腹痛，有血性和脓性阴道分泌物，腹部压痛明显，累及腹膜时出现腹肌紧张，白细胞计数升高。慢性盆腔炎有急性发作者，下腹部可有不同程度的疼痛，月经不调，不孕，痛经，白带增多。检查宫颈、子宫、附件有触痛，可触及肿块，伴组织增厚。输卵管卵巢脓肿表现差异很大，可全无症状，典型的表现是盆腔或腹部疼痛、发热、恶心、呕吐，触痛明显以致于不能完成妇科检查。脓肿破溃后，常伴发热、寒战、心动过速、低血压、呼吸急促、少尿等症状。

声像图表现

(1) 单纯的卵巢炎超声诊断困难，有时可表现为卵巢被膜回声增强，卵巢大于正常，内部结构模糊。结合病史可考虑该诊断，要复查。

(2) 超声发现卵巢炎时，多有输卵管扩张表现。正常的输卵管超声不能显示，扩张的输卵管表现为迂曲的管状结构。

(3) 输卵管卵巢脓肿因病程不一，病变范围不同，声像图表现亦不同。急性期呈边界不清晰的混合性或低回声块，脉冲多普勒于病变区常可探及低阻血流信号；慢性期则包块边界清晰，呈混合回声，可见间隔厚薄不均。

(4) 扩张的输卵管管壁增厚，内部回声依成分不同而异，若为脓性则见点状回声，久之脓肿液化呈浆液性则透声好。输卵管扩张多为双侧性，直径可达数厘米，也可呈肿块影像，直径达5~6 cm，弯曲呈腊肠状、哑铃形无回声，可误诊为卵巢占位病变。

（5）有时输卵管卵巢脓肿不液化而逐渐黏稠，形成肉芽组织。此时，包块回声增强，呈不规则团块状。内部存在钙化时，出现结节性强回声斑伴声影。

鉴别诊断

（1）急性阑尾炎　转移性下腹痛，包块位于右下腹，超声可见包块与回盲部有关系，包块与髂血管的关系不同于卵巢输卵管炎。

（2）异位妊娠　主要是破裂型与盆腔感染性包块的鉴别，关键是病史、临床表现不同，超声检查也有不同的改变。

盆腔炎临床常见并引起严重后果，已成为妇产科最棘手的问题之一。超声检查作为最有效的诊断方法已被认可，对观察病程演进、指导治疗、评价预后、引导穿刺、鉴别诊断均有重要的意义。超声医师应具有较丰富的临床知识，熟悉妇产科、外科常见病的特征，并结合实验室检查及其他影像学检查结果更好地辅助诊断盆腔疾病。

（二）卵巢结核

随着世界范围内结核病发病率回升，盆腔结核病的发病率也在升高。卵巢易受累及。盆腔结核多属继发感染，血行感染最常见，也可来自腹腔的结核播散。

病理改变

多为双侧性，在表面或皮质内出现结核灶，可与周围组织粘连，少数由血行感染者可引起卵巢实质干酪坏死，甚至形成脓肿。主要病理类型有两类：一类以渗出为主，病灶与大小肠、子宫、大网膜等粘连，间有炎性渗出，形成包裹性积液；另一类以增生为主，输卵管、卵巢、腹膜等布满结节并融合成片，形成不易分离的实性团块，常伴腹水及 CA125 升高。

临床表现

缺乏特异性，可无症状，也可很严重，多因不孕就诊。也可有月经失调，下腹胀痛、坠痛，可有可无全身症状。经血培养阳性率不高，血清结核抗体可作参考指标，阳性率为 60%～80%。

声像图表现

声像图表现多种多样，错综复杂。在未形成盆腔包块时，极易误诊和漏诊。如果卵巢、输卵管与大网膜、肠管发生粘连，形成不规则块状物，则表现为边界不整、内部回声杂乱的囊实性包块，也可表现为包裹性积液、输卵管积液。由于声像图缺乏特异性，与盆腔脓肿、巧克力囊肿、卵巢恶性肿瘤坏死性出血、陈旧性宫外孕不易区别。对可疑病例应结合临床其他检查，以防误诊和漏诊。

随着超声技术的广泛应用，超声医师经常会遇到囊肿图像，如何结合临床给病人一个满意的答复，作者认为下面的方法会很有帮助。

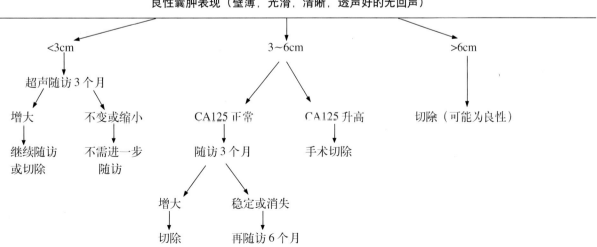

第三节　卵巢表面上皮－间质肿瘤

这是卵巢最多见的肿瘤，约占卵巢原发肿瘤的60%~80%。

在成熟的机体内，卵巢上皮被认为是一种生发上皮，具有多向分化的潜能。一旦受到刺激可分化成各种不同类型的苗勒管来源的上皮。上皮肿瘤的分类就是依据其组织特征划分的。例如浆液性细胞肿瘤符合输卵管上皮特征。

一、浆液性肿瘤

浆液性肿瘤占卵巢肿瘤的20%~50%。其中良性的约70%，交界性的5%~10%，恶性为20%~25%。良性浆液性肿瘤可发生于任何年龄，以生育期最常见；交界性肿瘤最常见于30~60岁；浆液性癌常见于40~70岁。

（一）良性

包括囊腺瘤和乳头状囊腺瘤、表面乳头状瘤、腺纤维瘤和囊腺纤维瘤。很常见，约占卵巢良性肿瘤的23%，多为单侧性，双侧性占7%~12%。

病理特点

肿瘤为囊性，数厘米至十几厘米不等。浆液性乳头状囊腺瘤之囊壁上可见乳头状突起，浆液性表面乳头状瘤之表面可见疣状赘生物。囊腔内充满透明的淡黄色浆液，偶尔可见较黏稠的黏液液体。浆液性卵巢上皮肿瘤的特点是具有类似输卵管上皮的形态特征，若有乳头存在时，其被覆上皮与囊壁上皮相同，间质为疏松结缔组织，常呈水肿，瘤组织中可见不少砂砾体。

临床表现

与大多数卵巢肿瘤一样，浆液性囊腺瘤多无症状，许多患者是在常规体检时被发现的。常见症状有下腹部不适。

声像图表现

（1）多为单侧，单发，一般5~10 cm。总的来说，较黏液性囊腺瘤小。

（2）呈圆形或椭圆形液性暗区，后方回声增强。

（3）囊壁纤薄，光滑，边界清楚。

（4）也可有分隔形成多房状结构，在囊性区内偶可见点状回声。多房性特点是以一个大囊占据瘤的主体，间有数量不多的小囊。

（5）有时囊壁上可见乳头状突起（图5-15）。

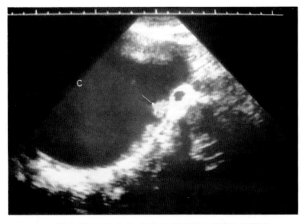

a. 囊内壁上有众多小乳头样突起（箭头所指）

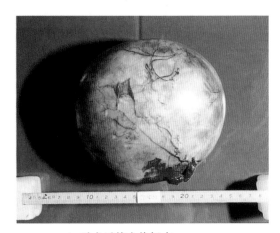

b. 手术后的大体标本

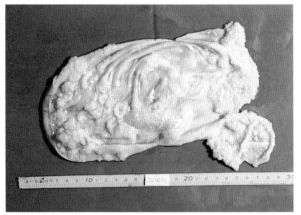

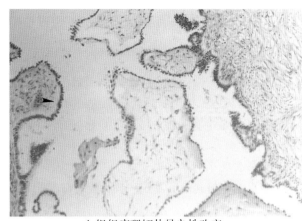

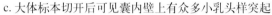
c.大体标本切开后可见囊内壁上有众多小乳头样突起　　　　d.组织病理切片呈良性改变

图5-15　卵巢浆液性囊腺纤维瘤

鉴别诊断

与之需鉴别的疾病主要是卵巢的瘤样囊肿，后者直径小，多为5~6 cm。最主要的鉴别方法是动态观察，60天内瘤样囊肿肯定有形态上的变化，多数缩小或消失。

（二）交界性（潜在低度恶性）

包括囊性肿瘤和乳头状囊性肿瘤（图5-16）、表面乳头状瘤、腺纤维瘤和囊腺纤维瘤。其形态介于明显良性和恶性之间，体积较大。交界性肿瘤临床发展过程较缓慢。

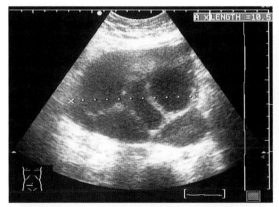

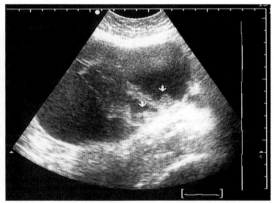

46岁女性患者，因突发下腹痛伴恶心呕吐就诊发现盆腔包块入院。经腹超声检查所见右附件区有一不规则多房囊性包块约13.2 cm × 10.5 cm × 8.6 cm

该包块内的分隔较厚且不规则，并有乳头样突起（箭头所指）

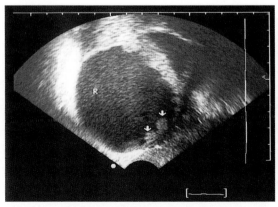

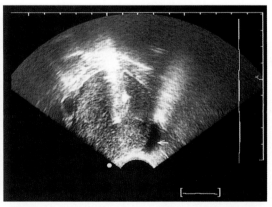

经阴道超声检查见囊腔内有密集点状回声，乳头样突起也显示得更为清晰

经阴道超声检查还可见子宫直肠窝有少量游离液体（箭头所指），并可见宫内节育器位置正常。手术病理结果为右卵巢交界性浆液性乳头状囊腺瘤蒂扭转

图5-16　交界性浆液性乳头状囊腺瘤蒂扭转

（三）浆液性囊腺癌

最常见的卵巢恶性肿瘤，占所有卵巢恶性肿瘤的40%。50%~66%为双侧。发病年龄多在40~60岁。

病理特点

本肿瘤双侧性约占50%。体积一般中等大小，最小的可数厘米，半数以上的直径大于15 cm，少数可极大。表面灰白色结节状或充满乳头，切面往往为多房，可有大片的乳头区或实质区，大约有1/4的囊腺癌是囊性，2/3是半实质性，1/12全部是实质性。乳头侵犯包膜和自然穿破的发生率很高。囊腔内液体一般为混浊血性。

临床表现

无特殊。与其他卵巢癌一样，容易被忽略。直到肿瘤扩散到腹腔，才可见一些非特异表现。最常见的有腹胀、腹水、恶心、消化不良、大便不畅等。

声像图表现

（1）体积大，多超过15 cm。

（2）肿瘤主要为囊实混合性，少部分是以囊性为主，大部分是实性为主。

（3）整个瘤体的实性成分形态不规则，呈乳头状或结节状突起，可占瘤体一半以上。

（4）瘤体的囊性无回声区内可见散在、漂浮的点状回声，为浑浊性血液成分所致。

（5）囊壁显著变厚，由于乳头体可穿破瘤壁，常使瘤体轮廓不清晰、包膜不完整、外形不规则。

（6）因肿瘤侵犯周围腹膜、肠管，使之粘连，出现腹水时，可见肠管肠曲僵硬，固定在腹腔背面而不像良性病变。内科病所致腹水时，肠管呈漂浮征象。

（7）肿瘤常种植转移到大网膜上，使大网膜明显增厚呈饼样改变，称"网膜饼"。见图5-17~图5-19。

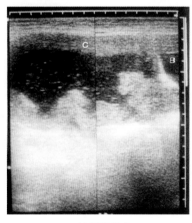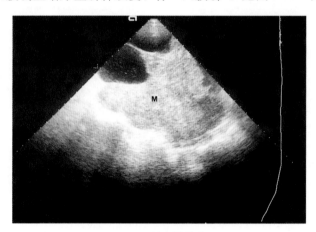

a. 以囊性为主   b. 以实性为主

图 5-17　卵巢浆液性囊腺癌

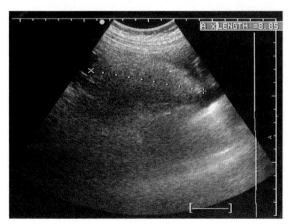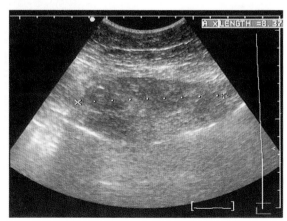

a. 其周围可见腹水   b. 腹腔内无明显腹水

图 5-18　卵巢癌转移至大网膜致网膜饼形成

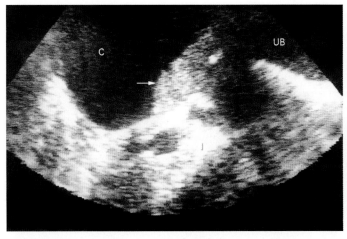

a.患者因盆腔包块就诊，超声检查见盆腔以囊为主的包块（C），
内有大块实性区（箭头所指），UB.膀胱

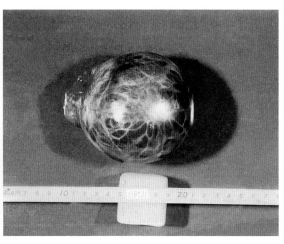

b.手术后大体标本显示包膜完整

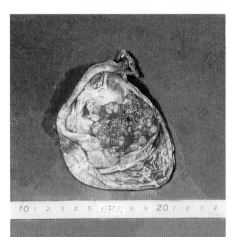

c.切开标本见囊腔内有大块实性区，
囊腔内液体呈血性

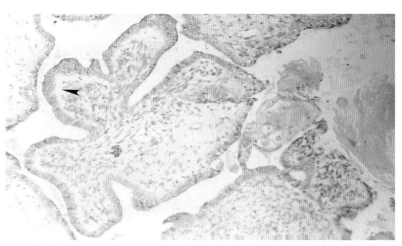

d.组织病理切片显示为浆液性囊腺纤维癌，箭头所指为上皮下无细胞区

图 5-19　浆液性囊腺纤维癌

鉴别诊断
主要需与盆腔炎性包块鉴别。

二、黏液性囊腺瘤及黏液性囊腺癌

这类肿瘤相当常见，占所有卵巢肿瘤的15%～25%。所有黏液性肿瘤中约85%为良性，交界性约占6%，浸润性癌约占9%。

（一）黏液性囊腺瘤

约占卵巢良性肿瘤的20%，发生年龄在30～50岁，50岁左右妇女中占所有检出肿瘤的第三位。

病理特点

绝大多数为单侧，5%～10%为双侧。大小不一，一般1～50 cm，可为人体内最大的肿瘤。黏液性单房囊腺瘤为单房性囊肿，此型约占卵巢上皮性肿瘤的6.8%。多房性黏液性囊腺瘤约占卵巢上皮性肿瘤的28.6%，其主要特征为多房，房可大可小；肿瘤往往极大，有时如足月妊娠，一般为15～30 cm。囊内容物或黏稠如胶冻样，或稀薄似水。瘤壁略厚。破裂后黏液流入腹腔并弥散种植，引起腹膜增厚和黏液沉积，形成腹膜假黏液瘤。

临床表现

当肿瘤较小时，可无任何症状。肿瘤逐渐增大后，患者可感腹胀、下腹不适或检查时扪及肿块。肿瘤可很大，肿瘤越大是黏液性肿瘤的机会也越大。

声像图表现

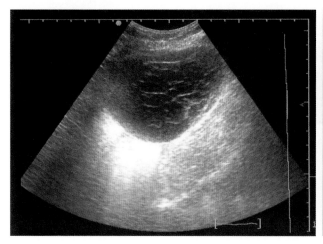
a. 显示部位全为蜂窝状小囊

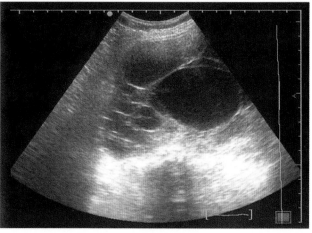
b. 显示部位既有大囊也有小囊

图 5-20　多房性黏液性囊腺瘤

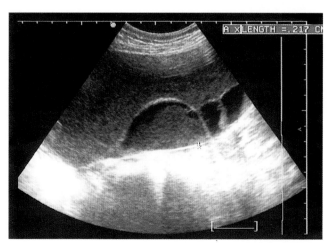

图 5-21　多房性黏液性囊腺瘤囊腔内的黏稠黏液回声

（1）瘤体直径多为 5~30 cm，单侧常见。

（2）多房性黏液性囊腺瘤的典型表现是囊腔内有大量细条状光带，纵横交错，将囊肿分割成多房、蜂窝状结构。

（3）多房囊腔的大小悬殊极大，囊腔内可有点状回声。

（4）一般表面光滑，囊壁稍厚。有破裂时，包膜不完整。

（5）自发破裂后，可产生腹水、胸水，出现麦格综合征。见图 5-20，图 5-21。

鉴别诊断

主要需与浆液性囊腺瘤鉴别。单房性黏液性囊腺瘤与浆液性囊腺瘤在声像图上无法鉴别；多房性黏液性囊腺瘤的突出特点是呈多房、蜂窝状结构，囊壁稍厚，囊腔内可探及散在点状回声（图 5-22）。

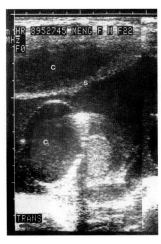

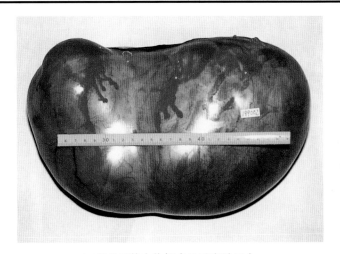

a. 交界性黏液性囊腺瘤声像图改变，囊肿
巨大呈多房性，分隔（S）厚且不规则，
并有实性区域（M），囊腔内有点状回声

b. 手术后的大体标本显示囊肿巨大

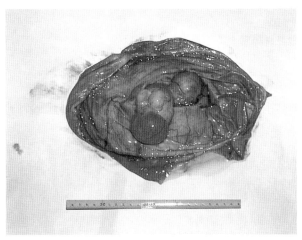

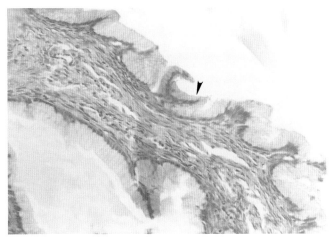

c. 标本切开后可见囊腔内为较黏稠的黏液，
并见小囊腔及实性区域

d. 组织病理切片显示为交界性黏液性囊腺瘤，
箭头指处为上皮簇

图 5-22　交界性黏液性囊腺瘤

（二）黏液性囊腺癌

黏液性囊腺癌较浆液性囊腺癌少见，约占原发性卵巢癌的24.3%，发病年龄最小为17岁，最大74岁，平均年龄为44岁。

病理特点

多单侧，双侧者为15%。体积一般大于浆液性癌，范围10～50 cm，平均16～17 cm。多为圆形和分叶状，多房，囊实相间，一般房较多而密集，实质区和坚实的结节区很明显，有时占据肿瘤的大部或全部。肿瘤由于出血坏死，使囊内的黏液变得浑浊或呈血性。

临床表现

最常见的症状是腹痛或腹胀，发生率为47%；腹块或腹部增大，约为39%；不正常阴道流血或月经不规则，为17%。大约有14%没有任何症状。

声像图表现

（1）单侧，呈圆形和分叶状，壁明显增厚，不光滑，破溃后失去连续性。

（2）蜂窝状结构同良性囊腺瘤，但更致密，囊腔大小差别很大，囊间隔增厚不均，瘤内的实性区大小不一，形态不规则。

（3）囊内液由于以血性浑浊液为主，超声可见散在的点状回声。见图5-23。

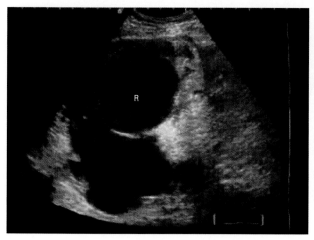 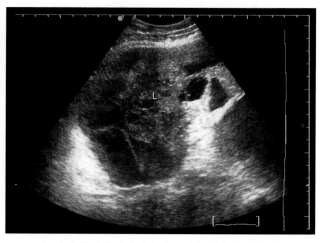

a. 右卵巢肿瘤以囊性为主，内有多条分隔，
局部囊壁明显增厚并见实性区域

b. 左卵巢肿瘤以实性为主，内部回声低且不均

图5-23 双卵巢黏液性囊腺癌

第四节 性腺－间质肿瘤

性腺－间质肿瘤是由粒层细胞、卵泡膜细胞、产生胶原的间质细胞、支持细胞、莱狄细胞极其类似细胞的前体细胞构成的肿瘤，可以是单一成分，也可以是不同成分的组合。最常见的有颗粒细胞瘤、卵泡膜细胞瘤和纤维瘤。

一、颗粒细胞瘤

为最常见的一种具有内分泌（以雌激素为主）功能的肿瘤，占全部卵巢肿瘤的1%～2%，占卵巢恶性肿瘤的10%。可发生于任何年龄，以40～50岁多见。

（一）病理特点

肿瘤多为单侧性，圆形或椭圆形，有包膜，表面光滑或分叶状，可自破，大体标本为实性，常伴出血坏死囊性变。

（二）临床表现

该瘤因有分泌雌激素的功能，故使幼女性早熟，育龄期妇女月经不规则，绝经后妇女不规则阴道出血、子宫内膜增生、息肉形成，甚至诱发内膜癌。该瘤可视为低度恶性，治疗后5年生存率为80%～90%，但有晚期复发的可能。图5-24～图5-26的患者均因月经不调就诊。

（三）声像图表现

（1）初期瘤体小，多为实性低回声，表面光滑，也可呈分叶状。

（2）较大的肿瘤常呈囊实性混合回声，以实性成分为主，回声不均匀，无回声区不规则，内可见凝血块形成的强回声团。见图5-24～图5-26。

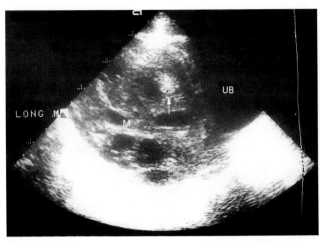
a. 声像图，肿瘤呈实性，内有较多小透声区，部分区域可见凝血块呈现的较强回声团（箭头所指）

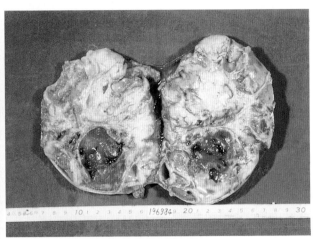
b. 大体标本剖面所见

图 5-24　卵巢颗粒细胞瘤

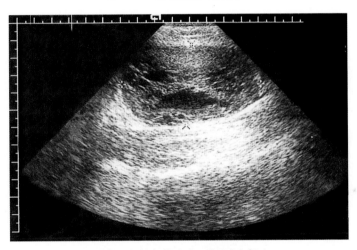
肿瘤呈实性包块内有不规则透声区
图 5-25　体积较小的颗粒细胞瘤声像图改变

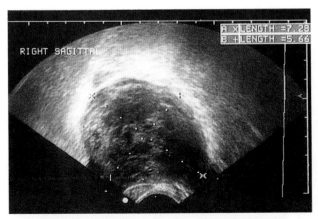
a. 患者 38 岁，月经一直不规律，此次因下腹痛来诊发现右卵巢包块。经阴道超声检查见右卵巢实性包块内有较多不规则小透声区

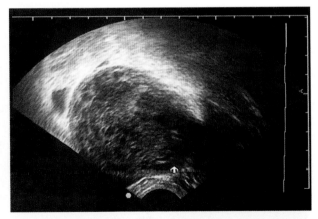
b. 进一步检查发现包块下缘处表面不光滑，有絮状物漂浮（箭头所指处），其周围可见少量游离液体，内有点状回声手术病理结果为右卵巢颗粒细胞瘤表面破裂

图 5-26　右卵巢颗粒细胞瘤表面破裂

二、卵泡膜细胞瘤

由卵泡膜细胞组成的肿瘤,良性,占卵巢良性肿瘤的1.98%。发病年龄为49岁左右,年龄最大的92岁,最小的30个月。

(一)病理特点

常为单侧、实质性、圆形或卵圆形,极似纤维瘤或纤维上皮瘤。肿瘤直径为1~30 cm,平均直径为8 cm左右。被膜光滑,可伴有结节状突起,质地坚硬,常有不少细小形态的囊性变。

(二)临床表现

该肿瘤也产生雌激素,也会出现雌激素过高症状,如月经周期和经期的延长、绝经后阴道出血、子宫内膜增生等。

(三)声像图表现

典型表现是呈圆形,边界清楚,内部回声低,欠均匀,有囊性变时可探及无回声区,后方常伴回声衰减(图5-27)。当合并少量腹水时应注意与恶性卵巢肿瘤鉴别(图5-28~图5-30)。少数患者肿瘤内有钙化,可探及强回声斑伴声影。

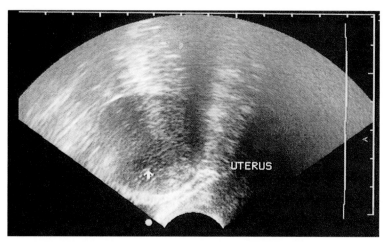

呈圆形,边界清楚,内部为实性低回声,后方伴有少许声衰减

图 5-27 卵泡膜细胞瘤典型声像图改变

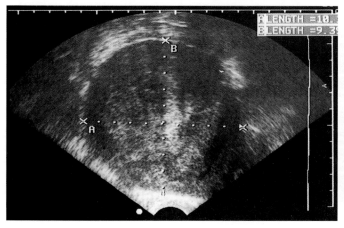

a. 经阴道超声检查见左附件区实性包块,
内部回声欠均,后方伴有弱声影

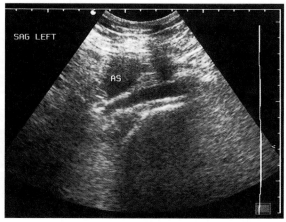

b. 与a为同一患者,腹腔内还见少量腹水,
手术病理结果为卵泡膜细胞瘤

图 5-28 卵泡膜细胞瘤

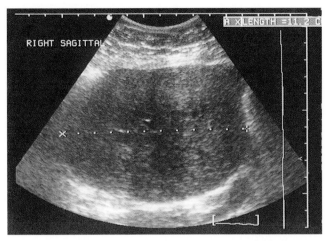

a. 患者 60 岁，因下腹隐痛 8 个月来诊。超声检查
见右附件区巨大实性包块，边界清楚，内部回声低

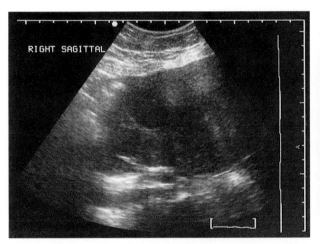

b. 进一步扫查见包块内有散在透声区

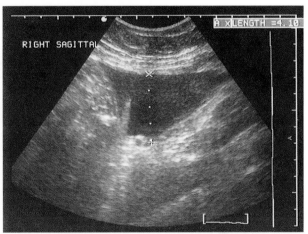

c. 腹腔内见较多腹水，考虑为卵巢恶性肿瘤
手术病理结果为右卵巢泡膜细胞瘤，腹水 2000ml

图 5-29 右卵巢泡膜细胞瘤

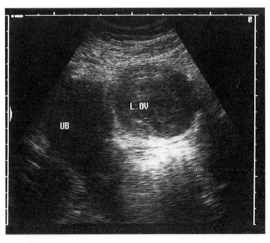

患者 47 岁，两年半前曾行全子宫右附件切除术，此次因下腹痛 1 周入院，超声检查见
左卵巢增大约 5.0 cm × 5.1 cm × 5.1 cm，其内探及约 4.6 cm × 4.0 cm × 3.8 cm 的类似
凝血块的低回声区，考虑卵巢内出血。手术病理结果为左卵巢卵泡膜细胞瘤伴出血机化

图 5-30 左卵巢卵泡膜细胞瘤伴出血机化

第五节　生殖细胞肿瘤

生殖细胞瘤来源于卵巢的生殖细胞成分，包括无性细胞瘤、内胚窦瘤、胚胎性癌、绒癌、畸胎瘤等。多见于10~30岁，占卵巢恶性肿瘤的15%~20%。部分肿瘤可产生肿瘤标记物，如甲胎蛋白、绒毛膜促性腺激素，可用于诊断及评价疗效。

除畸胎瘤声像图表现复杂外，无性细胞瘤、内胚窦瘤（图5-31）、胚胎性癌、绒毛癌膜多为实性肿瘤表现：

（1）肿瘤外形不规则。

（2）内部回声强弱不均，多为弥散分布的杂乱回声。

（3）肿瘤内坏死液化、出血时则表现为边缘不规则的无回声区。

（4）盆腔底及侧腹常见腹水。

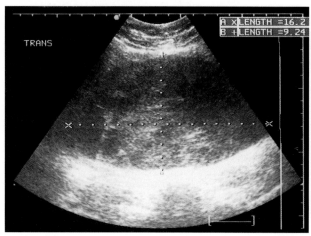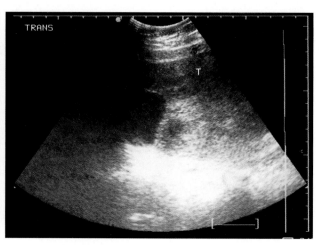

a. 患者18岁，发热1个月，发现下腹包块、腹痛2周入院。胸片及B超提示右胸腔大量积液，胸水涂片查见退变的可疑癌细胞。CA125为600.7U/mL，AFP>400ng/mL。经腹超声检查见右附件区巨大以实性为主的混合性包块，内部回声稍强不均伴后方回声增强

b. 包块内可见少量囊性病变区。手术病理结果为右卵巢内胚窦瘤（卵黄囊癌）其上极后方有破口

图5-31　右卵巢内胚窦瘤（卵黄囊癌）

一、卵巢囊性成熟性畸胎瘤

是卵巢最常见的良性肿瘤。发病率占全部卵巢肿瘤的32.4%，占生殖细胞来源肿瘤的85%~96.5%。可发生在任何年龄，20~50岁之间发病者为81.8%。

（一）病理特点

单侧多见，双侧约占12%。多为圆形，表面光滑或分叶状。一般中等大小，约60%的直径是5~10 cm，10 cm以下者占64.9%，而90%直径小于15 cm。肿瘤包膜完整，半实质感。囊内常含有皮脂物质及毛发，亦可见牙齿、骨组织等。约半数患侧卵巢内残留有滤泡、黄体等。本瘤约20%发生恶变，最常见的是鳞状细胞癌。

（二）临床表现

主要为腹部包块，其次下腹持续隐痛。如有肿瘤扭转则引起急性剧烈腹痛。少见的还有肿瘤压迫引起的症状，如便秘和尿频等。还有少数病人伴有月经紊乱或不孕。

（三）声像图表现

（1）位置不定，可在宫底上方和两侧，或在子宫直肠陷窝内。

（2）圆形、椭圆形或分叶状，表面光滑，轮廓清晰。

（3）内部回声因肿瘤内部结构不同各异：

① 类囊肿型　单纯性皮样囊肿属此型。以单纯囊性回声区为主，内部有时有小点状回声，内容物稀薄，偶见毛发。肿块常较大，内部可有分隔，壁薄，后方回声增强。超声提示病理诊断较难。

② 囊实混合型　是复杂型的表现，肿瘤内部液性暗区和实性强回声交错分布。

③ 实质型　呈弥漫分布的密集点状回声、中/强回声团，或弧形光带，后方回声衰减或有声影。系结构紧密的脂质及毛发、骨骼、牙齿等所致。

（4）由于组织结构的特征性，在上述三种类型中，有时可见特异性征象能提示病理诊断：

① 脂液分层征　肿瘤内有水平分界线，其上方为脂质成分，呈均匀密集点状回声，其下方为液性无回声区。体位改变时，该声像图显示的这种脂液分层位置关系不变（图5-32）。

② 面团征　肿物内有光团回声，边缘清晰，附于囊壁的一侧，为毛发-脂质裹成团所致，周围为无回声区（图5-33）。

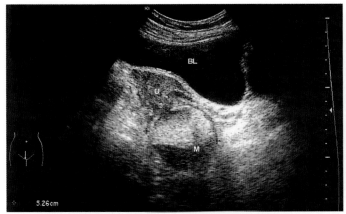

图 5-32　卵巢囊性畸胎瘤的脂液分层征

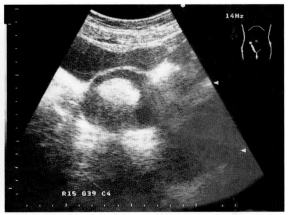

图 5-33　面团征

③ 瀑布征　或称垂柳征。肿瘤近侧回声强，后方回声逐渐减弱。成因是肿瘤内毛发与油脂物结合但未形成团块。

④ 雪花征　黏稠的油脂物呈均匀、密集、细小点状回声，布满囊腔，推动挤压时，弥散分布的点状回声可成漂浮状（图5-34）。

⑤ 壁上结节征　在囊壁上，有丘状隆起的结节，呈强回声，其后方回声低或有声影，是脂质、骨骼和牙齿所致（图5-35）。

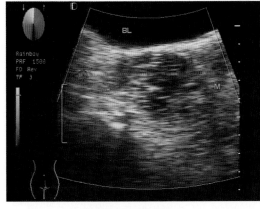

图 5-34　雪花征

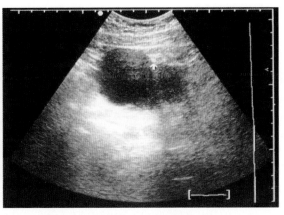

图 5-35　壁立结节征（箭头所示处）

⑥ 杂乱结构征　肿瘤内含牙齿、骨、软骨、毛发、肌肉、神经组织等多种成分，形成液性暗区内明显增强的光团、光点、光斑等，并有声影或声衰减，但肿瘤表面仍光滑，轮廓仍清晰（图5-36，图5-37）。

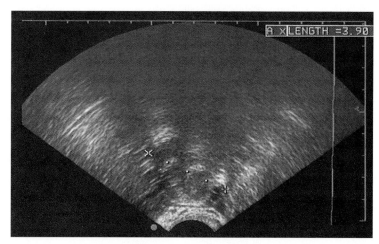

图 5-36　杂乱结构征

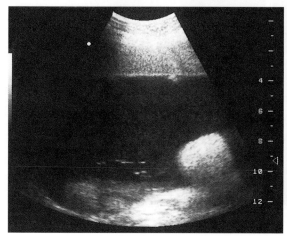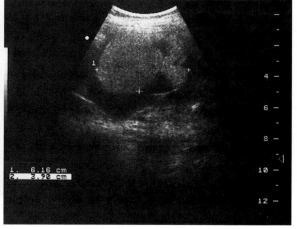

a. 患者40岁，盆腔巨大包块，内可见脂液分层征、　　b. 包块内还可见一不规则实性区。手术病理结果为卵巢
面团征　　　　　　　　　　　　　　　囊性畸胎瘤恶变（鳞状细胞癌）

图 5-37　卵巢囊性畸胎瘤恶变（鳞状细胞癌）

（四）鉴别诊断

壁上结节征、脂液分层征、面团征、瀑布征、杂乱结构征等是卵巢囊性畸胎瘤最常见回声特征，90%以上的患者在术前可以用超声得到确诊。主要需与下列疾病鉴别：

（1）卵巢囊肿、巧克力囊肿急性出血时，回声类似实质性强回声团，即面团征。但其后方回声增强而非减弱。困难时，可动态监测，出血性囊肿随月经周期变化或消失，畸胎瘤无变化。

（2）输卵管卵巢脓肿　炎性物质或脓液碎屑可表现为密集均匀的点状回声，易与畸胎瘤混淆。但它本身有感染症状，其壁也较厚，边界不如畸胎瘤清晰。

（3）非妇科病变　阑尾周围脓肿也可边界清，内有密集点状回声。了解病史有助于诊断。

（4）肠道气体　可呈面团征和瀑布征，但转动探头，调整声束方向，做横、纵切，可以鉴别。肠道气体的回声多强于皮脂回声。

二、未成熟畸胎瘤

由胚胎性组织构成的畸胎瘤，成熟组织通常也存在。主要的胚胎性组织几乎总是神经外胚层。大多数不成熟畸胎瘤是以实性为主的（图 5-38，图 5-39），极少数病例也可以囊性为主。

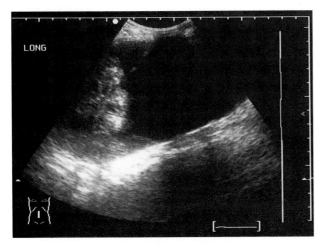 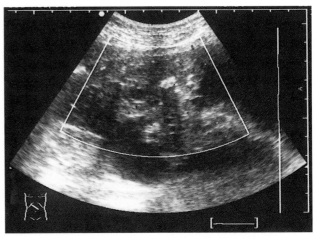

a. 患者 21 岁，盆腔内探及巨大囊实混合性包块　　　b. 该包块的实性区内有强回声结节伴声影
手术病理结果为卵巢未成熟畸胎瘤

图 5-38　卵巢未成熟畸胎瘤

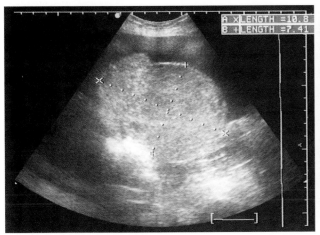 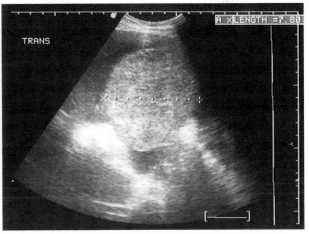

a. 患者 29 岁，因阴道不规则出血 1 年余、腹胀 2 个月　　b. 包块的短轴断面。手术病理结果为左卵巢不成熟
入院。超声检查见左附件区有一不规则实性包块（长　　　　畸胎瘤Ⅲ级，肿瘤已破溃，腹腔积液 8000 ml
轴断面），其上极包膜已不完整，腹腔内可见大量腹水

图 5-39　左卵巢不成熟畸胎瘤（Ⅲ级）

第六节　卵巢转移癌

　　原发肿瘤的瘤细胞经淋巴管、血管或体腔侵入卵巢，形成与原发癌结构类似的肿瘤，两者无解剖部位的关联，称之卵巢转移肿瘤。

　　卵巢转移肿瘤占卵巢恶性肿瘤的 8.2%。原发癌以乳腺癌、胃癌、结肠癌及子宫内膜癌多见。尽管有人试图从声像图上寻找不同转移癌的特征。但是，由于病理的复杂性，仍无满意的结论。其声像图特征：

　　（1）一般为双侧性，单侧占 25%。

　　（2）一般为实性，表面光滑，可活动，呈分叶状，边界清晰。

　　（3）有时，在实性回声内有退变、坏死、囊性变形成的液性暗区。

　　（4）多合并腹水，有时可见肿大的淋巴结或盆腔浸润灶。

第七节 卵巢肿瘤良恶性超声鉴别

一、二维超声图像的作用

近年来,各种新技术尤其是高频经阴道超声的应用,大大提高了超声图像的分辨率,为区别卵巢良、恶性肿瘤提供了重要的信息。尽管有人提出了各种超声评分系统来区分这两类肿瘤,二维超声图像仍然是进行诊断与鉴别诊断的基础。

下列超声图像特征提示肿瘤有恶性的可能:

(1)囊性肿瘤内有不规则实性成分回声,或为外形不规则、轮廓模糊的实性肿块。

(2)囊性肿瘤囊壁厚,内有不规则厚壁分隔或有较大乳头状突起。

(3)出现腹水。

(4)发现转移灶。

二、彩色多普勒的作用

应用彩色多普勒超声可显示肿瘤内的血流分布情况、测定肿瘤供血动脉的血流指数,如PI、RI等。卵巢恶性肿瘤的实性区域、囊壁或分隔上常显示有较丰富的血流信号,RI指数常较低,多小于0.4(图5-40)。在应用彩色多普勒超声检查时也要注意一些问题,如恶性肿瘤由于各种因素的影响,其内部血流可能并不丰富;发生炎症等良性病变时,病变处血流可能很丰富,血流指数也很低。卵巢黄体囊肿是一种生理性状况,其内也可探及丰富低阻的动脉血流。

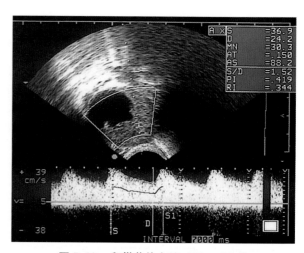

图 5-40 卵巢黄体血流(RI = 0.34)

三、介入性超声在卵巢恶性肿瘤诊断中的价值

超声引导下的细针活检技术是近来开展的新诊断方法,在肝、肾等脏器的应用已被认可,对卵巢肿瘤早期诊断的应用仍有争议。一般不主张活检,以免引起腹腔种植。但国内有人对可疑病人做了细针活检明确了诊断,经随访并未发现任何并发症。

第八节 超声检查在卵巢疾病诊断中的作用与注意事项

卵巢疾病是妇科常见病,尤其令人生畏的是卵巢癌,早期难发现。超声对软组织的良好分辨力,可用以确定脏器或病变的部位、轮廓、形态,也可提供脏器和肿物的关系及肿物内部的大体结构,具有简便、快速、无创等特点,已成为临床诊断卵巢疾病的首选方法。其主要作用及注意事项如下。

一、卵巢肿瘤的诊断与鉴别诊断

由于卵巢肿瘤组织学形态学变化多样,相应的影像学变化也多样化。同病异像,同像异病,即使经验丰富的超声医生也不可断然下结论。根据特异的图像下病理诊断，符合率可高达89%。近来发展起来的结合病人年龄、超声表现及血流和血清学标记的综合评价方法，明显地提高了卵巢良恶性肿瘤的诊断敏感性、特异性及准确性。但前提是超声能正确描述卵巢肿瘤的部位、特征，做到这一点对于初学者来说仍有一定难度。原因是由于盆腔各脏器关系密切，一个脏器发生病变时，往往累及周围脏器，发生粘连、包裹，形成不典型的改变，给超声诊断带来困难。常见的错误如下。

（一）定位错误

1. 子宫浆膜下肌瘤、阔韧带肌瘤、卵巢肿瘤均位于子宫一侧，三者有时不易区分。区别的关键在于注意瘤体与子宫的位置关系，有无连续关系，仔细观察盆腔脏器结构，注意寻找正常卵巢，并密切结合病史，这一点极为重要。可以说妇科超声诊断离开了临床病史，几乎无法正确诊断。

一位34岁女性，发现腹部增大伴腹胀6个月来诊，妇科检查于盆腹腔触及约25 cm × 22 cm × 20 cm以实性为主的包块，深达盆腔，边界清，活动差，无压痛，表面不规则，临床诊断为卵巢肿瘤，准备手术治疗，术前申请超声检查。

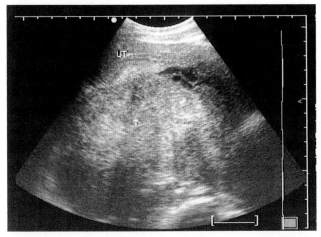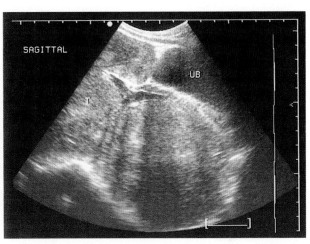

a. 盆腔探及一巨大实性包块，将子宫推向右前方，该包块向上达脐上5横指，向下达盆腔，两侧达侧腹壁 UT.子宫；T.包块

b. 盆腔正中矢状断面见该包块下方深达盆腔 UB. 膀胱

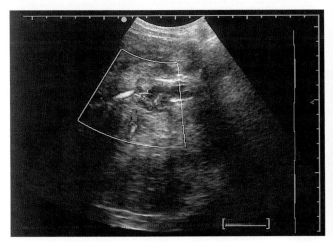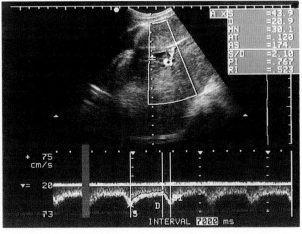

c. CVI 显示包块内有丰富血流信号

d. PW 显示有动脉血流频谱

图 5-41 子宫左后壁巨大浆膜下肌瘤

超声检查探及盆腔巨大实性包块，将子宫推向右前方，右卵巢显示清晰，左卵巢未显示，考虑为左卵巢肿瘤。手术病理结果为子宫左后壁巨大浆膜下肌瘤包埋于左阔韧带内，左卵巢位于肌瘤后方无异常(图5-41)。

另一23岁女性，因查体发现盆腔包块来诊，临床以卵巢囊肿申请超声检查。超声检查见盆腔一实性包块将子宫推至左前方，包块大小为16.8 cm × 11.1 cm × 9.7 cm，形态规则，包膜完整，CVI其内可见血流信号，PW探及RI=0.44的动脉血流频谱，左卵巢未见异常，右卵巢未显示，考虑右卵巢肿瘤（图5-42）。

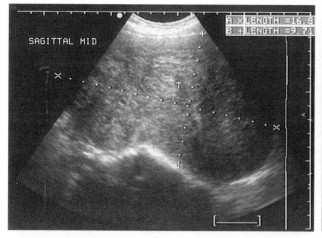

a. 盆腔包块纵切

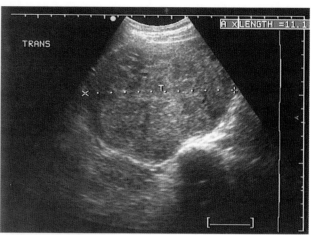

b. 盆腔包块横切

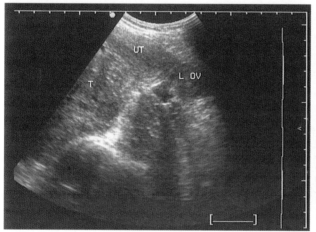

c. 盆腔包块（T）与子宫（UT）及左卵巢（LOV）的位置关系

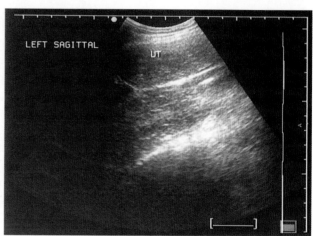

d. 子宫（UT）纵切

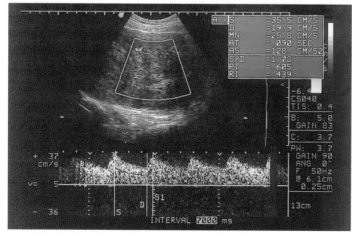

e. PW 显示包块内有 RI = 0.44 的低阻动脉血流

图5-42　子宫右后下壁浆膜下肌瘤

　　该患者手术病理结果为子宫右后下壁浆膜下肌瘤突入右侧阔韧带内。

　　2. 卵巢肿瘤的定侧错误

　　蒂较长的卵巢肿瘤活动度大，易受充盈的膀胱挤压移位，如结合触诊，排空膀胱或改变体位再扫查有助于诊断。

　　3. 卵巢病变与肠道病变（图5-43）、肠系膜病变、腹膜病变及腹膜后病变(图5-44)相混。要求扫查者思路灵活，不应局限于妇科病变本身，应密切结合临床。

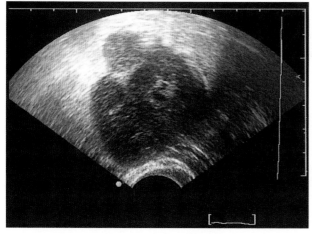
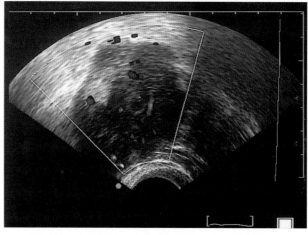

a. 患者71岁，曾行子宫次全切及左卵巢切除术，超声检查发现右侧盆腔有一低回声实性包块，外形不规则，内部回声不均，考虑右卵巢肿瘤收住入院

b. 显示其内血流丰富　术后病理结果为小肠恶性间皮瘤

图5-43　小肠恶性间皮瘤

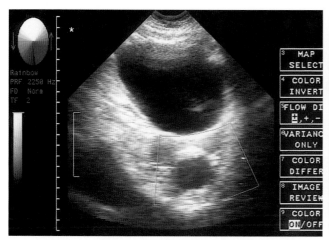
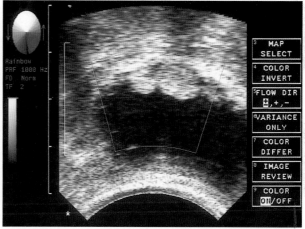

a. 患者51岁，经腹超声检查发现右侧盆腔囊性包块，囊壁回声强且不规则增厚

b. 经阴道超声见囊壁上多个大小不等的乳头状强回声结节，考虑为右卵巢乳头状囊腺瘤。术后病理为盆腔腹膜后畸胎瘤

图5-44　盆腔腹膜后畸胎瘤

（二）定性错误

此乃妇科超声的难点、重点。自20世纪70年代妇科应用超声诊断以来，一直是超声界的关注热点。但超声诊断毕竟代替不了病理诊断，仍存在下列问题需特别注意。

（1）陈旧性异位妊娠易误诊为卵巢肿瘤；

（2）继发性卵巢癌与原发性癌不易区别；

（3）单纯性皮样囊肿易误诊为功能性囊肿；

（4）炎性囊肿误诊为卵巢肿瘤（图5-45，图5-46）；

（5）巧克力囊肿误诊为卵巢肿瘤；

（6）良恶性相混（图5-47）。

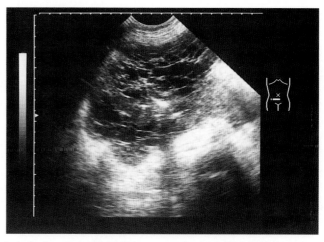

患者产后7天，因腹部胀痛10天入院。超声检查见腹盆腔巨大囊性包块，右下腹部处呈多房网格状改变。考虑右卵巢黏液性囊腺瘤。手术病理结果为来源于阑尾炎的腹腔脓肿

图5-45　来源于阑尾炎的腹腔脓肿

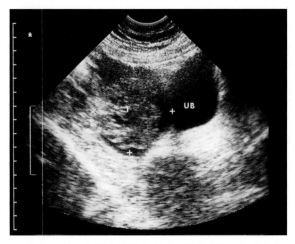

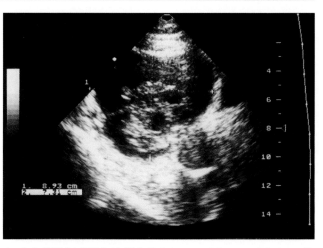

a. 患者 73 岁，因单位查体发现子宫肌瘤来诊，超声检查子宫未见异常，于左附件区探及一以实性为主的混合型包块，大小为 6.3 cm × 5.8 cm × 5.8 cm　UB. 膀胱

b. 3 个月后复查见包块增大为 8.9 cm × 8.0 cm × 7.3 cm，考虑为左卵巢肿瘤。手术病理结果为左侧滤泡型输卵管积水

图 5-46　左侧滤泡型输卵管积水

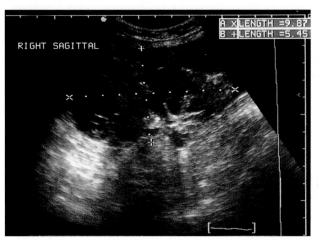

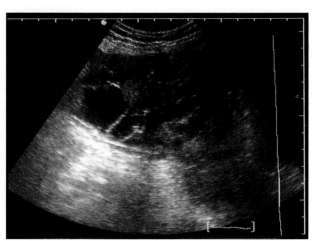

a. 患者 65 岁，因下腹痛半年、腹胀、纳差，自己触摸发现右下腹包块来诊。超声检查见右下腹有一囊实混合性包块 9.9 cm × 5.5 cm × 6.3 cm，实质部分回声较低（包块纵切）

b. 包块横切

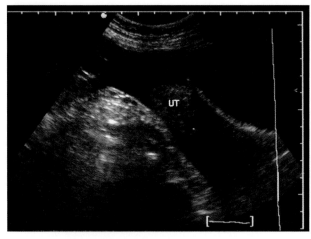

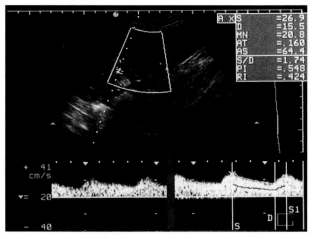

c. 盆腔见较多游离液体，UT. 子宫

d. 包块内有丰富血流信号，PW 探及 RI = 0.42 的低阻动脉血流频谱，考虑右卵巢恶性肿瘤伴腹水。术后病理为右卵巢成熟性畸胎瘤（大部分成分为甲状腺肿）

图 5-47　右卵巢成熟性畸胎瘤

二、卵巢急腹症的诊断与鉴别诊断

超声检查操作简便、确诊快、无创伤、无痛苦、可反复多次检查，利于卵巢急腹症的确诊与卵巢急腹症的鉴别。借助超声可对卵巢炎性疾病、卵巢肿瘤蒂扭转、卵巢肿瘤的破裂、黄体破裂、卵巢妊娠等下腹部急腹症进行诊断与鉴别诊断。

三、监测卵泡发育

自1972年Kratochwil首次报道应用B超连续观察卵泡，该技术已成为妇产科临床治疗不孕症的重要手段。它安全、简便、重复性好，可动态监测卵泡发育及排卵，并能做出及时的评价。对正确使用促排卵药及体外受精、胚胎移植、助孕技术提供了很大的帮助。

在超声图像上，卵泡表现为圆形或卵圆形无回声区。经阴道超声可看到直径2~3 mm的卵泡，经腹壁超声可看到直径3~5 mm的卵泡。经阴道检查较经腹检查准确。一般从月经第8~9天开始，测平均卵泡直径（MFD），如MFD为10~15 mm，每2天1次，>15 mm每天一次直至成熟。成熟卵泡的MFD为（19.47±4.1）~（27±3.0）mm，当MFD>1.8 cm时提示卵泡成熟。排卵的诊断标准是增大的卵泡突然消失或卵泡变形、缩小、边界模糊，且出现子宫直肠陷窝游离液体。这种监测排卵的方法优于双相体温法、宫颈分泌物法，并可指导促排卵药的应用，预防卵巢过激综合征出现。

四、介入性超声的作用

在实时超声的引导下，可对卵巢病灶穿刺，做组织及细胞学检查。同时也可将放射性物质或化疗药物注入病人体内，达到局部治疗的目的。主要适用于手术无法治疗的病例。目前已经研究出能在病人体内产生高温的微波针，在超声引导下放置微波针是最好的方法。对卵巢不明性质的肿块的抽吸、活检仍有争议，因其有引起卵巢肿瘤破裂的危险。超声引导穿刺有助于卵巢非赘生性肿物的诊断及处理，功能性卵泡囊肿有分泌雌激素的作用，可刺激患者子宫内膜增生，引起功能性子宫出血及不孕。卵泡囊肿较大者可发生蒂扭转、自发破裂和发生腹腔内出血，超声引导下的抽吸有助于诊断与治疗、清除不利的内分泌影响。内膜异位症囊肿则可在超声引导下抽吸囊液后，用高浓度乙醇注射做硬化治疗。对盆腔炎包块，穿刺抽液也有助于诊断和治疗。

（赵　逸　汪龙霞）

第六章　妇产科急腹症

在急诊医学中，超声诊断技术作为首选的检查方法发挥着重要的作用。超声检查中最常见的妇产科急腹症有：异位妊娠、流产、前置胎盘、胎盘早剥、滋养细胞疾病、急性盆腔炎引起的盆腔包块、卵巢肿瘤蒂扭转、子宫穿孔、胎儿窒息及死胎等疾病。在妇产科临床中，这些疾病有它复杂的病史、症状及体征，常给诊断带来一定的困难。超声检查可以观察患者盆腔脏器的形态及组织结构变化，判断疾病的部位及性质，为临床诊断提供了可靠的信息，故此超声是妇科急诊工作中极为可靠的检查手段。下面分别做一介绍。

第一节　异位妊娠

孕卵在子宫腔以外的部位着床发育即称为异位妊娠，亦称为宫外孕。因其发病快、病情重，如不及时诊治将会延误病情，危及生命。异位妊娠包括输卵管妊娠、间质部妊娠、卵巢妊娠、宫颈妊娠、子宫残角妊娠及腹腔妊娠等。其中以输卵管妊娠最为多见，约占95%。

一、输卵管妊娠

（一）病因

卵子在输卵管壶腹部受精后即开始卵裂，并向子宫方向移动，大约在受精后7天，孕卵在发育成囊胚时在子宫内膜中着床。由于以下各种因素可使孕卵不能如期到达宫腔，滞留于输卵管或其他部位而发生异位妊娠。

1. 慢性输卵管炎

患输卵管发炎时，炎症侵犯输卵管上皮引起输卵管内膜炎，输卵管上皮被不完全破坏，引起管腔的黏膜皱壁粘连致使管腔变得狭窄且不规则。此时孕卵在通过输卵管进入宫腔时，常常会因为管腔狭窄而不得不在输卵管内着床而形成输卵管妊娠。

2. 输卵管子宫内膜异位

患有子宫内膜异位症时，其中很重要的一个病因（学说）就是子宫内膜经输卵管逆流种植。此学说认为月经期脱落的子宫内膜碎片可随经血通过输卵管逆流入盆腔。在此病变发生的过程中，输卵管本身的子宫内膜异位也相继发生。由于受卵巢功能的影响，输卵管内子宫内膜的周期性出血同样会使输卵管腔狭窄、粘连，给孕卵通过输卵管带来困难，而造成异位妊娠的发生。

3. 输卵管发育异常或畸形

正常输卵管全长8~14 cm，管壁由浆膜层、平滑肌层、黏膜层构成，其黏膜层有纤毛细胞等四种细胞，纤毛细胞的纤毛可以摆动，起到运送孕卵的作用。当输卵管发育异常，如：过长、弯曲或黏膜层纤毛缺乏时均可延迟孕卵进入宫腔的时间而形成宫外孕。

4. 肿瘤的压迫与牵引

在患有子宫肌瘤尤其是宫底部的较大肌瘤时，瘤体向内压常可堵塞宫角部，该部位为输卵管与子宫腔的连通处，由于肿瘤的压迫，孕卵被堵塞在宫腔外而形成宫外孕。另外在患有巨大的卵巢肿瘤时，肿瘤常可以牵拉输卵管使其被拉长而变形，亦可影响孕卵的通过而滞留于管腔内。

5. 孕卵外游

正常情况下，一侧卵巢排卵应被同侧的输卵管"伞端"拾起，但在病理情况下，一侧卵巢排卵而被对侧"伞端"拾起，因而延迟了进入输卵管通道的时间，而形成输卵管妊娠。

6. 输卵管结扎术后再通

由于结扎的输卵管再通，近端形成输卵管腹膜瘘，精子经瘘孔进入腹腔，经卵巢表面，进入输卵管远端与卵子结合形成受精卵而发生输卵管妊娠。

（二）病理

孕卵种植在输卵管内以后，由于输卵管壁薄、蜕膜反应差，不能为孕卵提供足够的营养，孕卵穿破输卵管进入肌层并在此着床发育，由于破坏了输卵管的微细血管而引起出血，输卵管妊娠常常在妊娠2～3周时出现流产或破裂。输卵管妊娠流产是指胚囊从输卵管伞端排出。流产可以是完全性或不完全性的。完全性流产是胚囊完全与管壁分离而落入腹腔。此种出血量少。不完全性流产是指胚囊部分排出，而部分绒毛仍附着于管壁，继续侵蚀输卵管，引起反复性出血而形成输卵管周围血肿或盆腔积血。

输卵管妊娠破裂是指胚囊在输卵管内继续生长，最终穿破输卵管全层，引起大量出血。胚囊可随破裂口落入腹腔。一般胚囊进入腹腔后都已死亡，但少数胚囊从穿孔部位或伞端排出后，胎盘绒毛从破损部位向外生长，附着在输卵管、阔韧带或盆腔腹膜处而形成腹腔妊娠。虽然妊娠发生在宫腔以外的部位，但由于受内分泌的影响，子宫可以增大变软，子宫内膜因受绒毛膜促性腺激素（HCG）的刺激而出现蜕膜反应，由于蜕膜的分离与脱落常可引起阴道出血。

（三）临床表现

1. 停经

多数患者可以出现短暂的停经史，这种停经史非常不典型，常被误认为是月经向后推迟。

2. 腹痛

90%以上的患者常会出现一侧下腹部隐痛或坠痛。当宫外孕破裂时会出现突发性下腹部撕裂样疼痛，并向肛门放散伴有肛门部坠痛，出现此症状时，常为盆腔积血的征象。

3. 阴道不规则出血

常为不规则阴道点滴状出血，少于月经量，呈咖啡样，呈持续性或间歇性，少数病人出血量为月经量或多于月经量。阴道出血现象常在去除病灶后停止。

4. 休克与晕厥

常发生于破裂型宫外孕的患者，由于腹腔急性内出血和剧烈的腹痛，病人常常会出现贫血、晕厥乃至休克。此症状与病人失血的程度有关。

（四）声像图表现

1. 子宫饱满或增大

由于受内分泌的影响，子宫肌纤维增生肥大，超声测量子宫各径线时可略大于正常子宫，宫腔内无妊娠囊结构（图6-1）。

2. 子宫内膜增厚

子宫内膜呈蜕膜样变，子宫内膜增厚且回声增强，如果蜕膜发生退行性变而坏死脱落时，宫腔内可显示一圆形无声区（图6-2），当转动探头时，此结构变长且张力低，有些学者称其为"假孕囊"。

3. 附件区包块

一侧附件区探及低回声包块，形态不规则，边界清晰，典型的宫外孕时，可在包块中心部见到妊娠囊，甚至胎芽胎心搏动（图6-3）。

4. 盆腔积液

由于腹腔内的血液最易积聚在子宫直肠陷窝处，因此超声检查时常常可以在子宫直肠陷凹处见到液性暗区，深度常大于1 cm（图6-4）。

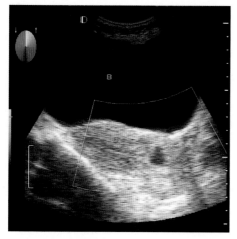

子宫饱满，肌层回声均，子宫内膜显示清，
子宫左侧低回声包块，其中心可见妊娠囊
B.膀胱　U.子宫　GS.孕囊（下同）
图6-1　子宫横断面扫查

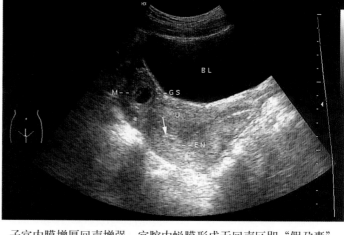

子宫内膜增厚回声增强，宫腔内蜕膜形成无回声区即"假孕囊"，
子宫右上方低回声包块，中心部可见胎囊样结构
EN.子宫内膜　↑假孕囊　M.低回声包块
图6-2　子宫内膜增厚

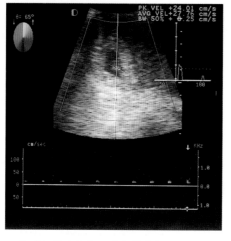

典型宫外孕在低回声包块中见到妊娠囊，
并可见原始心血管搏动；频谱显示有
规律的原始心血管搏动
图6-3　附件区包块多普勒频谱图

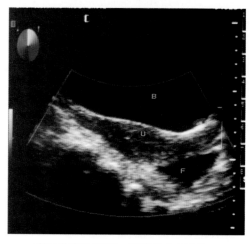

直肠陷窝处积液，深度常大于1.0 cm
F.盆腔积液
图6-4　盆腔积液

二、输卵管间质部妊娠

受精卵种植在输卵管间质部，输卵管间质部亦称壁内部为通入子宫壁内的部分，由于该部位有平滑肌组织，妊娠可以持续到10~14周才发生破裂。其症状与输卵管妊娠相似。但由于其破裂时间迟而且破坏了部分子宫平滑肌组织，因而内出血量多。常会因大量失血而休克，甚至死亡。故及时准确的诊断及处理是抢救病人生命的必要手段（图6-5）。

声像图表现

子宫增大，形态失常：纵断面观察子宫增大，宫腔内可见增厚的内膜样回声。宫底部可见到妊娠囊，妊娠囊上部子宫肌壁回声较薄。横断面观察，子宫横径增大，一侧宫角部较对侧宫角膨隆，并可在膨隆的宫角处探及妊娠囊，宫腔内可清晰的显示部分内膜样回声（图6-6~图6-8）。

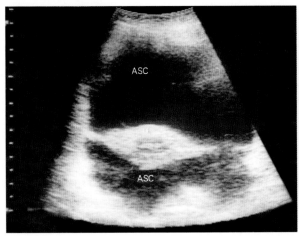

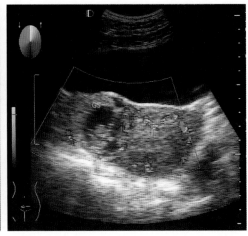

破裂型宫外孕时，失血量多，子宫显示清，附件区
见不到包块，盆腹腔内可见到大量积液血　ASC.积液

图6-5　破裂型宫外孕

显示子宫横径增大，一侧宫角部膨隆，在膨隆
的宫角处可见妊娠囊，宫腔内可清晰显示部分
子宫内膜　GS.囊肿

图6-6　右输卵管间质部妊娠

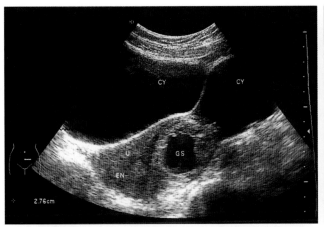

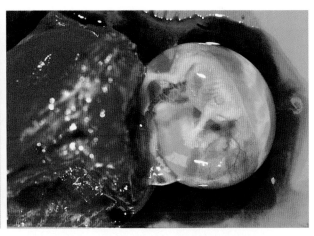

显示子宫横径增大，一侧宫角部膨隆，在膨隆的宫角处可见
妊娠囊，宫腔内可清晰显示部分宫内膜，并见左卵巢囊肿
EN.子宫内膜　CY.囊肿　GS.胎囊

图6-7　左输卵管间质部妊娠

将宫角部剖开后分离出完整的胎囊及胎儿

图6-8　手术切除标本

三、卵巢妊娠

妊娠发生于卵巢称卵巢妊娠，是异位妊娠中很少见的
一种。其症状与输卵管妊娠相似。主要是停经后腹痛与阴道
出血，破裂后也引起腹腔内大量出血，以至于危及生命。

声像图表现

子宫增大，宫内膜增厚且回声增强，一侧附件区包块，
经阴道超声检查，可清楚地看到增大的卵巢内的妊娠囊结构
（图6-9）。

四、宫颈妊娠

孕卵在子宫颈管内着床发育为宫颈妊娠。发病率极低，

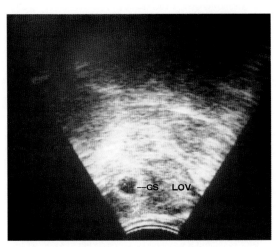

卵巢增大其内可见到妊娠囊结构
LOV.左卵巢　GS.妊娠囊

图6-9　左卵巢妊娠

早期症状与流产相似，由于宫颈管缺乏平滑肌组织不会引起收缩，所以患者无明显的腹痛。但其出血量大，并易伴发感染。

声像图表现

子宫形态大小正常或略增大，子宫内膜线显示清晰但增厚，宫体与宫颈比例失调，宫颈部膨大与宫体呈葫芦状，宫颈管内可见到妊娠囊结构，宫颈口关闭。

五、腹腔妊娠

腹腔妊娠是一种罕见的异位妊娠，原发性腹腔妊娠极为少见，大多数继发于输卵管妊娠流产或破裂，胚囊从破裂口落入腹腔，而后附着在腹膜或其他脏器表面继续生长发育，形成腹腔妊娠。腹腔妊娠对母体或胎儿的危险性很大，常合并胎儿先天性畸形，同时母婴的死亡率均较高，母体死亡率达10%，胎儿死亡率达50%。妊娠期患者一般无特殊症状，但由于胎盘多数种植在腹膜或肠管表面，常可以引起腹膜刺激症状而感恶心、腹痛或腹胀。超声波检查见子宫增大如2~2.5月大，实质回声均匀，宫内膜线显示清晰，于子宫腔外可见到胎儿及胎儿附属物，如胎儿存活可见胎心搏动。

北京宣武医院于2002年8月超声诊断腹腔妊娠1例。患者女性37岁，因停经3⁺月，腹痛来院就诊。临床怀疑盆腔包块而行超声检查。其停经后40⁺天阴道不规则出血，而后出现一次剧烈的下腹痛。约1个多小时后逐渐缓解，之后的2个月中常感下腹部隐痛。

超声所见

子宫前位9.1 cm × 7.1 cm × 6.5 cm被膜完整光滑，肌层回声均匀，内膜厚1.7 cm，于子宫右上方显示一直径约为17.0 cm低回声区，边界清晰，其内可见一直径13.6 cm胎囊样结构，后壁附着胎盘组织厚1.4 cm，其基底部呈蜂窝状结构。CDFI血流丰富，未见明显胎儿结构。提示：子宫增大。子宫右上方包块——腹腔妊娠可能性大（图6-10）。随即住院治疗。入院后行开腹手术。术中情况：打开腹腔可见子宫增大，右下腹可见一直径约18.0 cm血肿，剖开后为妊娠囊，其内未见胎儿，胎盘附着于右阔韧带，右结肠后面隐藏有一长约14.0 cm男性死婴。术中出血3000 ml，手术经历8h，经抢救后患者转危为安。

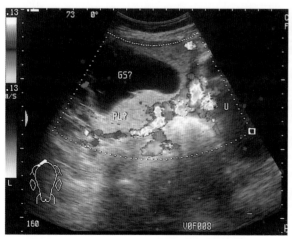 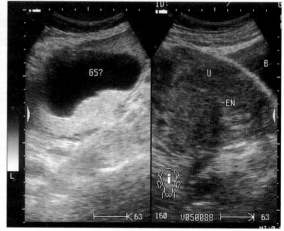

a. 显示子宫右上方一妊娠囊结构（GS）胎盘（PL）   b. 子宫前位增大，实质回声均匀; 宫内膜线显示清晰; 子宫
附着于后壁，其周围显示丰富的血流   右上方胎囊样结构 U.子宫 EN.子宫内膜 GS.妊娠囊

图6-10　腹腔妊娠

鉴别诊断

1. 黄体破裂

患者有急性腹痛及内出血表现，但无停经史，尿妊娠试验阴性。超声波检查见子宫正常，一侧附件区可探及凝血块形成的低回声包块，盆腔可见游离液体。

2. 先兆流产

临床表现为阴道出血，伴下腹痛。超声波检查子宫增大，宫腔内可见胎囊，双侧附件区无包块，子宫直肠陷凹处无液性暗区。

3. 急性盆腔炎

患者常发烧伴下腹痛，声像图常见子宫形态大小正常，宫内膜线显示清晰，一侧或双侧附件区显示低回声包块，壁厚，形态常不规则，与周围组织粘连，盆腔最低处无积液。

4. 卵巢肿瘤蒂扭转

患者急性腹痛无出血现象，月经正常，超声波检查见子宫形态大小正常，实质回声均，宫内膜显示清，一侧附件区可探及包块，边界清，肿瘤壁因水肿而增厚。

第二节　前置胎盘

前置胎盘是妊娠28周后产前出血的主要的原因之一。对母子的健康有很大的影响，母体常因出血过多而诱发感染。胎儿也会因失血过多而发生窘迫或新生儿窒息，如处理不当会危及母体与胎儿的生命。正常情况下，胎盘应附着于子宫底、前、后或侧壁，如胎盘部分或全部覆盖于子宫内口，即称之为前置胎盘。据国内报道其发病率 1∶55~1∶120。85%以上为经产妇，多产妇发病率可高达 1∶20。

一、病因

病因尚不清楚，可能与以下因素有关。

1. 子宫内膜病变

多产、多次刮宫、产褥感染等因素常可引起子宫内膜炎或子宫内膜损伤，使其局部血流供应不良，当孕卵着床时为获取足够的营养而加大胎盘面积，向子宫下段延伸形成前置胎盘。

2. 胎盘面积过大

多胎妊娠时胎盘的面积常较单胎为大，或有副胎盘延伸至子宫下段而形成胎盘的前置。

3. 受精卵发育迟缓

受精卵发育迟缓到达宫腔时未能着床，继续向下植入子宫下段，并在该部位生长发育形成前置胎盘。

二、分类

根据胎盘与子宫内口的关系，常常将其分为以下三类。

（1）中央性或完全性前置胎盘　胎盘组织全部覆盖了子宫颈内口。

（2）部分性前置胎盘　胎盘组织部分覆盖了子宫颈内口

（3）边缘性前置胎盘　胎盘边缘到达子宫内口，但未覆盖宫颈内口

三、临床表现

主要症状是无痛性反复性出血，常无诱因出血。其出血的次数和出血量与前置胎盘的类型有关，中央性前置胎盘出血量多，且出血时间早；边缘性前置胎盘常发生在妊娠足月时，出血量少；部分性前置胎盘的出血量介于两者之间。由于胎盘遮盖子宫内口，胎头常常不能入盆，行产科检查时胎头高浮，耻骨联合上方可闻及胎盘血流音。

四、超声检查注意事项

（1）中度充盈膀胱　超声诊断前置胎盘并不困难，但需充盈膀胱，充分暴露子宫膀胱反折部，即子宫颈内口的部位，这样检查时可以清楚地观察到胎盘与宫颈内口的关系而作出明确的诊断。

（2）根据胎盘的移植学说，在妊娠中期当看到部分性前置胎盘或边缘性前置胎盘时，如无出血，仅在报告中进行描述，记录胎盘位置，不作前置胎盘的诊断，待孕32～34周复查时方可定论，尤其是胎盘上缘已附着于宫底者更是如此。

（3）如在妊娠中期，超声检查看到中央性前置胎盘时，无论孕妇有无出血都应引起高度的重视，严密观察。无出血者亦应到妊娠32～34周复查时作出诊断。因为妊娠时胎盘的面积较大，常可占据宫腔的一半，因此胎盘接近或覆盖宫内口的机会较多，到妊娠晚期子宫下段向上扩展，胎盘位置可随之上移，所以原为中央性前置胎盘的，可能会变为部分性或边缘性前置胎盘，原为部分性或边缘性前置胎盘的，胎盘可能会上移至宫体下部，因此孕中期的胎盘位置低下者，不必急于作出诊断。

（4）能否经阴道超声检查前置胎盘，诸多学者持有不同见解。部分学者认为，阴道超声可以避开腹壁脂肪及充盈的膀胱，更清楚地显示胎盘组织与宫内口的关系，有助于对胎盘位置的准确定位；另有部分学者则认为，应用阴式超声可导致或加重前置胎盘的出血。而笔者认为，对于低置胎盘患者可采用阴式超声检查，但前提是操作熟练、动作迅速而轻柔。对于中央性前置胎盘患者应禁用阴式超声检查，避免人为刺激引起大量出血（图6-11，图6-12）。

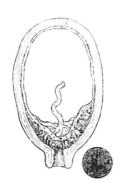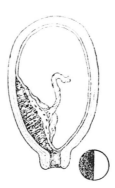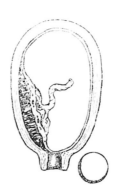

(1) 完全性前置胎盘　　　　(2) 部分性前置胎盘　　　　(3) 低置性前置胎盘

图6-11　前置胎盘的分类模式图

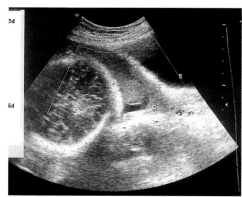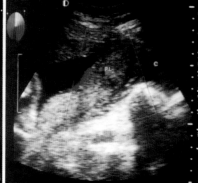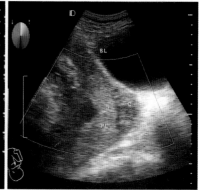

a. 边缘性前置胎盘，胎盘边缘到达子宫内口　　b. 部分性前置胎盘，胎盘组织部分　　c. 中央性前置胎盘，胎盘组织完全

　　　　PL. 胎盘　　　　　　　　　　　　　　　覆盖子宫内口　　　　　　　　　　　覆盖子宫内口

图6-12　前置胎盘声像图

第三节　胎盘早剥

　　胎儿未娩出之前，胎盘发生剥离称为胎盘早剥。胎盘早剥是妊娠中、晚期产科出血的重要原因之一。因其起病急，发展快，对母子生命造成威胁很大。胎盘早剥面积小者，一般对胎儿无明显的影响；而胎盘剥离面积超过1/2者，胎儿多因缺氧而发生严重的宫内窘迫甚至死亡，母体也可因出血过多而发生弥漫性血管内

凝血甚至丧失生命。因此及时的诊断与处理是挽救母子性命的根本手段。

一、病因

常见发病原因与以下因素有关。

（1）母体高血压　妊娠高血压或慢性高血压病，常可引起底蜕膜螺旋小动脉痉挛或硬化。使远端的毛细血管缺血坏死以致破裂出血，血液流到底蜕膜层形成血肿而引起胎盘与子宫壁剥离。有文献报道，妊娠期高血压者较正常妊娠者胎盘早剥的发生率高5倍之多。

（2）外伤　外界对腹部压伤、摔伤或者行外倒转术矫正胎位等，均可能促使胎盘早剥。

（3）宫腔内压力骤减　妊娠羊水过多者，行人工破膜时，羊水流出过快，宫腔内压力在短时间内减低，可造成胎盘早剥。双胎妊娠时，第一个胎儿娩出过快，使宫内压力骤然减低，亦可发生胎盘早剥。

二、病理

胎盘早期剥离的主要病理变化是源于底蜕膜血管破裂出血和底蜕膜层的血肿形成，使胎盘和宫壁间发生剥离，如剥离面积小于胎盘的1/3，血液很快凝固，一般常无症状，为隐性出血。如胎盘剥离面较大出血量逐渐增多，血液流向胎盘边缘之后将边缘冲开，血液可经宫颈外流，形成混合性出血。出血可穿破羊膜混入羊水中，使羊水变成血性。胎盘早剥发生内出血时，血液积聚在胎盘与子宫壁间，血液向肌层内浸润，可引起肌纤维分离、断裂、变性。当血液浸润深达浆膜层时，子宫表面出现紫色淤斑，以胎盘附着处为著，称之为子宫胎盘卒中。

三、临床表现

由于胎盘早剥后出血量的不同，患者的局部或全身表现亦不尽相同，主要有以下两种表现。

（1）阴道出血　以外出血为主，一般早剥为部分型，早剥面不超过胎盘的1/3，出血经宫颈至阴道流出，无明显的并发症。

（2）腹痛　以隐性出血为主，若胎盘剥离面大于胎盘的1/3时，由于有较大的胎盘后血肿，主要症状为突发性持续性腹痛。胎盘剥离面越大，胎盘后血肿越大，腹痛越发剧烈，严重时病人可出现恶心、呕吐、面色苍白甚至休克症状。腹部检查常出现宫底升高，板状腹，腹部压痛，胎位不清，胎心消失等现象。

四、声像图表现

（1）胎盘增厚　多断面多角度扫查见胎盘比正常胎盘显著增厚，实质回声不均匀。

（2）胎盘后血肿形成　胎盘与子宫壁间出现不规则液性暗区或不规则形低回声区，或中强水平回声区，边缘不清晰，胎盘实质回声不均匀，可显示斑块样回声减低区，在胎盘血肿较大时，胎盘儿面（羊膜面）向宫腔内突出，胎儿被推向宫腔的一侧。

（3）当血液破入羊膜腔时，羊水显示浑浊，可见有点状强回声在羊水中漂浮。

（4）较严重的胎盘早剥，胎儿多已死亡，超声观察无胎心搏动及胎动。

五、鉴别诊断

（1）前置胎盘　前置胎盘和胎盘早剥同是妊娠28周以后产前出血的主要原因，但前置胎盘的出血常为无痛性、无诱因性出血，声像图表现主要为胎盘部分或完全性覆盖子宫内口部位，而胎盘与子宫壁间无不规则暗区。

（2）子宫破裂　常发生在足月妊娠分娩过程中，无高血压、外伤史，在分娩过程中突发性腹痛、胎心消失。声像图表现：子宫肌壁的某一部位出现断裂带，局部出现不规则低回声区域，盆腹腔内可见液性暗区。

（3）胎盘后子宫肌瘤　妊娠合并子宫肌瘤时，当肌瘤位于胎盘后方宫壁时常可出现低回声区，其因有包膜而边界清晰，患者无腹痛、出血等症状（图6-13）。

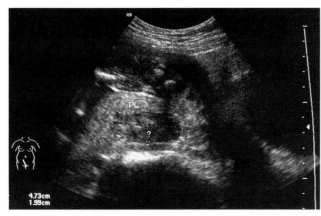
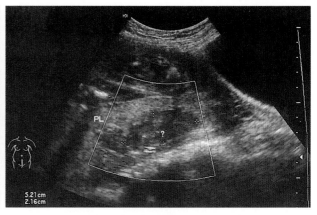

a. 胎盘早剥，子宫肌层与胎盘间出现不规则形低回声区， b. 胎盘与子宫壁间出现不规则低回声区
胎盘儿面向羊膜腔突出 ?. 血肿（下同）

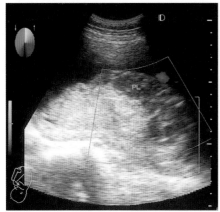
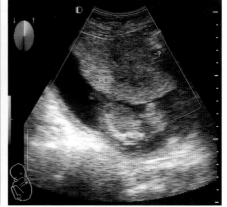

c. 胎盘增厚胎盘后方不规则性血肿形成， d. 前壁胎盘部分剥离，图中显示胎盘增厚，
回声增强   儿面向羊膜腔突出，胎儿被挤向宫腔一
                                        侧，胎盘与子宫壁间出现不规则低回声区

图 6-13 胎盘早剥声像图

第四节 流 产

　　妊娠 28 周以前终止妊娠或胎儿自母体排出称为流产。流产分为早期流产和晚期流产。早期流产发生在妊娠 12 周以前，晚期流产发生在 12~28 周之间。流产为妇产科常见的疾病，多数为早期流产，如能早期诊断、处理得当，一般无并发症；如诊断不及时、处理不妥当可造成贫血或盆腔炎，甚至继发性不孕。重症者会出现大量失血或严重感染并可危及生命，本文主要讨论早期流产。

一、病因

　　早期流产是妊娠期最易发生的疾病，而导致流产发生的原因亦很多，最常见的原因是胚胎本身染色体异常，母体的内分泌失调，如黄体功能不全、妊娠后体内孕激素不足、蜕膜发育不良或甲状腺功能低下等均可引起胚胎发育不良而致流产。在子宫畸形（纵隔子宫、双角子宫）或子宫疾病（黏膜下肌瘤、宫腔粘连、子宫发育不良）时，也可因胎盘的血供不良而影响胎儿发育导致流产。母体的腹部外伤常可引起子宫收缩致使流产的发生。

二、临床分类和症状

流产的发生是有一系列的病理过程，根据其发病的不同阶段，大体上分为以下几种类型：

（1）先兆流产　表现为阴道少量出血，为淡红色或褐色伴有轻微的下腹痛或腰痛，妇科检查宫口未开，妊娠试验呈阳性。经治疗或休息后症状消失。此种流产可继续妊娠。

（2）难免流产　由先兆流产发展而来，此类流产妊娠已不能继续维持，其主要症状为阴道出血量增多，常超过月经血量，伴下腹部坠胀感或阵发性下腹痛。妇科检查见宫颈口已开，羊膜破裂或膨出，胚胎组织坠入颈管中甚至坠落宫颈外口，妊娠不能继续。

（3）不全流产　常发生于妊娠10周以后，不全流产时胎儿或部分胎盘排出。部分或全部胎盘仍存在宫腔内，所以子宫不能很好地收缩，致使阴道出血量很大。妇科检查见子宫颈口开大，胎盘组织堵塞子宫颈口，子宫较孕周小。

（4）完全流产　胚胎及胎盘组织完全排出，排出后腹痛消失，阴道出血逐渐停止。妇科检查见子宫大小正常，宫颈口关闭。

（5）过期流产　亦称滞留流产，此种流产为胚胎死亡2个月以上未自然排出。患者妊娠反应逐渐消失，子宫逐渐缩小，阴道可反复性出血，量时多时少。胚胎死亡之后，胎盘机化与宫壁粘连，易引起并发症，如宫腔感染或引起母体的凝血功能障碍，故应及时诊断及时处理。

三、声像图表现

（一）先兆流产

胎囊大小与孕期相符，形态及位置正常，胎囊壁厚度均匀一致，胎心搏动好，胎囊周围可见液性暗区或称早孕"双环征"为蜕膜脱落出血所致（图6-14）。

（二）难免流产

（1）妊娠囊变形，轮廓异常。孕囊壁变薄回声减弱，囊壁边缘模糊不清，妊娠囊张力减低，形态不规则，出现异常的凹陷（图6-15 a, b）。

（2）妊娠囊位置低下，可达子宫峡部或峡部以下，宫颈管或宫颈口开放，在子宫颈管内看到胎囊（图6-15 c）。

（3）胚胎常已死亡，孕囊内常无胎心搏动征象（图6-15 d）。

（三）不全流产

（1）子宫略大，但常小于孕周。

（2）宫腔分离常可看到液性暗区（为宫腔积液征象）并混有不规则形的团状强回声，无胎儿结构（常为滞留的蜕膜胎盘组织）（图6-16）。

（四）完全流产

（1）子宫形态大小正常或略饱满。

（2）由于胚胎组织已全部自然排出，宫腔线显示清晰无异常改变。

（五）过期流产

（1）子宫各径线均小于孕周值。

（2）妊娠囊内看不到胚芽回声，亦无胎心胎动征象，其内有时可见到少量的不规则低回声区，无具体的组织结构。

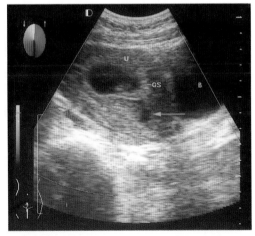

胎囊形态大小正常，可见胎芽胎心，胎囊下方
可见一直径约1.5 cm无回声区为宫腔积血
↑ 宫腔积血

图6-14　先兆流产声像图

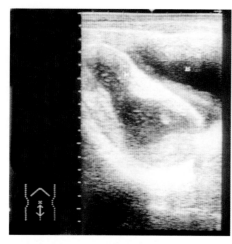 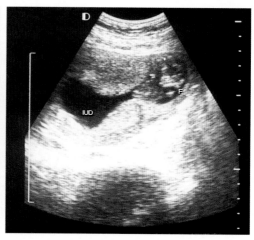

a.胎囊位置下移，达峡部以下，颈管内看到
胎囊，胎囊张力低

b.胎囊张力减低，形态不规则，出现异常凹陷
IUD.宫内环　F.胎芽

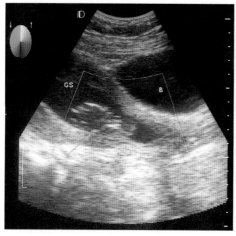 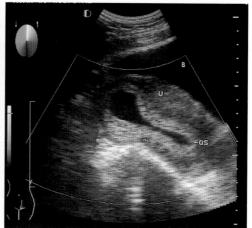

c.胎囊位置下移，宫颈内口开放，颈管内
看到胎囊　C.宫颈　↑所指为胎儿

d.胎囊张力减低，胚胎已死亡，孕囊内
无胚胎结构

图6-15　难免流产声像图

（3）5~7天后复查时，妊娠囊无增长趋势，仍不出现胚胎或胎心活动征象，而且宫内结构更加紊乱模糊不清。

前述各种类型流产最常见的合并症就是感染，胚胎组织在宫内残留过久或手术时消毒不严均为感染的因素。感染可局限于宫腔也可蔓延至宫旁组织，严重者可并发腹膜炎、败血症等。过期流产时，由于胚胎组织在宫腔内滞留过久，可消耗母体内的凝血酶原造成母体的凝血功能障碍，出现大量的失血甚至弥漫性血管内凝血而危及生命。因此一定要根据病史、体征、声像图特征综合判断，正确地提示不同种类的流产，为临床诊断、处理提供准确的信息。

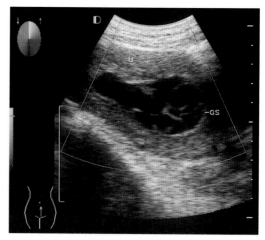

宫腔内可见到液性暗区并有不规则的条状
强回声，无胎儿结构
图6-16　不全流产声像图

第五节　滋养细胞疾病

滋养细胞疾病亦称滋养细胞肿瘤，是由胚胎滋养细胞发生变化而来的。根据其病变特点及良恶程度将其分为葡萄胎、部分性葡萄胎、恶性葡萄胎和绒毛膜癌。良性葡萄胎是胚胎外层的滋养细胞发生变性、绒毛水肿而形成水泡状物，局限于宫腔内；恶性葡萄胎指葡萄胎组织侵入子宫肌层或转移至其他器官；绒毛膜癌是恶变的滋养细胞失去绒毛或葡萄胎样结构而散在地侵入子宫肌层或转移。这三种情况可能为一种疾病的不同发展阶段，即由良性转变为恶性，最后形成绒毛膜癌。在滋养细胞肿瘤中，80％为良性葡萄胎，15％为恶性葡萄胎，5％为绒毛膜癌。而绒毛膜癌，50％继发于葡萄胎后，50％继发于人流或足月妊娠分娩后。

一、病理

葡萄胎的主要病理变化为滋养细胞增生、绒毛水肿变性、绒毛中血管消失而形成大小不等的水泡样物，其间有蒂连接，似葡萄串样，蒂内含有毛细血管，当水泡脱落时常发生毛细血管断裂出血，水泡样变性常累及胎盘，以使胎盘溶解，仅有水泡样物充满宫腔为完全性葡萄胎。在部分性葡萄胎时，部分胎盘绒毛变性，另一部分胎盘保留，胎儿可存在。恶性葡萄胎时，水泡样组织侵入子宫肌层，镜检时可见到绒毛结构。绒毛膜癌时镜检无绒毛结构，绒毛膜癌多数发生于子宫，可形成单个或多个宫壁肿瘤，呈深红或褐色，为出血坏死组织。水泡状物可分泌绒毛膜促性腺激素，引起卵巢囊性增大，囊壁由卵泡膜黄素细胞组成称为黄素囊肿，囊肿随葡萄胎的发展而增大，亦随病灶的去除而消退。

二、临床表现

（1）停经后出血　阴道不规则出血，常出现在停经2～3个月以后，出血常为断续性，量时多时少，血中偶可见到水泡样物。

（2）子宫异常增大　子宫常大于孕周，由于绒毛水泡样变性和宫腔内积血所致。少数患者子宫可小于孕周，可能为水泡状物退变萎缩所致。

（3）腹痛　患者常感下腹部胀痛，由于子宫生长速度较快，刺激子宫平滑肌收缩而引起疼痛。

（4）贫血及感染　反复而大量的出血可导致患者贫血，贫血后抵抗力下降，阴道内的细菌上行感染，引起宫腔及盆腔炎症。

（5）妊娠高血压综合征　约50%的患者会在妊娠中晚期出现高血压、水肿、蛋白尿等表现。

（6）转移灶表现　恶性葡萄胎或绒癌最常见的转移部位是肺脏，其次为脑、外阴、宫颈、肝脏、消化道及至于全身各部位的转移。肺脏转移时，可出现胸痛、咳嗽、咳血等症状，脑转移可出现头痛、呕吐、偏瘫、失语甚至昏迷现象。肝转移可出现肝区疼痛、黄疸等。消化道转移时可引起呕吐或血便现象，化验血HCG异常升高。

三、声像图表现

（一）完全性葡萄胎

（1）子宫大于孕周，子宫浆膜层完整光滑，肌层回声均匀（图6-17 a）。

（2）子宫腔内充满大小不等的无回声区，直径0.3～2.0 cm，似蜂窝状，宫腔的最低点处常可见到不规则的液性暗区，此为内出血积聚在宫腔内所致，由于其透声好，子宫后方常回声增强（图6-17b）。

（3）宫腔内无胎儿及其附属物。

（4）卵巢黄素囊肿　约60%的患者可显示一侧或双侧囊肿，囊肿为多房性无回声区，形态可不规则，其间可见带状强回声分隔，直径在5 cm或更大，大者可充满腹腔。清宫后卵巢囊肿可自行消失（图6-17 c）。

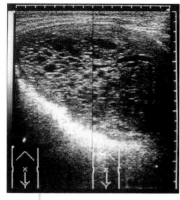 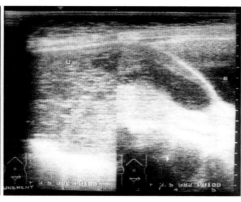 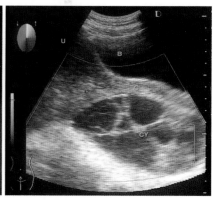

a. 子宫增大壁完整光滑，宫腔　　b. 子宫增大，宫腔内充满大小不等的无回声区，　　c. 卵巢黄素囊肿，呈多房性无回声
内充满大小不等的无回声区，　　　宫颈内口上方可见大量积液，为宫腔内积血　　　区改变　CY. 囊肿
似蜂窝状，其内无胎儿结构

图6-17　完全性葡萄胎声像图

（二）部分性葡萄胎

发病率极低，但其具有潜在的恶变性。

（1）子宫异常增大。

（2）宫腔内可见胎儿常发育迟缓或为死胎，并显示一部分正常胎盘组织，另一部分胎盘呈水泡样声像图改变，其间无明显的界限。

（三）恶性葡萄胎及绒毛膜癌

（1）子宫增大，外形不规则。

（2）宫腔可见小囊泡样结构，呈蜂窝状及散在的液性暗区，清宫后，子宫复旧不良仍较大，宫内膜线显示模糊或有中断现象。由于肌层受侵，回声明显不均，可显示大小不等的回声增强区域或回声减低区，边缘不规则，与正常肌层间界限不清。

（3）卵巢黄素囊肿形成　可见一侧或双侧卵巢多房性囊肿，清宫后仍不见缩小或继续增大。

（4）邻近器官转移　水泡样组织继续发展可穿透肌层引起腹腔内出血或盆腔内转移，盆腔内转移时见子宫旁不规则形低回声包块，与子宫间界限不清，如破溃出血时，盆腔内可见液性暗区，如侵犯宫颈，超声检查见宫颈增大，回声不均，显示不规则形低回声病灶。

（5）远处器官转移　如前所述，恶葡和绒癌最常见的转移部位为肺脏，一旦发生肺部转移，X光胸片可显示胸部的片状、球状或结节状阴影，多分布于肺脏周边。肝、肾的部位转移除有相应的症状外，超声可显示该部位的转移病灶。

四、鉴别诊断

（1）滞留性流产　胚胎死亡2个月后仍不能自行排出，子宫不再增长，反而缩小。由于胎盘自溶，声像图显示子宫小于孕周，宫腔内回声杂乱，胎囊胎儿结构不清，有时见绒毛水肿呈蜂窝状。

（2）子宫内膜癌　常发生于绝经期前后的妇女，病变在子宫体的内膜层，其主要症状为不规则性阴道出血，伴水样或血性分泌物。病变晚期可出现腹痛，声像图表现为子宫增大，宫内膜不规则增厚，局部出现异常隆起，表面无包膜，回声强弱不等。当癌组织堵塞颈管时，分泌物排出不畅，宫腔内可见液性暗区。

（3）子宫内膜腺瘤型增生过长　主要为子宫内膜体高度增生，腺体数目增多，且形态大小相似。此病有癌变的可能，应定期随访。声像图显示，子宫略增大，宫内膜异常增厚可达 3.0 cm 左右，其间弥漫样分布数个大小相似的囊腔样结构，边界清（图 6-18）。

（4）子宫肌瘤变性　由于各种退行性变或其它原因，使肌瘤失去原有的结构，在诸多种子宫肌瘤变性中，囊性变常易与滋养细胞疾病混淆，肌瘤囊性变多继发于玻璃样变性后，玻璃样变组织液化可形成内含黏液或透明液体的囊腔，声像图显示子宫增大，形态不规则，肌瘤区内含有多个大小不等的囊腔样结构。

（5）胎盘残留　中期引产或正常分娩后，部分胎盘小叶或副胎盘残留子宫腔内，影响子宫收缩可引起反复性出血。声像图显示，子宫腔内不规则形团块，回声强弱不等，边界不清，化验血 hCG 可增高，需与绒癌鉴别。

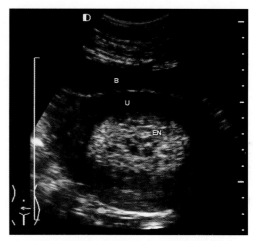

子宫增大内膜异常增厚，其间弥漫样分布的
囊状结构　EN.子宫内膜

图 6-18　子宫内膜腺肌瘤性增生过长

第六节　胎儿宫内窒息

胎儿宫内窒息又称为胎儿宫内窘迫，常发生于围产期或产程开始之后，是常见的妇产科急症。胎儿宫内缺氧是引起胎儿宫内窒息、新生儿窒息及新生儿死亡的主要原因之一。因宫内缺氧而存活的婴儿常常会引起胎儿宫内发育迟缓及神经系统损害、智力发育不良等后遗症，并可持续终生。因此，提早发现及时纠正胎儿宫内缺氧是降低胎儿宫内窒息及胎儿死亡的主要手段。

一、病因

（1）脐带因素　大部分病因为以下因素所致。如：脐带绕颈、脐带绕体、脐带脱垂或脐带受压等。

（2）母体疾病　如产妇患有心脏病、贫血、妊娠高血压综合征、肺部疾病等，使得母体血中氧含量不足，胎儿缺氧可发生窒息。

（3）产科并发症　患有前置胎盘、胎盘早剥等并发症，破坏了子宫与胎盘间的血液循环，导致胎儿缺氧而发生窘迫。

二、病理

胎儿通过胎盘而获得母体血液中的氧气。如果因脐带胎盘或母体血中含氧量不足引起胎儿缺氧，可造成胎儿窒息，胎儿心血管系统和中枢神经系统对缺氧十分敏感。一旦发生窒息，胎儿内脏均可出现不同程度的水肿或充血性淤血现象。以心、肝、肾等脏器较为明显。脑部因缺氧而受损，可形成广泛的血肿，导致不可恢复性脑损伤。

三、临床表现

（1）胎儿心率改变　围产期正常胎儿的心率在 120~160 次/min 之间，如>160 次/min 或<120 次/min 均为异常。缺氧时心率先变快后变慢。胎儿早期窒息的症状为心率加快，严重窒息胎心率变慢，可降至 120 次/min 以下。

（2）胎儿心律改变　较严重的胎儿窒息胎心变慢而不规律心音高亢、呈击拍样，此为胎儿危险的信号。

（3）胎动改变　胎动是预测胎儿安危的重要指标，目前常用的方法是1小时计数，在妊娠28周以后，正常胎动在30~40次/d，妊娠晚期12h内胎动小于10次则为异常。胎儿在缺氧早期表现为胎动增加，随着缺氧程度的加重胎动减少或停止，有文献报道一般胎动消失后数小时甚至1~2天后胎心消失，因此胎动减少是胎儿宫内重度窒息的征兆。如胎动消失后及时终止妊娠有挽救胎儿生命的可能。

（4）羊水中混有胎便　严重缺氧可使胎儿中枢神经麻痹，全身肌张力下降，肛门括约肌松弛，使大量胎粪排出，如在人工破膜后羊水中混有胎便则为胎儿窒息的重要征象。

四、超声监测

超声作为一种无创伤性的检测手段已成为临床产科所依赖的一种最准确的检查方法而广泛应用，不但可以用于监测胎儿的各种生长发育指数，也可获得胎儿生理和病理方面的多种信息。在围产期保健及优生学方面起着十分重要作用。特别是近年来应用多普勒超声检测脐动脉血流及胎儿大脑中动脉（MCA）血流，直接监测胎儿的脐动脉、脑动脉的血流阻力指标，了解胎儿胎盘的血循环状况及胎儿颅脑血循环状况，为预测胎儿宫内缺氧提供了重要信息，是一种可靠的监测方法。目前的监测方法有常规测量胎儿生长参数，如双顶径、头围、股骨长度、腹围以及羊水指数，将其数值输入计算机内，可自动推算胎儿体重及胎龄。采用多普勒进行血液动力学方面的检测，主要有两种方法，一是检测脐动脉收缩期血流速度最高值（S）和舒张期血流速度的最低值（D）的比值（S/D）；另一是反应血管阻力的搏动指数（PI）、阻力指数（RI）。脐带是连接胎儿与胎盘的纽带，胎儿—胎盘循环的血流变化可以直接通过脐动脉血流反映出来。因此，S/D、PI、RI是反应胎盘循环外周阻力的指标。正常胎儿有两条脐动脉，一条脐动脉的流速值代表近50%的胎盘床阻力。所以检测脐动脉血流是预测胎儿安危的重要指标。正常S/D比值在妊娠20周前不应大于6。妊娠28周至足月妊娠一般不应大于3。妊娠28周后PI值一般不应大于1.7，RI值不应大于0.8。S/D值越高胎儿危险性越大，如脐动脉舒张期最低血流速度等于零或负值时可发生胎死宫内。另一种方法是检测胎儿大脑中动脉（MCA）血流。主要是了解胎儿颅脑血循环状况，预测胎儿缺氧情况。胎儿大脑中动脉是大脑半球血供最丰富的血管，可以反应胎儿颅脑血液循环的动态变化。如胎儿脑缺氧时，血流动力学发生变化，其周围血管血流阻力增加，血流量减少，而脑血管阻力降低，脑血流量增加，这种使血流重新分布现象即为"脑保护效应"。正常情况下，妊娠28周以后胎儿大脑中动脉S/D值不应小于4，PI值不应小于1.4，RI值不应小于0.6。如低于这个数值则提示胎儿颅脑血循环量减少，胎儿颅内缺氧，应给予积极地治疗。

第七节　胎死宫内

妊娠20周后的胎儿因内在、外在因素而死亡，称为胎死宫内。临床产科对于诊断妊娠中期、晚期的胎死宫内并不困难，只需观察胎动停止、胎心消失即可做出诊断。超声检查不但可以直接观察胎心、胎动情况，还可根据胎儿停止生长蜕变的种种现象确定胎儿死亡时间及死胎出现的继发征象。

一、病因

（一）母体方面

（1）凡是引起胎儿宫内缺氧的因素均可致胎儿死亡。如产前感染，特别是胚胎发育早期的宫内感染，可以使胎儿发育畸形或流产。最常见的是母体患有梅毒、风疹、疱疹病毒、巨细胞病毒感染等疾病，常可引起胎儿感染而致畸形或发育异常。另外妊娠高血压综合征、慢性高血压、肾炎等疾病可以使全身小动脉痉挛。当子宫螺旋小动脉痉挛时，使子宫胎盘血流量降低，致使胎儿因宫内缺氧而窒息死亡。

（2）产前出血　如前置胎盘、胎盘早剥，可致使胎儿缺氧，胎盘剥离面达1/2时胎儿可以发生死亡。过期妊娠时胎盘老化、胎盘功能降低使胎儿-胎盘血循环障碍,胎儿宫内缺氧而发生窘迫,严重者可出现胎死宫内。

（二）胎儿方面

（1）脐带因素　脐带绕颈、绕体、打结或脱垂均可以造成脐血管部分或全部阻塞而致胎儿死亡。另外脐血管异常,如单脐动脉多伴有胎儿的严重畸形。脐带血肿可以压迫脐血管致使血运受阻而致胎儿死亡。

（2）胎儿严重畸形或胎儿发育异常。

二、临床表现

（1）胎动减少或停止,正常胎动为 30~40 次 /d,胎动以每小时少于 4 次为警告征象。

（2）子宫大小与孕周不符或子宫不增长。

（3）乳房肿胀感消失,并逐渐缩小。

（4）无胎心搏动。

三、声像图表现

（1）子宫各经线值小于正常孕周值。

（2）无胎心及胎动。

（3）胎儿死亡约 48 h 后可出现一系列的蜕变现象。超声检查可根据胎儿变性种种征象判断其死亡时间,为临床治疗处理提供准确的信息以防止产后出血、感染等继发病症的发生。

a. 胎儿颅骨变形、颅脑塌陷、重叠,似"叠瓦样"改变,颅内组织结构不清（图 6-19）。

b. 由于胎儿死亡时间过久,48~72h 后,羊水可渗入胎儿皮下组织,使其发生水肿而出现胎头及全身皮肤表面出现双层回声。

c. 胸腔和腹腔塌陷,内脏结构不清,可出现胸水或腹水（图 6-20）。

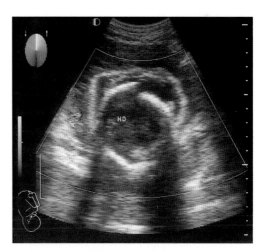

胎儿颅骨变形、塌陷、重叠,似"叠瓦样"
改变　HD. 胎头

图 6-19　胎儿颅骨似"叠瓦样"改变

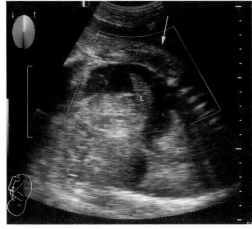

a. 胎儿皮下水肿(↑),皮肤表面出现双层回声
L. 胎儿肝脏（下同）

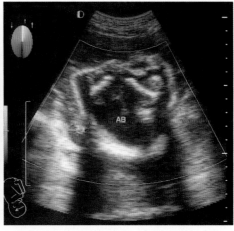

b. 胎儿腹壁张力减低塌凹,横断面显示胎儿
肋骨变形　AB. 胎儿腹腔（下同）

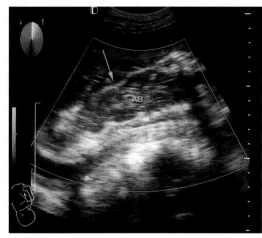
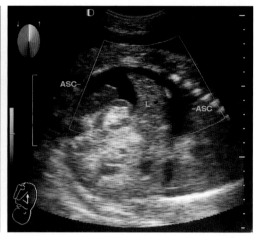

c. 胎儿腹壁塌凹,内脏结构不清　　　　　　d. 胎儿胸腹腔内出现液性暗区,即胸、腹水
↑ 为腹部塌陷处　　　　　　　　　　　　形成　ASC(右)腹水　ASC(左)胸水

图 6-20　胎死宫内

d. 胎儿骨骼改变　胎儿死亡过久之后可出现脊柱及肢体的变形甚至残缺,或形成一堆支离破碎的骨架,不易区别其部位。

e. 羊水量减少甚至浑浊,羊水中出现散在的点、片状中低水平回声。

f. 胎盘边缘模糊,轮廓不清,其实质回声不均并因水肿而增厚。

胎死宫内的诊断,无论是对临床还是超声医师来讲都不困难,但对于观察胎儿死后的继发征象方面,超声检查有它的得天独厚的条件,胎儿死亡在母体内滞留过久,可以消耗母体内的凝血酶,易造成引产后的出血、感染等并发症。声像图可根据胎儿蜕变的种种现象,判断其死亡时间,为临床在产前、产时、产后处理中预防并发症的发生提供可靠的资料。

第八节　卵巢肿瘤蒂扭转

卵巢肿瘤蒂扭转是常见的妇科急腹症,无论是卵巢的良性、恶性、囊性或实性肿瘤均可发生扭转,因此卵巢肿瘤蒂扭转是卵巢肿瘤常见的并发症。轻度扭转可自行复原,重者不能恢复。

一、病因

(1)体位改变　扭转常发生在起床、弯腰或身体剧烈运动而突然停止时,可使肿瘤的位置发生改变,引起瘤蒂的扭转。

(2)肿瘤的活动余地改变　如妊娠合并卵巢肿瘤时,产后是发生扭转的时机,因分娩后子宫缩小,卵巢肿瘤的活动余地增大,而易于扭转,也可因子宫的缩小向下牵引肿瘤引起扭转。

(3)瘤蒂自身改变　肿瘤体积为中等大小而瘤蒂长,肿瘤与周围组织无粘连而重心偏于一侧,此种肿瘤常易发生扭转,如:卵巢畸胎瘤为囊实性肿物,其重心分布不均,是造成其扭转的重要原因。

二、病理

卵巢肿瘤蒂扭转发生后,蒂部的静脉受压血液回流不畅引起肿瘤的血液循环障碍,使得瘤体内充血甚至瘤内血管破裂引起瘤内出血。由于静脉回流受阻,可发生肿瘤的坏死,肿瘤呈紫蓝色。扭转严重者(蒂多圈扭转）引起肿瘤动脉血流障碍，肿瘤组织可发生坏死而致肿瘤破裂。

三、临床表现

（1）突发性下腹部剧痛　如肿瘤蒂扭转后自行复原，疼痛可为发作性的、短暂的；如扭转不能恢复，疼痛为持续性的。

（2）恶心、呕吐为常见的伴发症状，有时甚至可出现虚脱或休克。

四、声像图表现

（1）子宫的上方或左右某侧显示囊性或实性肿物，体积常为中等大小，肿物壁因水肿而增厚。

（2）扭转严重者，可在肿物周围或子宫直肠陷凹处见到少量的液性暗区。此现象由于肿瘤蒂扭转后，动、静脉血供受阻，造成卵巢肿瘤广泛地水肿而渗出所致。

五、鉴别诊断

（1）异位妊娠破裂　破裂型异位妊娠常有短暂的停经、阴道不规则出血、突发性腹痛并向肛门部发射等症状。声像图表现常可在一侧附件区显示不规则形低回声区，盆腔内甚至腹腔可探及大量液性暗区。妊娠试验（+），血 HCG 水平升高。

（2）急性阑尾炎　大多数发生于妊娠早期或中期（妊娠前 24 孕周），其疼痛性质为转移性右下腹或右中腹痛，伴恶心呕吐，化验白血球升高，超声探查典型的急性阑尾炎或阑尾脓肿可在右下腹或右中腹部见到发炎肿大的阑尾或不规则的回声减低区，边界模糊，其周围可见到肠管。

第九节　急性盆腔炎

急性盆腔炎为妇科常见疾病，当女性内生殖器及周围的结缔组织、盆腔腹膜发生炎症时，即为盆腔炎。依其发病过程，临床表现将其分为急性与慢性两种（因本章节仅讨论妇科急腹症，故慢性盆腔炎不在讨论范畴）。急性盆腔炎包括子宫内膜炎、子宫体炎、输卵管卵巢炎及盆腔蜂窝组织炎等。因其起病急，病情发展快，可引起弥漫性腹膜炎、败血症甚至感染性休克等。炎症可局限于一个部位，也可几个部位同时发病。

一、病因

（1）产后感染　因分娩后的产道裂伤或胎盘、胎膜组织残留等原因，病原体可侵入宫腔引起感染。

（2）宫腔手术后感染　如行人流术、宫内避孕器安放术、输卵管通气手术、宫腔镜检查等，均可因手术消毒不严而引起感染。

（3）邻近器官的炎症蔓延　最常见为阑尾炎、腹膜炎导致的盆腔炎。

二、病理

（1）急性子宫内膜炎　子宫肌炎最常见于产后或人流术后致病菌经子宫内膜创面或胎盘附着面入侵，当延至黏膜层时称子宫内膜炎，如感染侵入肌层时形成子宫肌炎。

（2）急性输卵管、卵巢炎、输卵管卵巢脓肿　主要由于急性输卵管炎引起，病菌可以通过宫颈的淋巴播散到子宫旁结缔组织，继而侵犯浆膜层发生输卵管周围炎，然后累及肌层，输卵管腔可因肌层增厚增粗受压变窄，而管腔仍通畅，但因输卵管充血肿胀、增粗，产生炎性渗出物而使其周围组织发生粘连。子宫内膜炎、向上蔓延导致输卵管黏膜粘连，造成输卵管管腔及伞端的闭塞。卵巢常常与发炎的输卵管伞端粘连而发生卵巢炎，亦称附件炎。

（3）盆腔蜂窝组织炎　主要为盆腔结缔组织炎。当内生殖器炎症或创伤时致病菌可经宫颈进入盆腔结缔组织而引起组织充血水肿及浆液性渗出。引起盆腔内脏器的粘连，当炎症得不到控制，炎性渗出物积聚在粘连间隙时，可形成多个小脓肿，脓肿可以破入直肠亦可以破入腹腔而形成盆腔腹膜炎。

三、临床表现

可因炎症的轻重程度及病变范围的大小而产生不同的症状。

（1）下腹部疼痛，伴发热，病情严重者可有高烧、寒战、头痛、食欲不振。

（2）阴道分泌物增多，分泌物呈脓性，有异味。

（3）盆腔检查　子宫增大，有压痛，活动受限，宫颈充血、水肿伴举痛，子宫两侧压痛明显，有时可触及包块。

四、声像图表现

（1）急性子宫内膜炎、子宫肌炎　因子宫平滑肌肿胀而使子宫略增大，子宫轮廓模糊不清，肌层回声减低，子宫内膜因水肿而增厚（图6-21）。

（2）输卵管卵巢炎　炎症较轻时输卵管增粗因而附件区可见迂曲的管状回声，其内为无回声区，管壁增厚，呈"毛边样"，卵巢轻度增大，实质回声减低。炎症加重时，输卵管伞端粘连形成脓肿时，超声可显示一侧或双侧附件区的"曲颈瓶"状或"腊肠型"的无回声区，边界清，其内可见散在的细点样中等水平回声，管壁不规则增厚，边缘模糊。此为炎性的表现（图6-22）。

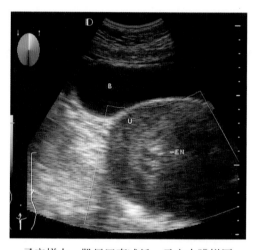

子宫增大，肌层回声减低，子宫内膜增厚
且回声不均

B.膀胱　U.子宫　EN.子宫内膜

图6-21　急性子宫内膜炎、子宫肌炎声像图

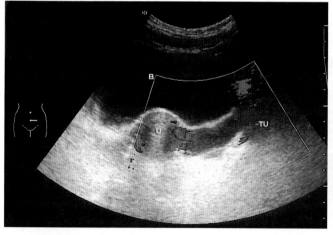

a.输卵管呈现"腊肠样"无回声区，左输卵管壁增厚、积水
TU.输卵管

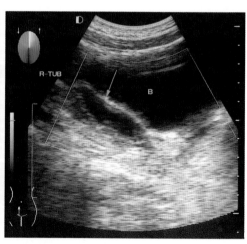

b.右输卵管扩张，壁增厚，其内可见到细点样回声
R-TUB.右输卵管

图6-22　输卵管卵巢炎声像图

（3）盆腔蜂窝组织炎　子宫略增大，浆膜层增厚、毛糙，肌层回声不均匀，伴衰减。子宫周围可见到一个或数个不规则形低至无回声区。最常探及的部位是在子宫直肠陷凹处，亦可在子宫两侧或子宫与膀胱交界处（陶氏腔）探及不规则形无回声区，该现象可单独存在，亦可同时并存。子宫及盆腔脏器可因粘连受压而变形或移位（图6-23）。

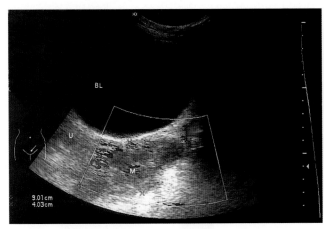 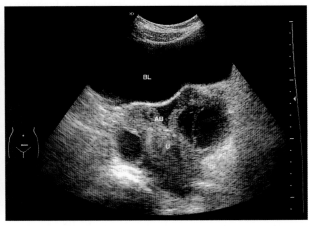

a. 子宫左后方不规则形低回声区，边界模糊、壁厚，将子宫向右侧推移　M. 左附件炎性包块　　　b. 子宫周围可见不规则及低回声区，壁厚，彼此粘连子宫受压　AB. 脓肿

图6-23　盆腔蜂窝组织炎声像图

（4）阑尾脓肿导致盆腔脓肿时，在子宫右侧和后方可见到不规则形的低至无回声区，边界清，壁厚毛糙，当探头向右下腹麦氏点移动时，见该区显示的不规则形包块与盆腔内包块相通（图6-24）。

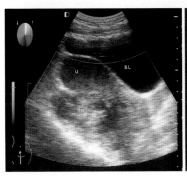 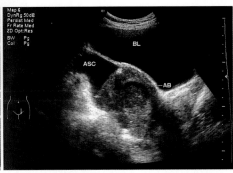 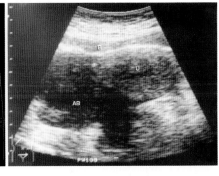

a. 子宫右后方不规则形低回声区，形态不规则，边界清，略将子宫向上推移　M. 炎性包块　　b. 右附件区脓肿，呈低回声改变，壁厚、中心部回声减低，脓肿右上方可见积液（脓）AB. 脓肿　ASC. 积液　　c. 盆腔脓肿，右下腹及盆腔内不规则低至无回声区，其内可见散在的细点样中等水平回声

图6-24　阑尾脓肿导致盆腔脓肿

五、鉴别诊断

（1）陈旧性宫外孕　病人常有下腹部疼痛及阴道出血现象，声像图显示子宫饱满或略增大，因子宫内膜呈蜕膜样变而增厚回声增强，子宫的一侧可见低回声区，边缘欠清晰，其中心部偶可见到胎囊结构，化验血HCG水平升高。

（2）卵巢肿瘤蒂扭转　病人可出现剧烈的下腹痛，伴恶心呕吐，声像图显示子宫形态大小正常，肌层回声均，子宫的一侧可见包块样回声，壁厚，边界清。由于肿瘤壁水肿渗出，可在盆腔最低点处探及少量积液。

第十节　宫颈黏着

子宫颈黏着常发生在人工流产术后，其主要原因是行人工流产术时，未行宫颈扩张或扩张不完全，即用力将吸管插入宫腔或是在带负压的情况下向外抽出吸管，使得宫颈管内膜受损，愈合时发生粘连而致宫颈黏着。

一、临床表现

（1）近期流产史。

（2）腹痛　自人工流产术后即无出血，出现周期性腹痛，疼痛自月经前始至月经止而终，伴肛门部坠胀感。

（3）腹部及妇科检查见子宫膨大、张力高，但无明显压痛。

（4）探针进入宫腔即有较多暗红色液体自宫颈内口流出。

二、声像图表现

（1）子宫增大　子宫球形增大，子宫壁完整光滑，肌层回声变薄但均匀。

（2）宫腔内充满无回声区，其间可见散在的细点样中等水平回声，由于经血不能排出积聚在宫腔内所致。

（3）子宫直肠陷凹处可见少量液性暗区。因宫腔内积血量多，血液可通过输卵管逆流入盆腔而形成盆腔最低点的积液（图6-25）。

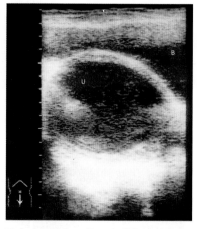

子宫球形增大，肌层变薄但回声均匀，
宫腔大量积液（血）

图6-25　宫颈黏着声像图

第十一节　子宫穿孔

子宫穿孔是器械损伤中最常见的病症。其病因常见于：流产刮宫术、诊断性刮宫术、安放和取出节育器手术，术前未能准确地判断子宫的位置大小盲目进行操作或术时不遵守操作常规，对宫颈口强行扩张而导致子宫穿孔。另外哺乳期妇女子宫往往小于正常，肌层组织脆弱，探针易穿透宫壁，或以往有子宫穿孔史、瘢痕子宫、葡萄胎、子宫绒癌患者，子宫内手术易造成穿孔，绒癌组织累及深肌层也可自发破裂。轻者因内出血少无不良后果，严重者常伴有肠管或腹腔脏器的损伤出现急性内出血、休克甚至危及生命。

一、临床表现

（1）穿孔小或宫底部位的穿孔，一般内出血少，常无明显症状。妇科检查可有宫底部轻度压痛，而无其他特殊症状。

（2）穿孔较大时患者常感突发性腹部巨痛，触诊全腹出现压痛及反跳痛，以下腹部为著，常伴有急性内出血，叩诊移动性浊音（+）。

（3）妇科检查　子宫增大且压痛明显，子宫旁可触及包块。

二、声像图表现

（1）穿孔小时，声像图无特异性表现，有时可在子宫损伤处显示一线样强回声。

（2）穿孔较大时，子宫浆膜层断裂，可在子宫旁显示不规则形、边缘清晰的低回声区，外壁毛糙并与子宫紧密相连，子宫直肠陷窝处可见液性暗区（图6-26）。

北京宣武医院超声科1998年曾为一人流后3个月的患者进行超声检查，其病史：3个月前因早孕行人流术，术时曾感腹部巨痛，给予止痛剂后缓解，术后阴道无出血，时感下腹部隐痛。因人流后未行经来我院就诊。超声检查见子宫增大，宫内胎儿如孕3⁺个月大小，胎心搏动好，胎儿附属物显示基本正常，于子宫下段显示一直径约7.0 cm不规则形低回声区，边缘清晰，略毛糙，其内回声不均，可见散在的不规则无回声区。结合其3个月前人流史，超声检查提示：妊娠合并子宫下段血肿。

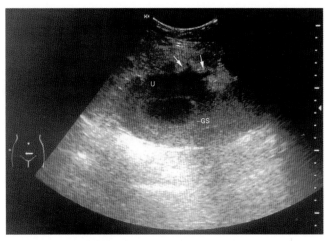

GS.胎囊　箭头所指为子宫穿孔部位
图6-26　人流术中穿孔图

此病例后行小剖宫术得以证实为子宫后壁下段血肿（图6-27）。

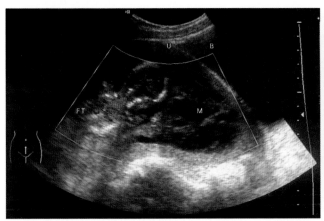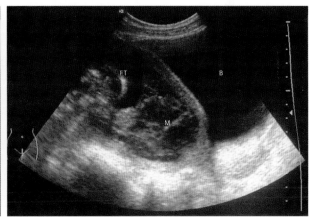

子宫内口以上有不规则形低回声区，边界尚清，内部回声不均，可见条状分隔及无回声区域，为血肿内纤维化改变。血肿上方显示胎头及颈椎　FT.胎儿　M.血肿

探头下移可更清晰地显示胎儿、血肿及子宫内口的关系

图6-27　妊娠合并子宫下段血肿（纵断面）

总之，子宫穿孔在妇科急腹症中并非罕见，而超声却不易检出，其主要原因是影像医师在询问病人病史及观察病人症状方面较欠缺，不善于将声像图与临床表现相结合，因而忽略了声像图中子宫浆膜、肌层及黏膜的细微变化而漏诊。所以说，注意病人病史、体征及临床症状的采集，以利于对声像图的分析、判断，为临床提供准确的信息。

（王　萍）

第七章　子宫内膜异位症

子宫内膜异位症是一种常见的妇科疾病，发病年龄常在30~40岁。国内报道，因妇科其他疾病行剖腹检查并对切除的子宫附件作病理检查，可发现20%~25%的患者有异位的子宫内膜。

正常情况下，子宫内膜组织应覆盖于子宫腔的内面，如因某种因素影响，子宫内膜组织生长在身体的其他部位，即称之为子宫内膜异位。由此而引发一系列的症状，称之为子宫内膜异位症。子宫内膜异位可以发生在身体的许多部位，最多见的是发生在盆腔，如：子宫、卵巢、输卵管、子宫直肠陷窝部。其次是宫颈、阴道、淋巴结、脐、直肠、膀胱，以及剖腹产术后瘢痕。少数可发生于大腿内侧、手臂、胸腔、腹腔、心包腔。根据子宫内膜异位发生的部位，将其分为两类：一类是内在型子宫膜异位，即子宫内膜组织异位到子宫肌层中，亦称为子宫腺肌症或腺肌瘤；另一类为外在型子宫内膜异位，即子宫内膜组织生长到子宫以外的部位。如前所述，子宫内膜异位症是一种常见的疾病，其发病率高病变范围广，是一种相当复杂的疾病。其在组织学上是良性的，但它具有与癌瘤相似的侵犯浸润以及穿透器官的能力，并具有较强的播散潜能。因此临床治愈此病常有一定的难度。但它与癌瘤不同的是其生长速度较慢，不消化宿主的组织不产生恶病质。

一、病因

对于子宫内膜异位的病因，诸多学者提出过许多不同的见解，但主要有以下三种学说。

（一）子宫内膜种植学说

有些学者认为，盆腔内的子宫内膜异位，是由月经期子宫内膜脱落的碎片随经血通过输卵管逆流入盆腔后种植在卵巢或盆腔内形成的。剖腹产术后手术瘢痕部的子宫内膜异位就是例证。另外，行刮宫、输卵管通气或子宫输卵管造影等手术，也可以使子宫内膜经输卵管移位至盆腔并在盆腔内种植。Kistmer于1971年报道子宫内膜异位症中有15%~25%的病例有子宫后倾，大部分发生于宫骶区子宫内膜异位，其认为子宫后倾妨碍经血畅流，促进了子宫内膜异位症的发生。由此可见，任何妨碍经血畅通的因素都可以造成经血逆流，而促使子宫内膜异位症的发生。但子宫内膜种植学说不能解释发生在盆腔以外的子宫内膜异位症的病因，因此又有以下两种学说。

（二）体腔上皮化生学说

有些学者认为卵巢的生发上皮、盆腔腹膜、直肠阴道隔膜在胚胎发育期间共同来源于体腔上皮组织，凡是由体腔上皮衍化而来的组织，均具有潜在的分化能力，在激素或炎症的刺激下可以转化为子宫内膜组织，而子宫内膜组织对卵巢激素特别敏感，一旦转化为子宫内膜组织后，它就受卵巢激素的影响，同样出现修复、增生、分泌以致于脱落这样的月经周期变化。众所周知，生长在子宫内的子宫内膜脱落出血，可经阴道排出体外。而发生在卵巢、盆腔腹膜、阴道直肠隔的异位子宫内膜，虽有周期性变化，而出血没有排出的通道，因而周而复始的出血不能排出而形成局部的陈旧性血肿。临床常见的卵巢"巧克力"囊肿，即为子宫内膜异位到卵巢后，周期性出血形成的陈旧性积血。

（三）淋巴、静脉播散学说

有文献报道，发现子宫旁淋巴结和髂内淋巴结有子宫内膜组织。另外，在胸腔、肝脏、肾脏、上下肢也发现过异位的子宫内膜组织，有些学者即用淋巴通路和静脉血流播散学说解释。

由此可见，子宫内膜异位症的组织发生，并非来源于一个途径。

二、病理

子宫内膜异位症病变，病变部位呈现与子宫内膜相似的组织，可以出现与月经周期相应的周期性活动。病变常为多发性，可累及不同的器官，而卵巢最常受累可达80%左右。20%~30%的病变累及子宫直肠陷凹、宫骶韧带、子宫及输卵管，全身其他部位的病变较为少见。

当病变侵犯卵巢时，由于异位到卵巢内的子宫内膜组织周期出血而使卵巢增大。病变早期卵巢表面可见到小的红色斑点状病灶，病变时间一长经血逐渐增多，导致卵巢组织破坏而形成为陈旧性积血，即"巧克力"囊肿，囊壁逐渐纤维化变得坚硬且厚，50%的病变发生于双侧卵巢，囊肿呈单房直径可达10 cm或者更大。病变常侵犯子宫，当累及子宫浆膜面时，可呈现大小不等的红色或褐色斑块；如累及肌层时，内膜组织可以引起纤维组织及肌纤维的反应性增生，使子宫增大。病灶呈不均匀性或局限性分布，以后壁肌层内病变为多见，故使子宫形态发生改变，病灶酷似肌瘤，但无包膜。切面可见增生的肌组织，亦似肌瘤呈漩涡样结构，但无肌瘤所具有的与周围正常肌纤维分开的包膜样组织。病灶中心可见软化区及陈旧性积血。

病变侵犯盆腔，盆腔内可出现多发性红色或咖啡色浅表病变，而后相互融合形成多个柏油样囊肿，最后形成粘连而致输卵管阻塞等。

子宫内膜侵犯肺脏，可出现周期性的咳嗽、咳血、胸痛，X线片可见肺部阴影，经期阴影增大，月经期后阴影缩小。

子宫内膜侵犯膀胱，可出现经期血尿，重者在经前即出现血尿，此症状可延续到经后二三天之后消失。

子宫内膜异位到肠道，可出现经期腹部胀痛、稀便或肛门部胀感。

三、临床症状

由于子宫内膜异位症可以发生在身体的许多部位，因而患者可以出现许多明显的甚至令人迷惑的症状。归纳起来有以下表现：

（1）痛经　大多数患者常见的症状是痛经，其疼痛特点为：继发性痛经进行性加重。此症状常常发生在正常分娩、剖腹产术或人工流产术后。痛经可发生在月经期前、月经期或月经期后，以月经期为著。疼痛多局限于下腹部和腰骶部，可放射至会阴、肛门或大腿部，并逐月加重。本病亦有少数患者无痛经现象。

（2）月经紊乱　患者月经量常增多，经期延长。主要是由于子宫内膜侵犯卵巢后，导致卵巢功能的失调而出现此症状。

（3）不孕　有文献报道，患有子宫内膜异位症的病人，有40%~60%的患者不孕。其原因与子宫内膜异位到输卵管使其发生粘连、阻塞有直接的关系。另外，子宫内膜广泛累及卵巢时，可导致黄体功能不正常，而引起子宫内膜分泌期变化的缺陷，造成孕卵着床的失败。较严重的卵巢内子宫内膜异位症患者，由于卵巢组织的破坏，很多患者月经周期是无排卵性的，因而给受孕带来困难。

（4）性感不快　当子宫内膜异位发生在宫骶部时，常可以出现性感不快，甚至性交困难。特别是子宫后倾的患者症状较为明显。

（5）大便痛　发生在直肠或直肠附近的子宫内膜异位症，月经期间常出现排便时直肠区的疼痛，严重者可出现经期血便，月经期后，此症状消失。

（6）其他症状　如前所述，子宫内膜异位症可以发生在身体的任何部位，如侵犯膀胱可出现周期性血尿，侵犯胸腔可出现咳嗽、咳血现象，侵犯脐部最常见的症状是发生于月经期的脐部疼痛，且脐部有肿块，并逐渐增大直至行经之末，而月经干净后减小或消退。剖腹产或子宫切除术后，手术瘢痕部的子宫内膜异位，病变区域可见肿块，月经来潮时增大且疼痛，肿块的颜色随着月经周期的变换而加深。当然，子宫内膜异位可以发生在身体的许多部位，因此患者会出现许多稀奇古怪的症状。

四、声像图特点

(一) 内在型子宫内膜异位

患有内在型子宫内膜异位时，其受累部位为子宫，因此子宫的形态、体积、实质回声、浆膜、宫内膜线均可出现相应的改变。

(1) 子宫形态、体积改变   子宫内膜侵犯肌层时，根据病灶的大小以及发生的部位，子宫呈对称性或结节性增大。形态可出现球型、葫芦状或后凸的异常改变。

(2) 浆膜层改变   正常子宫浆膜为一层薄而清晰的亮线样回声，当子宫内膜侵犯浆膜时，浆膜线样回声可增厚、毛糙且回声增强，呈所谓的"毛边样"改变（图7-1a）。

(3) 肌层回声改变   正常子宫肌层回声为均匀的细点构成的中等水平回声，当肌层受侵犯时，肌层内回声明显不均，由于子宫内膜异位出现的多个出血小囊致病灶区回声增强，且与周围正常子宫肌层无明显边界（图7-1b，c）。

(4) 子宫内膜线回声改变   根据腺肌瘤生长的部位，宫内膜线可出现不同的改变，如病灶发生在子宫前壁，宫内膜线可向后移位；反之，宫内膜线向前移位。但根据子宫内膜异位的特点，发生在子宫后壁的子宫内膜异位比发生在子宫前壁的病例为多（图7-1d）。

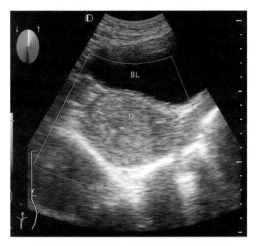
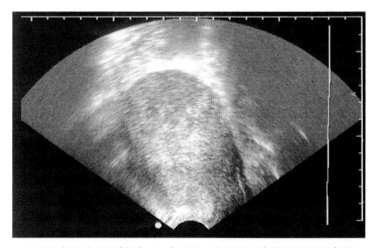

a. 纵断面图形饱满，浆膜层略增厚且毛糙   b. 宫底部子宫后壁增厚，回声不均，与周围正常肌层无明显边界
子宫实质回声不均匀

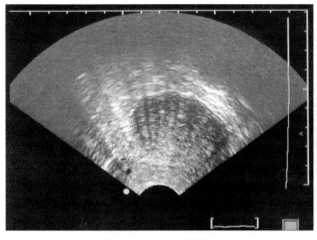
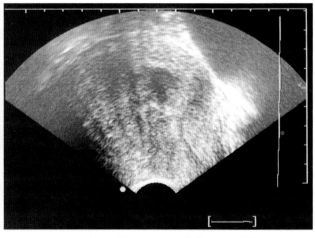

c. 子宫增大，前壁肌层增厚回声不均   d. 子宫前壁腺肌症，子宫内膜线向后移位

图7-1   内在型子宫内膜异位声像图

（二）盆腔内子宫内膜异位

盆腔内子宫内膜异位发生的最常见部位是卵巢及子宫直肠陷窝周围。子宫内膜异位到卵巢后，随着月经周期改变，反复性出血而形成为陈旧性积血，其颜色为深褐色，酷似巧克力色，故亦称"巧克力囊肿"。单纯的卵巢部的子宫内膜异位常为多发性的，其后逐渐相互融合并向深部侵入形成一个或多个巧克力囊肿，因这些病变表面出血而引起与周围脏器的粘连，造成肠管的扭曲或梗阻。声像图特点如下：

（1）发生部位　子宫的一侧或双侧出现低回声包块，由于反复出血常与盆腔粘连。因此，该包块位置常较子宫位置低且不活动。超声扫查时常肿块有固定的感觉。

（2）形态大小　囊肿一般为圆形，偶有不规则形。囊肿被膜增厚，回声增强且不光滑，边缘清楚，囊肿直径常在 5~10 cm,甚至更大。随着月经周期改变囊肿体积可发生变化，月经期增大，经期过后体积缩小。

（3）内部回声　囊肿内回声常为低无回声改变，囊肿内部可见到单纯的无回声区，亦可在无回声区内显示密集的细点样低回声弥漫地分布在肿物内，甚至可在囊肿内见到中低水平回声的细点，使囊肿呈低回声改变，但当仔细观察肿物后方回声时，其仍具有后方回声增强这一囊性肿物的特点（图7-2）。

（4）子宫直肠陷窝、宫骶部的子宫内膜异位　发生于此部的子宫内膜异位，子宫后方显示不规则形低回声区，边缘不清，有时在子宫后方探及卵巢结构，边缘略毛糙，似与周围组织粘连。

（三）膀胱内子宫内膜异位

易发生于膀胱后壁黏膜层，于后壁黏膜探及中强水平回声区，形态不规则，似菜花样，边缘清晰但不整齐，仔细观察其基底部与子宫前壁浆膜时，可见其间相连。北京宣武医院于1991年曾遇一31岁女性，剖腹产术后一年出现经期血尿，超声检查见膀胱三角区左侧显示一直径2.1 cm的菜花样物，经手术病理证实为膀胱内子宫内膜异位（图7-3）。

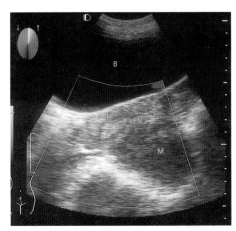

子宫右后方巧克力囊肿将子宫抬起，囊肿边界清，其内呈低水平回声改变，后方回声增强　M.巧克力囊肿

图7-2　盆腔内子宫内膜异位

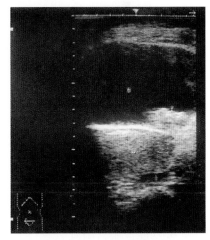

a.膀胱三角区左侧菜花样肿物。
?.菜花样肿物

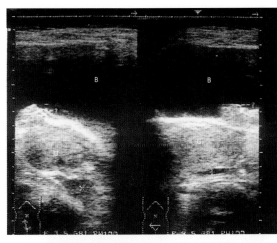

b.纵断面显示子宫浆膜层增厚并断裂，膀胱内肿物与子宫相连　?.肿物

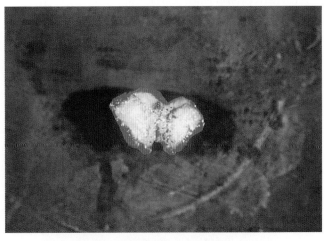

c.膀胱内子宫内膜异位组织切除术后标本

图7-3　膀胱内子宫内膜异位

五、鉴别诊断

子宫内膜异位症可以发生在身体的许多部位,常给临床诊断带来一定的困难,对于妇科疾病的诊断,认真询问病史,结合患者症状及体征,对于分析图像、判断疾病会有很大的帮助。子宫内膜异位症主要应与以下疾病鉴别。

(一)子宫腺肌瘤

1. 子宫肌瘤

子宫肌瘤与子宫腺肌瘤无论是临床检查还是超声检查都是较难区分的。临床上常常根据病史、体征及症状作出诊断。超声图像的鉴别为:子宫肌瘤可呈中等水平回声、低回声或强回声改变,因其有包膜,故可以见到明显的边缘回声。CDFI肌瘤内血管穿行及周边血管绕行,即环状血流(图7-4)。

2. 子宫肥大症

月经量增多,无痛经史。声像图见子宫均匀性增大,肌层回声均匀,宫内膜线清晰,居中(图7-5)。

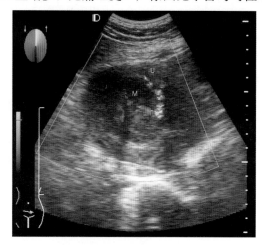

瘤体内可见血管穿行,瘤体边缘可见环状血流
M.肌瘤

图7-4　子宫前壁肌瘤

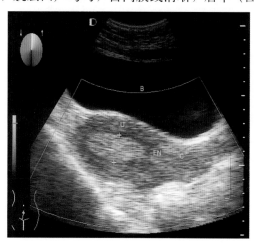

子宫形态正常,肌层回声均,子宫内膜线显示清晰
EN.子宫内膜　C.宫颈

图7-5　子宫肥大

3. 功能性子宫出血

月经周期不正常,出血量多可持续2~3周,无痛经。声像图见子宫形态大小无明显改变,实质回声均,宫内膜居中但明显增厚,可达3 cm左右(图7-6)。

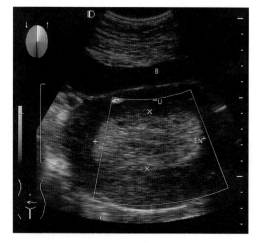

功能性子宫出血,子宫内膜异常增厚约3.6 cm
EN.子宫内膜

图7-6　功能性子宫出血

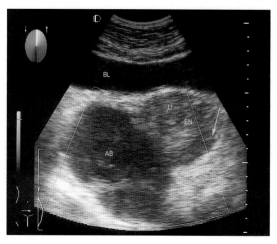

右附件区低回声包块为盆腔脓肿,其形态不规则,壁厚,
内部可见细点样中等水平回声　AB.脓肿 ↑盆腔积液

图7-7　盆腔脓肿

（二）卵巢"巧克力囊肿"

1. 盆腔脓肿

临床表现为发热、下腹部疼痛，血液化验白血球增高。声像图特点：在一侧或双侧附件区见到囊实性包块，其形态常不规则，包块壁增厚，内部回声呈低回声改变，液化区域可出现无回声混有细点状中等水平回声（图7-7）。

2. 卵巢恶性肿瘤

当卵巢肿瘤发生盆腔转移后，其体征与卵巢"巧克力囊肿"相似，但疼痛与月经周期无关，声像图显示肿块体积增大，形态不规则，内部回声明显不均，低回声、强回声区可以在肿物内同时出现。CDFI血流丰富，盆腔或腹腔内可以见到腹水。

（王　萍）

第八章　彩色多普勒超声在妇科的应用

彩色多普勒血流成像已迅速发展成为女性盆腔超声检查的常规技术，目前已经在妇产科领域内广泛应用，并在临床诊断不断取得新的进展。彩色多普勒血流成像不但可以进行正常组织器官的血供定位、对局部血液动力学进行评估和脉冲多普勒检查，并且有助于良性及恶性等异常组织血流灌注特点的探测。

第一节　正常女性盆腔血管解剖

女性盆腔彩色多普勒检查需要了解妇女盆腔血管解剖和血流动力学知识，在盆腔最常见的血管检查包括髂血管、子宫血管和卵巢血管。

一、髂血管

髂血管是提供盆腔血液供应的重要血管。

（一）髂外动脉

髂外动脉是髂总动脉的主要分支，自髂总动脉发出，在腹膜后沿腰大肌内侧下行，至腹股沟韧带下方与股动脉连接。主要分布于髂腰肌的前中部，长 9.0~10.0 cm，外径为 1.0 cm 左右。

（二）髂外静脉

于腹股沟韧带深方接股总静脉，沿骨盆上口向上达骶髂关节处，与髂内静脉汇合成髂总静脉。左髂外静脉全程都在髂外动脉的内侧。右髂外静脉先在内侧，上行中逐渐移行于右髂外动脉后方。髂外静脉长约 9.0 cm，外径 1.3~1.4 cm。

（三）髂内动脉

髂内动脉起自骶髂关节前方的髂总动脉分叉处，然后行向腰大肌后内侧进入小骨盆，是髂总动脉的一个终支。髂内动脉短而粗，长约 4.5 cm，外径约 0.8 cm。

（四）髂内静脉

髂内静脉起自坐骨大孔上缘，沿小骨盆侧壁及髂内动脉后内侧向上至骨盆上口，于骶髂关节前方与髂外静脉汇合成髂总静脉，是一个较短的静脉干，其外径约 1.2 cm。

二、子宫血管

子宫的血供来自子宫动脉。

（一）子宫动脉

子宫动脉起自髂内动脉前支，是髂内动脉的主要分支。在腹膜下沿盆腔侧壁向前内下行 4~5 cm，并横穿盆底经两层阔韧带根部之间，到子宫颈内口水平外侧约 2 cm 距离处下方与输尿管交叉改变方向，分为升、降两支。

（1）子宫动脉上升支　子宫动脉上升支与卵巢血管相连，是供应子宫体的主干，自宫颈内口水平沿子宫体外侧迂曲上行，在宫角部与卵巢动脉吻合。沿路有规则地间隔发出弓形动脉分支进入肌层，并在子宫肌层纤维内再分支为放射动脉，最后进入子宫内膜称为螺旋动脉，螺旋动脉是营养子宫内膜的重要血管，并在内膜分为供应基底层的平行支及供应功能层的垂直支。

（2）子宫动脉下降支　子宫动脉下降支与阴道动脉连接，供应子宫颈部和阴道上部血液，分别称为子宫动脉宫颈支、子宫动脉阴道支。

（二）子宫静脉

子宫静脉由宫体下部、宫颈上部静脉丛，子宫阴道静脉丛，宫颈下部、阴道前壁、膀胱后壁的静脉向上分别在子宫体上1/3处，子宫体颈交界处，宫颈上部汇合而成，最后注入髂内静脉。另有一部分子宫阴道静脉丛血液经子宫静脉卵巢支与卵巢静脉相连，并经卵巢静脉回流入下腔静脉及左肾静脉。

三、卵巢血管

卵巢血管为双重血供。

（一）卵巢动脉

由于卵巢从腹后壁发生后向下移行，自后腹膜腔进入盆腔，因此它的血液供应一部分直接来源于腹主动脉。卵巢动脉在肾动脉起始部下方由腹主动脉发出后，在腹膜后沿腰大肌前表面向下到骨盆上口，呈锐角穿过尿道前方，在髂内血管前方进入盆腔。后经盆腔侧缘上的卵巢悬韧带内横行，与卵巢前缘平行，于卵巢门分成多数小支进入卵巢。在卵泡之间及大卵泡的卵泡膜内基膜表面形成毛细血管网。

（二）子宫动脉卵巢支

子宫动脉上行支末端在子宫角部阔韧带内分支，与卵巢动脉的分支吻合组成动脉弓，约有10个动脉从卵巢门进入卵巢，并经髓质到髓质和皮质交界处，在此许多直的小动脉放射状向外供应卵巢表面。

（三）卵巢静脉

由卵巢内毛细血管网集合成静脉，出卵巢门，在卵巢系膜内构成静脉丛，汇集成卵巢静脉，与同名动脉伴行。右卵巢静脉直接汇入下腔静脉，左卵巢静脉注入左肾静脉。

第二节　检查方法

一、仪器的调节

（一）灰阶超声

采用具有显示二维图像、彩色血流及多普勒频谱信息模式的实时超声仪，并根据病人胖瘦等条件选择适当的探头及频率段。经腹壁超声探头频率2.0~5.0 MHz，经阴道超声探头频率5.0~10.0 MHz。调整适合自己的增益、动态范围、图像深度。选择功能键及操作键。

（二）彩色多普勒超声

女性盆腔血管尤其子宫血管正常形态是弯曲和细小的，为了提高声像图中血流信号的显示率获得最佳效果，应熟练准确地应用仪器面板的旋钮。首先，在二维图像观察的范围内选择感兴趣的区域，通过彩色多普勒模式显示取样框，尽量减小取样框范围，确定取样线及取样线上多普勒取样容积的位置。大的取样容积显示和处理的信息多，小的显示精度比大的高，妇科多选择1.5~2.0 mm。方向与声束夹角应小于60°，设定彩色滤波，调节彩色增益。脉冲多普勒模式时，速度范围（scale）表示为"PRF"（脉冲重复频率），先设置在最低档，此时显示低速血流信号，场深度深；反之，PRF高增大速度范围，显示高速血流信号，场深度浅。当多普勒波形超过可测范围时，超出的部分在基线下方反方向显示时为频率混叠，如果PRF过低或血流速度太高，可能出现此现象，可在保持所需场深度的条件下增加PRF，扩大速度范围。如仍有混叠，可调节基线（零电平位移）。获得连续3~5次以上心动周期的血流频谱之后，进行脉冲多普勒分析。血流指数包括搏动指数（PI）和阻力指数（RI），计算方法如下：

$$PI = \frac{A - B}{Mean} \qquad\qquad RI = \frac{A - B}{A}$$

式中　A——收缩期最大血流速度；B——舒张期最低血流速度；Mean——平均血流速度。

（三）彩色多普勒能量图

彩色多普勒能量图(CDE)是一种强度取决于多普勒能量频谱总积分的血流成像技术。其增加了动态范围，具有相对不依赖取样角度、对低速血流更为敏感的特点，不会出现混叠。特别适合女性盆腔细小弯曲血管的检测。但是该技术对组织运动有高度的敏感性，在检测过程中，轻微运动即产生闪烁伪象。因此，当条件转换到CDE状态后，应尽量减少探头的移动，并争取得到患者的配合。

二、检查前准备

经腹壁超声检查，患者于检查前2~3 h饮水400~500 mL，使膀胱适度充盈，患者取平卧位暴露下腹部。经阴道扫查，受检查者需排空小便，取膀胱截石位。探头以氧氯灵液擦拭消毒后涂藕合剂，并套以乳胶套，然后轻轻置入阴道内。如遇有阴道出血，又必须检查的患者，可先使用1：1000硫柳汞钠液棉球消毒外阴，探头套入无菌乳胶套内再进行检查。

第三节　盆腔正常血管

一、髂外血管

（一）彩色血流显像

经腹壁超声：探头置于腹正中线向外上斜向扫查，或于下腹部一侧纵断面于髂腰肌前方显示两条平行管道回声。红色、蓝色分别表示朝向或背向探头的血流，前方红色为髂外动脉；后方蓝色为髂外静脉。于耻骨联合上方4 cm左右横扫，子宫底部两侧髂腰肌前方可见两个血管横断面，前方为髂外动脉，后方为髂外静脉。此外，探头置于盆腔侧壁可能观察到同侧髂总动脉的分叉部（图8-1），或髂内、髂外静脉的汇合处。

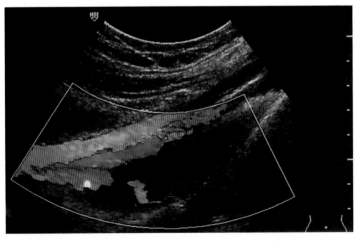

图8-1　正常髂总动脉分叉处彩色血流图（经腹壁检查）

（二）脉冲多普勒

髂外动脉为三相高阻型血流频谱，表现为快速陡直的收缩期窄频带，其下方有一个空窗，紧接着舒张期反向血流，之后为舒张期正向血流（图 8-2）。髂外静脉与髂外动脉反向，可显示为随呼吸运动变化的负向血流信号。

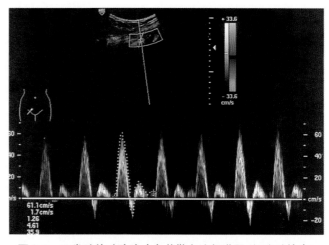

图 8-2　正常髂外动脉脉冲多普勒血流频谱图 (经腹壁检查)

二、髂内血管

（一）经腹壁超声检查

从腹正中线旁开 2~3 cm 处纵切，于卵巢深方可见三条从头侧斜向足侧的平行管道，自前至后分别为输尿管、髂内动脉、髂内静脉，其后方靠近盆壁。另外耻骨联合上方经子宫体部横断面，探头略向侧方倾斜，可显示卵巢外后方输尿管和髂内静脉的两个圆形横断面。

（二）经阴道超声检查

探头先平行送入阴道顶端，达宫颈处后，向外侧盆壁旋转，可见卵巢侧后方两条较直的血管长轴断面，管腔较窄管壁略厚的为髂内动脉，管壁薄管腔较宽的为髂内静脉。

（三）彩色多普勒

可见 2 条并列的血流，髂内静脉较宽，为蓝色血流信号，其深方为髂内动脉的红色血流。

（四）脉冲多普勒

（1）髂内动脉　显示为高阻型频谱，特点为收缩期正向血流频谱之后，于舒张早期一个极低振幅的负向血流，接着是正向舒张期低速血流，收缩期血流频带下方有一个空窗（图 8-3a）。

（2）髂内静脉　与髂内动脉反向，显示为略有起伏的持续性低速血流频谱（图 8-3b）。

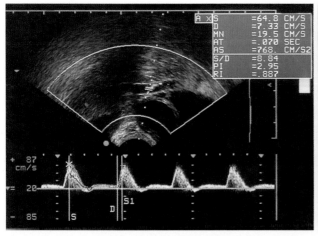

a. 髂内动脉脉冲多普勒频谱

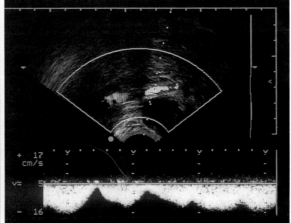

b. 髂内静脉的彩色血流图及脉冲多普勒频谱

图 8-3　正常髂内血管 (经阴道检查)

三、子宫血管

子宫为性激素作用的靶器官，正常生育年龄的妇女，子宫的血供状态是随月经周期不同阶段而变化的，国内外关于这方面的研究工作已有很多报道。

（一）彩色多普勒

首先灰阶超声显示子宫矢状断面，在相当于子宫峡部和宫颈内口两侧，分别获得左右子宫动脉上行支起始部的彩色多普勒血流信号（图8-4）。于子宫内膜外缘与子宫肌壁内缘交界处可显示螺旋动脉的点状血流信号。

（二）脉冲多普勒

（1）子宫动脉　为典型的高阻力型血流频谱。其特点为快速上升的收缩期正向波形，舒张早期可显示小切迹。下降支较上升支缓慢，接着有较低速度的舒张期正向低平血流频谱。

（2）子宫螺旋动脉　显示为收缩期双相低振幅血流频谱，下降支较上升支缓慢，舒张期呈连续低速血流。

（3）子宫静脉　为持续性低速反向血流频谱。

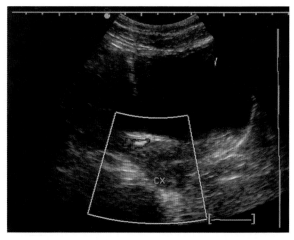

图8-4　子宫动脉彩色多普勒血流图（经腹壁检查）

四、卵巢血管

通过彩色血流显像对卵巢血流的生理学研究，能够获得对月经周期不同阶段及绝经期卵巢血流动力学资料的进一步了解。

（一）经腹壁超声检查

腹正中线旁开2~3 cm处纵向检查，于髂内动、静脉前方探及卵巢；或先于耻骨联合上方横切，获得子宫声像图，再将探头向侧方斜扫找到卵巢。于卵巢侧下方相当于骨盆漏斗韧带水平寻找卵巢动脉的血流信号。如没有明确信号显示，可将取样容积向卵巢内移动，寻找卵巢基质内、优势卵泡周边、黄体周围卵巢动脉的血流信号。

（二）经阴道超声检查

探头轻轻置入阴道穹窿，首先从矢状断面获得关于子宫位置的信息。然后探头顶端移向侧穹窿，并向侧下方旋转，由此找到卵巢进行卵巢形态学评估。在卵巢侧缘下方及卵巢内找寻卵巢动脉的血流信号。

（三）彩色多普勒和脉冲多普勒

正常卵巢动脉的血流灌注取决于体内的激素水平，并随卵巢功能性活动及月经周期的不同阶段变化。这种变化影响卵巢动脉的血管阻力及频谱的振幅和宽度。

（1）滤泡早期　彩色多普勒于功能侧卵巢实质内、边缘见点状血流或探测不到卵巢动脉血流信号。经阴道能量多普勒超声通常更容易发现卵巢动脉血流信息。脉冲多普勒可呈低速高阻血流频谱，部分显示舒张早期切迹。

（2）排卵前期　卵泡逐渐成熟进入排卵前状态，彩色多普勒于功能侧卵巢优势卵泡周边可能探测到点状或带状血流信号，脉冲多普勒显示卵巢动脉血管阻力逐渐减低。也可以不显示血流信号。据文献报道卵巢动脉的低血管阻力由新生血管形成引起，尤其是围绕优势卵泡的低血管阻力，是对滤泡内膜血管压力的应答。

（3）黄体期　卵巢黄体发育，卵巢动脉血管舒张、动静脉开放、卵巢内螺旋血管网变化，多数新生小血管形成引起血供的显著增长。彩色多普勒围绕卵巢黄体周围可以清晰地显示环状、半环状血流信号。黄体内有时出现多数线状、点状异常丰富的血供。脉冲多普勒可出现高舒张期速度伴低阻力的典型的黄体血流频谱。部分卵巢黄体血流信号稀疏或无血流显示。黄体后半期黄体萎缩，卵巢动脉阻力升高。

（4）绝经期　正常绝经后妇女雌激素水平下降，卵巢内纤维细胞、结缔组织量增加，质地变硬，卵巢萎缩，其功能处于相对静止状态。彩色多普勒于卵巢内常不易探到明确血流信号。部分彩色多普勒在卵巢内部和侧方可能探测到单个点状血流。脉冲多普勒一般为高阻力频谱。

（四）卵巢静脉

为连续性低速有变化的带状血流频谱。

第四节　妇科疾病

一、子宫肌瘤

子宫肌瘤是最常见的妇科良性肿瘤，为彩色多普勒血流显示率较高的富血供型瘤体，子宫肌瘤的彩色多普勒血流显像主要取决于子宫瘤体发生的部位、大小、继发变性的程度等因素。

灰阶超声首先从不同断面检查子宫体的外形、大小，以及肌瘤生长的部位、数目、形态、大小、边界及内部回声。经腹壁超声适宜显示大肌瘤的子宫全貌，经阴道超声对于黏膜下肌瘤、较小的肌瘤结节显示有帮助。然后彩色多普勒观察肌瘤内部和周边的血流信号是否存在、其形态学分布特征、血流信号的性质以及双侧子宫动脉血流等。再通过脉冲多普勒对上述血管的血流进行频谱分析。

（一）子宫肌壁间肌瘤

子宫肌壁间肌瘤的营养动脉主要来自子宫动脉及其分支，主要位于肌瘤周围伪包膜内及瘤体内部，彩色多普勒常显示周边性及瘤体内血流，清晰的周边性带状、半环状、点状血流是其主要特点（图8-5a）。彩色多普勒能量图（CDE）使血流信号连续性更好（图8-5b）。这种周边性血供在卵巢实性肿瘤很少见，个别为环状血流信号。肌瘤实质内可有点状、多数短线状、细带状、小树枝状丰富血供。肌瘤内部、周边均有血流，很常见。亦有部分肌瘤内部周边均无血流信号。脉冲多普勒于子宫肌瘤内部和周边可显示低、中、稍高不等阻力的动脉血流频谱。亦可出现静脉血流频谱。子宫动脉血流信号容易显示。

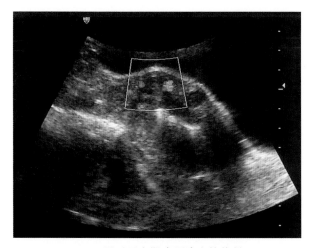
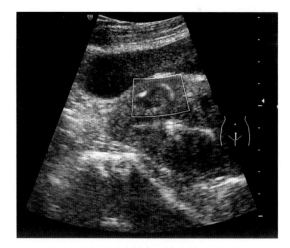

a. CVI显示子宫肌瘤周边血流信号　　　　　　　　　　b. CDE显示肌瘤周边血流

图8-5　子宫肌壁间肌瘤（经腹壁检查）

（二）子宫浆膜下肌瘤

子宫浆膜下肌瘤的血液灌注来自蒂部被疏松结缔组织围绕的扩张的血管。彩色多普勒于子宫壁与肌瘤连接处或肌瘤蒂部，可探及单支带状、点状、多数短线状、小枝状等丰富或稀疏的血流信号（图8-6）。小肌瘤蒂部有时无血流信号。肌瘤实质内部可以有丰富、不丰富血流信号，或无血流信号显示。脉冲多普勒血流频谱与子宫肌壁间肌瘤相似，常表现为较子宫肌壁间肌瘤稍低阻力的动脉样血流频谱。静脉样血流频谱也较常见。

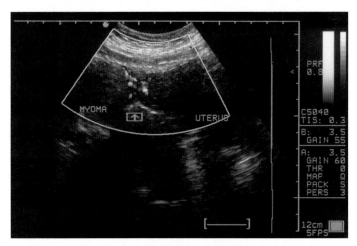

图8-6　浆膜下子宫肌瘤

（三）黏膜下肌瘤

黏膜下肌瘤与宫腔常有蒂相连，瘤蒂内含有少数血管。

彩色多普勒可于黏膜下肌瘤内部、蒂部显示血流信号，部分见环绕肌瘤周边的血流，亦可无血流显示。脉冲多普勒与子宫浆膜下肌瘤相似。

（四）子宫平滑肌瘤变性

彩色多普勒通常于子宫肌瘤变性的区域（无论是黏液样变性、玻璃样变性、囊性变性、脂肪变性、肌瘤钙化）探测不到明确的血流。若肌瘤呈大面积变性的无回声区，可于残余的子宫肌壁上显示点状、带状血流信号。部分浆膜下肌瘤虽有大范围的退行性变，彩色多普勒于其基底部仍能看到小枝状、带状血流。肌瘤内钙化可见瘤体内多数散在点状血流信号。部分肌瘤变性可无血流信号显示。脉冲多普勒基本同上述子宫肌瘤。

鉴别诊断

子宫浆膜下肌瘤囊性或黏液样变性，其残余正常子宫肌壁的假间隔、假囊壁血流，容易与卵巢肿瘤混淆；部分子宫浆膜下肌瘤血流频谱常常显示为低阻力血流频谱与卵巢恶性肿瘤重叠。可根据灰阶超声找到患侧正常卵巢及彩色多普勒发现蒂部血流信号与卵巢肿瘤加以鉴别。

二、子宫肉瘤

子宫肉瘤是一种恶性程度极高的肿瘤，血供极为丰富。彩色多普勒于肿瘤内部和周边显示丰富血流，也可血流信号稀少。Kurjak等观察本病的RI=0.37 ± 0.03，子宫动脉RI=0.62 ± 0.07。

三、子宫腺肌病

子宫腺肌病和子宫腺肌瘤是妇科常见疾病，其血供来源于子宫动脉。

子宫腺肌病子宫肌层病灶内可呈现多数或散在点状血流信号，Kurjak总结血流频谱中阻力指数多见（RI=0.56 ± 0.12）；子宫动脉阻力指数减低（RI=0.75 ± 0.10），周边一般无血流显示。部分病灶也可内部、周边均无血流信号。少数子宫腺肌瘤周围可呈现血流信号。

鉴别诊断

子宫腺肌病无周边性血流，可以此与子宫肌瘤、子宫腺肌瘤鉴别。显示周边血流的腺肌瘤，容易与子宫肌瘤混淆，可结合经阴道超声声像图表现加以鉴别。

四、子宫内膜息肉

子宫内膜息肉的供血来自子宫动脉末端分支的子宫螺旋动脉。

部分患者彩色多普勒无血流信号显示（图8-7）。部分于息肉基底部可显示供应息肉的细带状或环绕周边的血流，形态规则。典型病例在宫腔内呈现代表息肉蒂部血管的红色、蓝色两条或一条细带状血流伸入息肉。个别息肉内部可见丰富血流。Kurjak总结子宫内膜息肉阻力指数为（RI = 0.48 ± 0.06）。

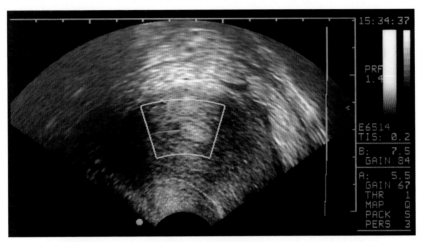

图8-7　子宫内膜息肉

鉴别诊断

充满宫腔的大息肉有时与子宫内膜增生均无血流信号，超声有时不易鉴别。但经阴道彩色血流证实息肉蒂部血管对诊断有帮助。

五、子宫内膜癌

子宫内膜癌是女性生殖系统最常见的恶性肿瘤，子宫内膜癌可形成扩大的新生毛细血管网，以供应肿瘤生长和浸润所需的大量血液和营养物质。据子宫内膜癌的血管形成定量分析显示，I_a期子宫内膜癌即有血管生成能力，血管生成的数目随肿瘤分级的增高而增加。在子宫内膜癌中，有肌层浸润者（I_b、I_c）的血管计数高于无肌层浸润者（I_a）。部分肿瘤血供不足表面可出现缺血坏死。

彩色多普勒于子宫内膜病变内部可显示杂乱密集、稀疏，或单支不规则的血流信号，部分无血流信号显示。典型的病变内可引出低阻血流频谱。Kurjak研究认为子宫内膜癌的RI=0.42 ± 0.02。子宫肌层血流信号丰富或如常。如子宫肌层发现肿瘤血管，可结合二维图像提示子宫内膜癌肌层浸润。子宫动脉阻力指数可以减低。

鉴别诊断

子宫内膜癌早期血流信号多不易显示，与子宫内膜增生性病变，甚至有时与正常子宫内膜鉴别有困难。需借助分段诊刮后作病理检查加以鉴别。

六、子宫颈癌

彩色多普勒超声能够较为敏感地显示宫颈癌的血流状态，有助于研究宫颈不同病理情况下的血流灌注特征，结合二维超声技术还可以在术前显示肿瘤对膀胱壁的浸润，子宫体、阴道、宫旁受累情况及盆腔淋巴结转移等改变。子宫颈原位癌及Ⅰ期宫颈癌目前国内外普遍采用宫颈刮片细胞学检查及宫颈多点活检组织学检查，彩色超声仪器尚不能作出诊断。

病理学认为肿瘤血管生成是宫颈癌形成的重要因素，宫颈癌肿瘤上皮增殖时需要营养与氧气，导致其微血管增生，这是由肿瘤细胞释放的肿瘤血管生长因子（TAF）所介导的，TAF促使微血管生长，使表层及表皮下毛细血管网结构异常，毛细血管襻增生扩张、扭曲紊乱、口径粗大，这是多普勒超声在宫颈癌检查的病理基础。

彩色多普勒于病变内部可探及血流，通常ⅡB期以上子宫颈浸润癌血流显示率最高（图8-8），内部可显示丰富或极为丰富的杂乱血流信号；部分也可血流稀少。ⅡB期以下的血流显示率偏低，瘤体内血流信号稀疏，但有时血流可丰富。另有部分宫颈癌探测不到血流信号。

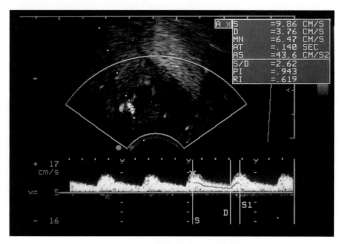

宫颈角化型低分化癌，彩色多普勒能量图显示肿瘤内
丰富的血流信号，脉冲多普勒显示为动脉样血流频谱

图8-8　子宫颈癌（经阴道检查）

鉴别诊断

可根据子宫颈肌瘤周边见带状、半环状形态规则血流、瘤体内部血流规则及声像图改变与宫颈癌鉴别。

七、卵巢癌

卵巢癌是一种对妇女危害很大的肿瘤。通过彩色多普勒超声影像检查可获得卵巢癌的肿瘤滋养血管、血流动力学特点及相关生物学行为的信息。

经腹壁超声可以观察肿瘤的全貌及其它脏器受累的情况，经阴道超声有助于早期或小型病灶的探测，使用两种方法检查更为全面。生育年龄妇女初次超声检查可在月经周期的任何时间，怀疑功能性卵巢囊肿者，超声随访应在滤泡早期进行。先经灰阶图像了解病灶在盆腔占据的位置、外形、大小；再通过彩色多普勒观察病变区血流信号的部位、分布性质及脉冲多普勒波型特点。

彩色多普勒于卵巢恶性肿瘤实性成分内部、周边及多房状间隔上可显示丰富杂乱分布的血流信号，血流粗大，粗细不均（图8-9）。部分来源于上皮性的肿瘤可观察到肿瘤滋养血管伸入乳头征象。部分卵巢癌可无血流信号显示。

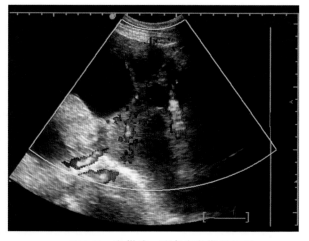

图8-9　卵巢癌，彩色多普勒能量图

鉴别诊断

部分卵巢癌内部可能无血流信号，不可以此作为卵巢良性肿瘤的依据。可结合声像图有无网膜饼形成、腹

膜表面种植、子宫直肠窝以及盆腔淋巴结转移、肠襻浸润、血清CA125测值等综合分析后再作出相应诊断。卵巢黄体、慢性盆腔炎性实性肿块和卵巢脓肿的非液化区，病变内也可呈现弥散血流或伴低阻力频谱，应结合临床资料加以鉴别，需确定附件肿块为功能性还是赘生性时，可在下次月经干净后的1～7日内复查超声。

八、附件良性肿块

Stephen L 报道了一组良性肿瘤血管造影术与病理对照结果，一些良性肿瘤，仅有极少量的正常结构的动脉和静脉。

卵巢囊性畸胎瘤（图8-10）、单纯性卵巢浆液性囊腺瘤、卵巢囊性腺纤维瘤等良性肿瘤多为少供血瘤体。多普勒超声通常探不到血流信号或仅位于囊肿周边显示点状、细小规则单支带状信号，间隔上、乳头上有时可见点状动脉或静脉血流显示。卵巢冠囊肿、卵巢巧克力囊肿多无血流信号显示。良性实性肿瘤如卵巢卵泡膜细胞瘤内部常可观察到单个、散在点、带状血流信号或多数点状血流，周边常无血流显示。脉冲多普勒可显示为动脉或静脉血流频谱。

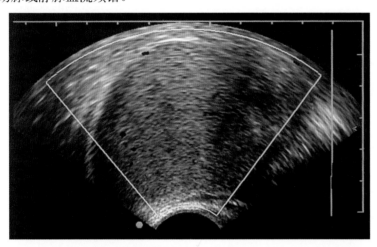

瘤体周边显示点状血流

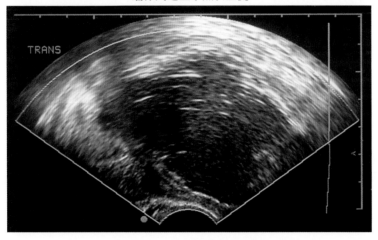

瘤体内部、周边均未显示血流

图8-10　卵巢囊性畸胎瘤

鉴别诊断

个别情况下卵巢良性肿瘤可见丰富血流，如卵巢黏液性囊腺瘤等。卵巢脓肿壁有时可见丰富的血流信号，应结合病史、临床资料及声像图加以鉴别。

（王军燕）

第九章　介入性超声在妇产科的应用

介入性超声 (interventional ultrasound) 自 20 世纪 70 年代起逐渐在世界范围内被应用，目前已经发展成既能诊断亦有治疗作用的相对独立的学科分支。其基本原理是依靠超声的实时监控和指引，进行介入性的穿刺活检、液体介质造影、抽吸细胞培养、注入药物治疗等操作，取代或超越某些外科手术，达到诊断与治疗的目的，特点是操作损伤小，观察细微直观，临床效果可靠，患者依从性好。

自 20 世纪 80 年代初，电子计算机和实时超声仪器不断更新换代，使盆腔内的各脏器结构得以充分展示，并能准确地观察其细微结构和相互关系，为介入性操作提供了可能，并保证了其安全性；因此，开展了实体肿瘤穿刺活检、良性病变的药物注入治疗、液体介质注入造影、超声指引下取卵、超声指引下取绒毛羊水和胎儿换血等技术，积累了一定经验，并预示广阔的前景。

在此，就部分较成熟的技术作一介绍。

第一节　宫腔内注入盐水诊断宫内病变

一、适应证

1. 经期延长或不规则阴道出血；
2. B 超提示子宫体或宫腔内有占位病变；
3. 既往有子宫肌瘤或子宫内膜息肉者；
4. 除外妊娠及子宫外肿物；
5. 除外阴道及盆腔炎症。

二、术前准备

1. 设备

（1）B 超诊断仪：腹部扇扫探头 3.5 MHz，阴道探头 6.5 MHz。

（2）宫腔置管：为双腔单囊管，一次性使用，外径 0.3~0.5 cm。20 mL 无菌注射器。

（3）药品：无菌生理盐水 500 mL，庆大霉素 8 万 U，消毒用络合碘液。

2. 术前常规经腹或经阴道 B 超检查。

3. 患者准备

（1）月经干净 3~7 天；

（2）免性生活；

（3）置管前排空膀胱（阴道 B 超探头时）；

（4）络合碘消毒外阴、阴道、宫颈；

（5）置管后患者不移动。

三、操作方法及步骤

1. 置管及注水

(1) 盆检确定子宫位置;

(2) 探宫腔深度及方向;

(3) 轻柔置管深 5 cm;

(4) 水囊充水 2 cm 后下拉之;

(5) 宫腔内缓慢注入生理盐水,以阻力小为宜,加压力度不能超过患者耐受。

2. 阴道 B 超取材

阴道探头由专人操作,置于后穹窿,调整至子宫纵切位,一幅断面图上必须显示有宫颈管、水囊、宫腔线及宫底部,由助手注水,见宫腔膨胀后,自左宫角至右宫角全程扫描,再转成子宫横切位后自宫底至宫颈内口全程扫描,发现病变处予以观察、测量、摄片。

四、结果判定

1. 测量方法

(1) 发现在宫内自内膜表层突向宫腔内的占位病变,其最长径>0.5 cm 者,为阳性;

(2) 分别测量最长径和最短径线,并与两者交叉点作斜径测量;

(3) 多处病变者,取最大者测量记录,并记录病变个数。

2. 黏膜下肌瘤的判断标准

(1) 最短径与最长径线之比 ≥ 1/2;

(2) 占位病变表层与核心部分回声不一致;

(3) 表层回声像接近内膜像,核心回声像接近肌层像;

(4) 可见核心回声像向肌层延伸;

(5) 病变表面规整、光滑。

3. 子宫内膜息肉的判断标准

(1) 最短径与最长径线之比<1/2;

(2) 占位性病变表层与核心部分回声基本一致;

(3) 病变回声像近似子宫内膜像;

(4) 病变基底线与子宫内膜基底线一致;

(5) 病变表面欠规整,可呈尖锐毛刺状。

五、注意事项及并发症

1. 术前准备充分,尤其应排除妊娠之可能;

2. 作好阴道消毒及非炎症期操作,避免感染;

3. 置管应轻柔,助手应是妇产科大夫,避免了宫穿孔;

4. 注入的盐水应适量,尽量与 B 超采集图像相一致,以使少量注入盐水达到最佳效果。最好两位医师共同观察,争取一次插管、成像成功,避免反复置管,增加感染机会。

六、临床意义

1. 对宫内占位病变诊断阳性率高,经手术及宫腔镜证实,达 100%。

2. 对于黏膜下肌瘤的诊断率达 91%,较普通阴道超声的诊断率 72%高。

3.对子宫内膜息肉的诊断率为100%，而普通阴道B超仅为20%，MR为45%。

4.此方法对区别子宫黏膜下肌瘤和子宫内膜息肉具有重要意义；两者的阳性率均达90%以上，假阴性-假阳性交叉率为12.5%，可信度0.88，是区别两种病变的可靠方法。

（孙大为）

第二节　超声指引下穿刺取卵技术

近年来以"试管婴儿"为代表的生殖医学发展迅速，尤其是IVF等技术日臻成熟，可达16%的成功率，其中超声在监测卵泡发育、采取卵子、桑椹胚移植等各环节均起到不可或缺的作用。本节仅就超声指引下穿刺取卵技术作一介绍。

一、适应证

1.女性因各种形态学原因造成不育，需取卵子作配子移植的患者；

2.男性因精子质量或数量问题，需体外精子获能或单精子注射配子移植者；

3.因病理情况，需冷藏保存卵子者；

4.原发不育，需配子移植者。

二、穿刺方式的评价

共有三种方式可供选择，即：经腹壁超声引导下经腹壁穿刺，经腹壁超声引导下经阴道穹窿穿刺，经阴道超声引导下经阴道穿刺。经腹壁超声引导下经腹壁穿刺，成功率最低，仅能达45%的取卵率，且具有感染、血尿等副作用。目前已经很少使用。经腹壁超声引导下经阴道穹窿穿刺，成功率亦仅为55%左右，且由于是间接引导，安全性差，有误伤周围脏器的可能，准确性差，目前亦极少使用。

经阴道超声引导下经阴道穿刺，由于具有探头贴近卵巢，影像清晰，指引线准确直接，进针距离短，偏差小，安全性高。入路为阴道后穹窿，患者痛苦小等优点，是目前主要取卵手段，据报道，在发达国家98%的取卵采用此法，下文重点介绍。

三、经阴道超声引导经阴道穿刺取卵术

1.术前准备

（1）诱导排卵使卵泡达到取卵径线及个数；

（2）阴道扫描探头，角度90°～240°均可；

（3）穿刺导向器和18G穿刺针无菌备用；

（4）蓄有F11培养液之双头封闭式培养管；

（5）无菌台及相差显微镜。

2.操作步骤

（1）患者取膀胱截石位，络合碘消毒外阴阴道后，铺无菌巾；

（2）消毒后的备有穿刺导向器的阴道探头置于阴道穹窿，预扫盆腔情况，明确成熟卵泡的个数、位置，设计穿刺线；

（3）连接穿刺针，双头封闭式培养管，抽吸器；

（4）穿刺针沿穿刺导向器及穿刺引导线进入，达卵泡中心，负压约100mmHg抽吸，完全抽净卵泡液约4 mL，交台下；

（5）显微镜检查卵子；

（6）若无卵子，可予培养液冲洗回吸卵泡2～3次，注入量为3 mL；

（7）退针，再重复操作穿刺下一个卵泡。

尽量将所有达标卵泡抽净。

四、注意事项

1. 穿刺技巧固然重要，但掌握卵泡成熟时机更重要，若卵泡发育未达标，则取卵困难，且卵子不成熟，若卵泡发育过度，则取卵率低。

2. 因穿刺针型号、质量和卵子所通过的通路均直接影响取卵的成功率，故应选取专用取卵穿刺针及附件。

3. 负压抽吸时压力应适度，过小会造成卵泡液外溢，过强会吸附于卵泡壁和对卵子造成损伤。

4. 此技术无严重并发症，但也有报道可有少量腹腔内出血，造成轻度的腹膜刺激征，不需特殊处理。

五、临床意义

随着经阴道超声指引下经阴道穿刺取卵技术的大量经验积累和技术的日臻完善，使取卵达到便捷、安全、价廉、高效。可以说该技术已是人工辅助受孕技术不可分割的一部分。

（孙大为）

第三节 超声指引下羊水穿刺技术

羊水穿刺术是最常用的侵袭性产前诊断技术，早在20世纪50年代就应用于临床进行胎儿性别鉴定及胎儿Rh溶血性疾病的诊断；60年代以来，超声指引技术的应用，为其提供了安全的保证，并大大提高了穿刺成功率。

一、适应证

1. 拟行中期引产，而羊膜腔内注射药物困难的患者，如羊水过少、子宫发育畸形、盆腔粘连、多胎妊娠等。

2. 需中期妊娠时诊断性羊膜腔穿刺抽吸羊水的患者，如：高年孕妇、遗传病史、性染色体异常、致畸高危因素接触史、母婴血型不合等。

3. 围产期需宫内诊断和治疗者，如：取羊水测定胎儿肺成熟度、胎膜早破者羊水细菌培养、胎儿溶血症的监测、羊膜腔内给药治疗胎儿宫内发育迟缓等。

4. 人工辅助受孕后的多胎妊娠，需行减胎术者。

二、术前准备

1. B超仪器选择频率为3.5～5.0 MHz，首选扇扫探头，设定穿刺引导线，准备穿刺导向装置，消毒备用。

2. 选用20G专用穿刺针，长18～20 cm，抽吸用无菌注射器，消毒备用。

3. 皮肤消毒液和局部麻醉药及根据临床需要的必备药品。

4. 预先充分细致地超声检查，明确大致进针部位及羊水胎儿情况。

5. 排空膀胱。

三、操作步骤

1. 患者取仰卧位，常规皮肤消毒及铺无菌巾，充分暴露术野。

2. 消毒后的超声探头充分观察操作部位，调整穿刺角度和部位，助手予以固定。

3. 将穿刺针自穿刺导向装置穿入，实时观察是否偏离引导线，有两个突破感（皮肤和子宫肌层），达指定位置。

4. 回吸证实有羊水吸出。

5. 保持位置不变，按临床需要抽吸羊水或者注入药物。

6. 术后应再次详细超声检查，证实胎心、胎动、羊水、胎盘、皮下情况正常。

术后患者安静平卧 2 小时。

四、注意事项

1. 宫腔内是非常适宜细菌生长的地方，且一旦感染难以治疗，后果严重，因此，所有操作均应严格遵守无菌操作的原则，必要时予以术后抗生素治疗。

2. 为避免出血和羊水血液混合，操作时进针线路应避开胎盘及子宫上的大血管。

3. 由于反复穿刺可增加感染机会，刺激子宫收缩，甚至造成流产，因此，操作应细致稳健，尽量争取一次穿刺成功。

4. 必须了解在不同妊娠周数时最大可抽吸羊水量是不同的，目前认为，孕 10 周时安全吸取羊水量为 5 mL，孕 13 周时可达 10 mL，孕 15~16 周时可达 20 mL，一般认为孕 15~16 周时，子宫已超出盆腔，且羊水中活细胞比例高，是产前遗传诊断用羊水穿刺的最佳时期。

五、临床意义

此技术在妊娠中晚期的宫内治疗方面，以其直观、简捷、可靠、安全性高等优点，占有不可或缺的地位，对提高人口素质和围产保健水平起着重要作用。而在遗传诊断方面，目前有学者认为可将取羊水时间提前到 10~13 周，依然是安全的。

（孙大为）

第四节　盆腔实性肿物的穿刺活检术

女性内生殖器官位于盆腔以内，造成定性检查的难度大，尤其是卵巢恶性肿瘤的早期诊断和术前定性诊断准确性低，使治疗效果不满意。为此，自 20 世纪 60 年代初就有人予细针抽吸取细胞活检，但取材细胞量过少，定位不准确是其致命缺点。后来发展起来的组织切割针，结合 B 超引导，具有很好的效果。

一、适应证

1. 盆腔内子宫以外的实性肿物;
2. 不能明确区分炎症和恶性肿瘤的患者;
3. 手术治疗后局部肿块形成,需除外复发者。

盆腔晚期恶性肿瘤不能切除的患者,可应用此法作瘤体内药物注射。

二、术前准备

1. B 超诊断仪　经腹壁穿刺用的扇扫探头 3.5~5.0 MHz,经阴道探头 5MHz,消毒备用。

2. 穿刺导向装置和穿刺针　经腹穿刺时应选用组织切割针。18 G,长 18 cm;经阴道穿刺时,可应用组织切割针,16 G,长 30 cm;若有穿刺针自动弹射装置更佳。若为药物注射用,选用普通穿刺针 20~23 G 即可。

3. 药物准备　皮肤消毒液、局部麻醉剂、需注入的化疗药物等。

患者术前常规超声学检查,明确病变部位、范围大小及与周围脏器之关系。

三、操作步骤

1. 体位　经腹壁穿刺平卧位,经阴道穿刺膀胱截石位;
2. 消毒　经腹壁穿刺消毒下腹部,经阴道穿刺消毒外阴及阴道,并铺无菌巾;
3. 扫查定位　不论经腹壁还是经阴道穿刺,均需用消毒后的探头反复扫查,明确将要进针的角度、线路、深度,再予固定;
4. 进针　从穿刺导向器进针,注意有无偏离引导线,达肿物中心;
5. 快速切割后取出;
6. 局部加压,预防出血。

若需注入药物,则完成前 1~4 项操作后进行药物注入。

四、注意事项

1. 由于组织切割针较粗,应注意患者有无出血倾向;
2. 穿刺时,应迅速进针,以避免穿刺针偏离肿物,并减轻患者疼痛;
3. 应认真检查取出的组织,包括碎屑均应送病理检查;
4. 应争取一次穿刺取组织成功,避免反复穿刺以免造成肿瘤种植。

注入药物前应回吸,证实未进入血管。

五、临床意义

对于恶性肿瘤的穿刺诊断,学者一直分为赞成和反对两派,赞成者的主要理由是:该法操作简单、效果较可靠(成功及明确病理诊断率达 87%以上),并发症少,能为临床治疗提供切实的依据,即使有种植的可能亦因及时手术不会造成大的危害(且无临床证据);而反对者认为,既然怀疑为恶性肿瘤,应以手术治疗为主,不必增加危险因素,且种植与扩散是以细胞为单位,临床很难证实,只有远期观察。

近年来由于腹腔镜技术的发展,部分可以取代此操作,且有腹腔内可进行全面观察的优点。

（孙大为）

第五节　超声引导下卵巢囊肿的穿刺技术

　　盆腔的良性囊性肿物,除炎性包块以外,以卵巢的囊性肿物为多见,对于其中的子宫内膜异位囊肿,在近年有发病率上升的趋势,下面以超声引导下卵巢子宫内膜异位囊肿的穿刺抽吸和乙醇注入治疗为例,说明此技术的基本方法。

一、适应证

　　1.经临床检查考虑为子宫内膜异位囊肿者;

　　2.炎性的盆腔积脓;

　　3.妇科手术以后的假囊形成;

　　4.卵巢单纯性囊肿。

二、术前准备

　　1.B超诊断仪　经腹壁穿刺用的扇扫探头3.5MHz,经阴道探头5MHz,消毒备用;

　　2.穿刺导向装置和穿刺针　经腹穿刺时应选用20 G、长15 cm的穿刺针;经阴道穿刺时,可应用18G、长30 cm的穿刺针;

　　3.药物准备　皮肤及黏膜消毒液、局部麻醉用药、99%乙醇、庆大霉素等;

　　4.患者术前常规超声学检查,明确病变部位、范围大小及与周围脏器之关系;

　　5.必要时检测CA125等,以除外恶性肿瘤之可能。

三、操作步骤

　　1.体位　经腹壁穿刺平卧位,经阴道穿刺膀胱截石位;

　　2.消毒　经腹壁穿刺消毒下腹部,经阴道穿刺消毒外阴及阴道,并铺无菌巾;

　　3.扫查定位　不论经腹壁还是经阴道穿刺,均需用消毒后的探头反复扫查,明确将要进针的角度、线路、深度,再予固定;

　　4.进针　从穿刺导向器进针,注意有无偏离引导线,达囊肿中心;

　　5.以100 mmHg的负压进行抽吸,尽量抽吸干净,注入抽吸量的60%盐水,反复冲洗;

　　6.注入99%乙醇,乙醇量为抽吸量的40%~60%,停留5~15分钟;

　　7.抽出乙醇再注入生理盐水,冲洗3~6次;

　　8.拔针,观察有无囊肿涨大。

四、注意事项

　　1.操作禁忌证为恶性病变,应在术前充分检查以除外之;

　　2.抽出之内容物应做细胞病理学检查;

　　3.注入乙醇量应以不超过抽出量的60%为限,以免乙醇漏出;

　　4.注入乙醇的停留时间以不超过15分钟为限,以避免乙醇穿透囊皮;

　　5.抽出乙醇后应充分予以生理盐水冲洗,以免残留的乙醇自穿刺孔漏出。

五、临床意义

本疗法具有与手术相似的疗效，但副作用远小于手术，能够防止囊肿的复发，改善子宫内膜异位症造成的不育，且安全性好。比较经腹壁与经阴道的穿刺，似以经阴道的穿刺更具临床推广性。

（孙大为）

第六节　超声在宫腔镜技术中的应用

一、宫腔镜技术简介

（一）宫腔镜检查

宫腔镜检查是采用宫腔检查镜经子宫颈直接检视宫腔内的生理变化和病理变化，对大多数子宫内疾病可迅速作出诊断。

1. 适应证

（1）绝经前及绝经后异常子宫出血；

（2）确定能否经宫颈切除子宫黏膜下或壁间肌瘤；

（3）为迷失的 IUD 定位；

（4）评估子宫输卵管造影的异常影像；

（5）诊断宫腔粘连并试行分离；

（6）检查习惯性流产和妊娠失败的宫颈管或宫内原因；

（7）检查不孕的宫内因素；

（8）早期诊断子宫颈癌和子宫内膜癌。

2. 禁忌证

（1）绝对禁忌证：①急性子宫内膜炎；②急性附件炎；③急性盆腔炎。

因宫腔镜检查的操作会使炎症扩散，因此绝对禁忌。

（2）相对禁忌证：①大量子宫出血。大量出血时，宫腔镜的视野全部被血液所遮盖，不但难以查出病变，而且会增加出血；②妊娠。有可能引起流产；③慢性盆腔炎。有可能使炎症扩散。

（二）宫腔镜手术

宫腔镜手术是应用宫腔电切镜完成的手术，包括用半环形电极头即宫腔镜电切环经宫颈切除子宫内膜（transcervical resection of the endometrium, TCRE），子宫黏膜下肌瘤（transcervical resection of myoma, TCRM），子宫纵隔（transcervical resection of septa, TCRS），宫腔粘连（transcervical resection of adhesion, TCRA），宫内异物（transcervical resection of foreign body, TCRF）以及用滚球电极去除子宫内膜（endometrial ablation, EA）。

宫腔镜手术切除子宫内膜或黏膜下肌瘤替代子宫切除术治疗异常子宫出血，具有不开腹、创伤小、出血少及不影响卵巢功能等优点。经宫颈切除子宫纵隔代替经腹部切开子宫切除纵隔，术后恢复快，2~3 个月即可妊娠，并可避免开腹手术导致的妊娠后瘢痕子宫破裂及盆腔粘连。宫腔镜直视下切除宫腔内粘连组织、取出宫腔内残留避孕器、嵌入肌壁的避孕器、残留宫腔或嵌入肌壁的胎骨及切除残留胎盘组织，手术效果明显优于盲目清宫术。

宫腔镜手术自 20 世纪 70 年代问世以来，经过二十余年的探索及仪器、器械的不断更新，已进入临床应用的成熟阶段，在宫腔内病变的治疗中占有十分重要的地位。

二、超声在宫腔镜检查中的应用

(一)检查前准备

患者取膀胱截石位。适量充盈膀胱,使遮盖在子宫表面的肠管推向两侧。声束通过膀胱形成的透声窗,将子宫清晰地显示出来。膀胱充盈的量因人而异。未施行过盆腔手术的患者,只需显示子宫体的上半部。行宫腔镜检查时,宫颈钳将子宫向下牵拉时即可暴露出子宫底,不至因膀胱过度充盈而影响术者操作。施行过盆腔手术的患者,如有盆腔粘连,宫颈钳向下牵拉时子宫移动的幅度较小,因此,膀胱充盈的量要较未施行过盆腔手术的患者稍多,以暴露出子宫底为宜。

在超声监视下用探针探测子宫腔的深度,明确探针到达宫底的方向。在超声引导下顺宫腔方向将宫腔镜置入宫颈口内,以0.28 mol/L葡萄糖为膨宫介质。当向宫腔内注入膨宫液后,进入宫腔内的膨宫液与充盈的膀胱形成双项对比的透声窗(图9-1)。在宫腔镜检查的同时,行经腹壁超声检查。观察子宫腔形态,宫腔内有无病变及宫壁病变与宫腔的关系。

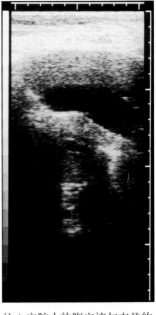

注入宫腔内的膨宫液与充盈的膀胱形成双项对比的透声窗

图9-1 双项对比

(二)诊断子宫腔内病变

1. 子宫黏膜下肌瘤

典型的子宫黏膜下肌瘤在经腹壁超声检查时,显示为宫腔水平内的低回声

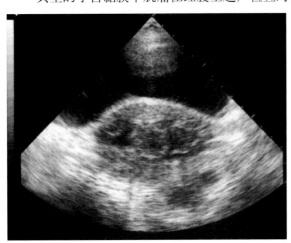

图9-2 黏膜下肌瘤

结节或团块。直径小于2cm且不典型的黏膜下肌瘤在经腹超声检查时仅显示子宫腔回声增厚。在膀胱与膨宫液形成的双项对比检查中,黏膜下肌瘤呈圆形或卵圆形,周边为膨宫液形成的液性暗区,灌注膨宫液时其位置较固定(图9-2)。在超声和宫腔镜联合检查时可确定黏膜下肌瘤的位置、数目、大小及有无瘤蒂。

2. 子宫内膜息肉

多发及直径较大的子宫内膜息肉,在经腹超声检查时与不典型的黏膜下肌瘤声像图相似,均显示为宫腔回声增厚。较小的子宫内膜息肉在经腹壁超声检查时难以发现。超声双项对比检查时,子宫内膜息肉在膨宫液中显示为中高回声、有蒂的结节向宫腔内突入(图9-3),注入膨宫液时可摆动。

3. 子宫内膜增殖症

子宫内膜长期受大量雌激素刺激,呈腺囊型或腺瘤型增生过长。声像图显示子宫内膜明显增厚,回声增强,呈椭圆形或圆形强回声光团,其内有大小不等的暗区,呈蜂窝状,内膜回声与子宫肌层界限清楚。当其声像图不典型时,易与子宫黏膜下肌瘤或子宫内膜息肉混淆。超声和宫腔镜联合检查 显示子宫内膜限局性或弥漫性增厚,表面不光滑。加大膨宫压力时,蜂窝状结构消失,增厚的内膜受压力作用变薄,致内膜形成的强回声光团消失,此特征可与子宫黏膜下肌瘤和子宫内膜息肉相鉴别。

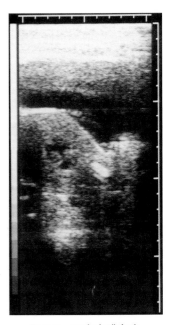

图9-3 子宫内膜息肉

4.确定绝经后子宫出血的原因

绝经后子宫逐渐萎缩，宫体逐渐变小，子宫轮廓不甚光滑。子宫内膜为线样中等回声或显示不清。子宫内膜厚径小于5 mm。当子宫内膜厚径 大于5 mm，则应高度怀疑有宫腔内占位性病变。绝经后子宫腔内占位性病变以良性病变居多，最多见者为子宫内膜息肉，其次为子宫黏膜下肌瘤、子宫内膜癌及腺肌瘤样息肉等，前三者为绝经后子宫出血的主要原因。近年来，使用激素替代疗法的患者逐渐增多，由于激素作用引起的子宫内膜增厚并随之引发的子宫出血也是绝经后子宫出血的原因之一。此外，乳腺癌术后应用三苯氧胺的患者也易引发绝经后子宫出血。

绝经后，子宫萎缩，宫腔缩小，内膜变薄，子宫内膜息肉，子宫黏膜下肌瘤随之萎缩，经腹壁超声时显示为子宫腔回声增厚，但缺乏特异性。厚径小于5mm的子宫内膜息肉，超声检查则难于发现异常。宫腔镜检查时向子宫腔内注入膨宫液，使内膜息肉及黏膜下肌瘤显示于膨宫液中，在声像图上可以观察病变的数目、大小及位置，区别子宫内膜息肉、子宫黏膜下肌瘤及子宫内膜癌。如超声和宫腔镜检查提示子宫内膜癌，则可在超声监视下定位诊刮，同时可观察病变是否向肌层浸润。

5.子宫不全纵隔畸形

子宫不全纵隔畸形是习惯性流产的原因之一。不典型的子宫不全纵隔畸形在宫腔镜下观察仅可见两侧宫角深，二维声像图上看不到明确的纵隔而显示为宫底部宫壁厚。宫腔镜检查时，借助膨宫液的对比，在声像图上准确测量子宫底与子宫前后壁厚度之差及子宫底与宫角壁厚度之差，可做出子宫不全纵隔畸形的判断。典型的子宫不全纵隔畸形，子宫腔在宫体部分为2个腔，其声像图的横断面显示子宫横径较宽，子宫内可见2个宫腔回声，中央似有纵行界限。注入膨宫液后，声像图横断面显示宫腔中央为肌性组织形成的均匀细小密集光点，与子宫肌层回声一致。两侧为膨宫液充盈的子宫腔，构成"猫眼征"（图9-4）。

6.宫腔粘连合并积血

单纯宫腔粘连在二维声像图上显示子宫腔回声增厚或无异常改变，往往不能明确诊断。宫腔粘连合并积血在声像图上可显示宫腔内有液性暗区。用宫腔镜检查子宫腔粘连可以判断有无粘连，但看不到粘连水平以上子宫腔内的情况。超声和宫腔镜联合检查可同时观察到粘连造成的宫腔内积血或积液的部位、范围及确定粘连腔为单房或多房（图9-5a）。如为重度肌性粘连，则宫腔呈闭合状，经宫腔镜向宫内注入膨宫液时，声像图显示粘连水平以上无液体灌注（图9-5b）；如为轻度膜性或纤维性粘连，声像图显示粘连部有带状或不规则粘连组织回声。

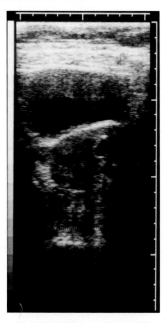

注入膨宫液后，2个充盈的
子宫腔构成"猫眼征"

图9-4　子宫不全纵隔畸形

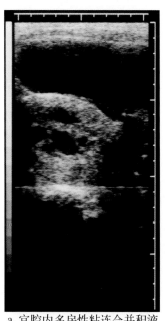

a.宫腔内多房性粘连合并积液

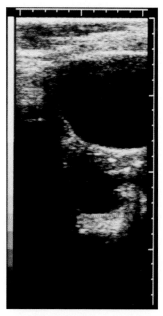

b.宫腔闭合性粘连，粘连水平
以上无液体注入

图9-5　宫腔粘连

7. 宫内异物

节育器嵌顿、节育器断裂残留宫腔，以及胎盘或胚胎滞留宫腔是计划生育手术引起的常见并发症。前者可因放置节育器时操作不当、超过上环年限、绝经后子宫萎缩或节育器接头断裂等原因造成，可引发患者出现腹痛和阴道出血等症状。后者可因子宫畸形及宫腔内手术操作不当造成，可导致阴道出血和继发不孕。

节育器断片嵌入宫壁，如其断端仍暴露于宫腔，则宫腔镜检查可以发现；如果完全嵌入肌壁或被内膜或粘连组织覆盖，则宫腔镜难以窥见。当宫腔镜找不到残环嵌入部位时，可经超声引导定位（图9-6a）。

单纯胎骨残留宫腔在二维声像图上显示为强回声块（图9-6b），宫腔镜检查时也显而易见。如残留胎骨嵌顿肌壁，或合并宫腔部分粘连，宫腔镜检查难于定位。宫腔镜检查时，经超声扫查可提示胎骨嵌顿的部位、深度及胎骨的大小，以及胎骨长径与子宫长轴的关系，并引导宫腔镜探查嵌顿及粘连部位。

胎盘残留宫腔，在声像图上显示为子宫略大或饱满，宫腔水平内有不均质回声团块，结合病史，不难诊断。如胎盘残留时间较长，与子宫壁发生粘连、或形成机化组织，在声像图上则难与单纯宫腔粘连鉴别。检查时，超声监导宫腔镜进入宫腔，注入膨宫液，在声像图上显示病变部位有不均质回声团块突入宫腔，其基底部与子宫壁界限不清（图9-6c），如果没有合并宫腔粘连，则显示子宫腔通畅。合并宫腔粘连时，则可见到粘连组织构成的分房状结构或闭合的子宫腔。

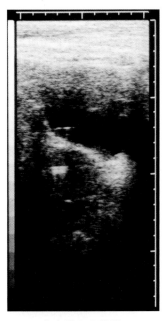 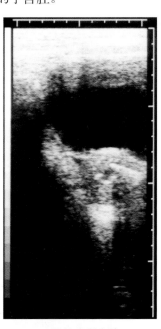 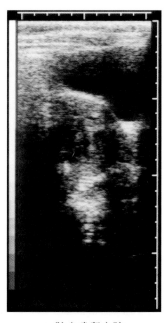

a. 节育器嵌入肌壁　　　　　　　b. 胎骨残留宫腔　　　　　　　c. 胎盘残留宫腔

图9-6　宫内异物

（三）诊断宫壁病变

经腹壁超声检查利用膀胱形成的透视窗，可清楚地显示子宫的轮廓、大小及宫壁内病变。宫腔镜检查时，行介入性超声扫查，通过膀胱和膨宫液形成的双项透视窗，有助于显示子宫壁厚度、宫壁内病变的位置、宫壁内病变的鉴别及宫壁内病变与子宫腔的关系。

1. 子宫壁间肌瘤

内突型子宫壁间肌瘤是引起子宫异常出血的原因之一。宫腔镜检查容易漏诊，经腹壁超声检查易误诊为无蒂子宫黏膜下肌瘤。超声和宫腔镜联合检查显示：内突型子宫壁间肌瘤瘤体1/2~2/3位于子宫肌壁内，当膨宫压力过高时，内突瘤体可回缩于肌壁内，此时，宫腔镜容易漏诊，超声可协助定位。当减小宫腔压力时，回缩的瘤体又可突入宫腔，此时，宫腔镜易于观察。无蒂子宫黏膜下肌瘤瘤体2/3以上突入子宫腔内（图9-7），根据瘤体与子宫壁及宫腔的关系，综合分析，可得出正确的诊断。子宫黏膜下肌瘤可经宫腔镜手术一次切除，较大的内突型壁间肌瘤可能需要分多次切除。因此，术前正确诊断对手术方案的确定十分重要。

　　2. 子宫腺肌病

　　典型的子宫腺肌病导致子宫形态改变，常规超声检查即可诊断。不典型的子宫腺肌病，常规超声检查难于做出判断，单纯宫腔镜检查则观察不到子宫壁的病变。在宫腔镜检查时行介入性超声检查，如子宫腺肌病的异位腺体开口于子宫腔，声像图上可观察到膨宫液进入宫壁，并显示病变部位呈不均匀的云雾状强回声（图9-8），此征象提示子宫腺肌病。这种现象在宫腔镜手术中出现的几率更多。如果为局灶型子宫腺肌病，在宫腔镜检查时可因宫腔内操作引起子宫不均匀收缩，导致局部肌壁呈内突状。宫腔镜下观察易误诊为内突型子宫壁间肌瘤，介入性超声检查可根据局部肌壁的回声、病变部位的边界及动态观察子宫的形态提示局灶型子宫腺肌病的诊断。

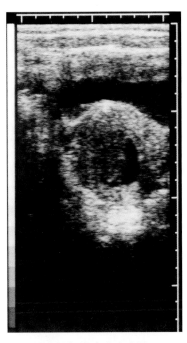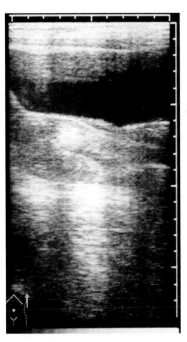

子宫壁间肌瘤内突宫腔

图9-7　子宫壁间肌瘤

膨宫液进入宫壁，病变部位
呈不均匀的云雾状强回声

图9-8　子宫腺肌病

（四）超声在宫腔镜检查中应用的意义

　　月经过多及异常子宫出血是宫腔镜检查的适应证。子宫黏膜下肌瘤、内突型子宫壁间肌瘤、子宫内膜息肉、子宫内膜增殖症、子宫内膜癌及宫内异物均为子宫异常出血或月经过多的原因，但治疗方法则截然不同。子宫黏膜下肌瘤及内突型子宫壁间肌瘤经宫腔镜手术切除瘤体即可治愈。子宫内膜息肉单纯切除息肉容易复发，因此，应根据患者的年龄确定是否需要同时切除子宫内膜。患有子宫内膜增殖症且未生育的患者应首先选择药物治疗，无生育要求的患者经中、西药物治疗及刮宫治疗无效后，可行经宫颈子宫内膜切除术或子宫内膜去除术，两者均可有效的减少子宫出血。子宫内膜癌的患者应尽快行相应的治疗。宫内异物则需要在超声监导下经宫腔镜取出。因此，术前的正确诊断是非常重要的。超声和宫腔镜联合检查弥补了单项宫腔镜检查不了解子宫壁病变、常规超声检查不能确诊子宫腔内病变的不足，可明确子宫腔内病变、子宫壁内病变及子宫壁内病变与子宫腔的关系，为选择手术方式提供了重要的依据。此外，宫腔粘连、宫颈粘连、子宫发育异常及绝经后子宫萎缩都给宫腔镜的置入及宫腔内操作带来困难。超声和宫腔镜联合应用，对宫腔镜的置入及操作均有导向作用，可防止子宫穿孔。

三、超声监导宫腔镜手术

(一)监视方法

患者取膀胱截石位。充盈膀胱,膀胱充盈的量因人而异。未施行过盆腔手术的患者,只需显示子宫体的上半部。行宫腔镜手术时,宫颈钳将子宫颈向下牵拉即可暴露出子宫底,不至因膀胱充盈过度而影响术者操作。施行过盆腔手术的患者,如有盆腔粘连,宫颈钳向下牵拉时子宫移动的幅度小。因此,膀胱充盈的量要较未施行过盆腔手术的患者稍多,以暴露出子宫底为宜。

在声像图上观察探针进入子宫腔,明确探针到达宫底的方向。观察宫腔镜置入宫颈口内,将0.28mol/L 葡萄糖或 0.28 mol/L 甘露醇作为灌流液注入子宫腔。注入宫腔内的灌流液与充盈的膀胱形成双项对比的透声窗。

自手术开始至结束持续二维超声双项对比法监视手术过程。观察内容包括:

(1)监视子宫壁厚度的变化及切割镜的位置,以防止子宫穿孔。

(2)提示子宫内壁及肌壁在电热作用下的回声变化,确定电切深度、范围及肌壁内病变。

(3)确定子宫腔内病变的位置、大小及子宫肌壁病变与宫腔的关系,并监视子宫腔及子宫肌壁内病变的切除。

(4)探查有无术前不易诊断的子宫畸形及子宫肌壁的陈旧性损伤,以完善诊断。

(5)观察子宫周围,监视是否有灌流液经输卵管开口进入腹腔及灌流液进入腹腔的量。

(二)监导术中操作

1. 经宫颈子宫内膜切除术(transcervical resection of endometrium,TCRE)

TCRE手术采用宫腔镜电切环切除子宫内膜功能层、基底层及其下2~3 mm的肌肉组织,以达到减少月经量、减轻痛经及人为闭经的目的。由于手术时切割环的高频电热作用,切割后的子宫内壁受热脱水、皱缩,子宫内壁由线状强回声变为3~4 mm宽的强回声光带(图9-9),当切割深度达肌层时,在切割后15~40 min,强回声光带逐渐消失。当切割深度仅限于黏膜层时,形成的强回声光带迅速消失。术中,观察强回声光带是否完整是防止漏切的重要指征。观察强回声光带的持续时间是提示切割深度的超声指征。密切监视切割器的位置,防止电切环紧顶或穿出宫壁,当强回声光带的外缘达肌层深部时,提示术者停止局部切割,可有效地预防子宫穿孔。

2. 经宫颈子宫内膜去除术(endometrial ablation, EA)

采用宫腔镜滚球电极经宫颈进入宫腔破坏子宫内膜,以达到减少月经,治疗功能失调性子宫出血的目的。EA术中,当滚球电极将子宫内膜破坏后,子宫内壁受电热作用影响脱水、皱缩,形成与TCRE手术相同的强回声光带,但EA术后所形成的强回声光带消失快,持续时间约5 min。由于滚球电极的作用强度随烧灼时间的延长而增强,随功率增加而减弱。因此,当功率不变时,局部烧灼时间过长可造成宫壁电热损伤过深,其为EA术中子宫穿孔的主要原因。手术中,当子宫壁某一部位所形成的强回声达肌层深部、接近浆膜层时,是停止局部烧灼的重要指征。与监视TCRE术相比,超声监视EA术的指征是观察子宫内壁所形成的强回声的深度,而不是强回声光带持续时间的长短。

3. 经宫颈子宫肌瘤切除术(transcervical resection of myoma,TCRM)

TCRM手术包括经宫颈切除子宫黏膜下肌瘤及经宫颈切除内突型子宫壁间肌瘤。子宫黏膜下肌瘤分窄蒂、宽蒂、无蒂三种。窄蒂子宫黏膜下肌瘤,在其生长过程中,随着瘤体的增大,蒂也逐渐增长变窄。在宫腔内

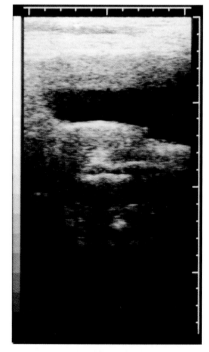

切割后的子宫内壁形成 3~4mm 的强回声光带

图9-9 子宫内膜切除术

的瘤体对子宫形成异物样刺激，使子宫收缩，致瘤体脱入宫颈或悬于阴道中，而瘤蒂的根部仍留在宫体部，有时可合并瘤蒂部子宫壁内翻。术时，超声监导的作用是提示瘤蒂部切除的深度，引导术者于蒂的瘤体缘处切割，避免伤及内翻的子宫壁。宽蒂或无蒂黏膜下肌瘤，先确定其基底部的位置。如基底部位置较低，瘤体直径小于 3.0 cm，可监导术者自瘤体的基底部切除。如瘤体基底部位置较高或瘤体较大且充满子宫腔，手术需从瘤体的下缘或一侧开始。术中超声应提示进镜深度及切割方向，监导术者将瘤体切薄或呈扁圆形，以便用卵圆钳夹住瘤体扭转取出。较大的瘤体往往要经历多次的切割与钳夹才能完全切除（图 9-10）。

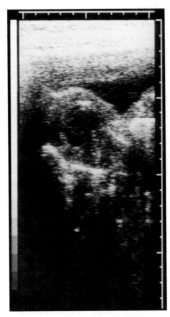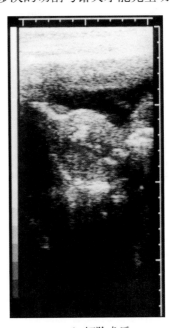

a. 宽蒂黏膜下肌瘤切除术前　　　　　　　　b. 切除术后

图 9-10　子宫黏膜下肌瘤

内突型子宫壁间肌瘤瘤体的 1/2～2/3 位于子宫肌壁内，使瘤体外正常的子宫壁被挤压得很薄，瘤体的 1/3～1/2 突入子宫腔。手术在超声监导下先将瘤体切除至与子宫内壁平行。此时，术中超声可以观察到：由于电切环的切割作用促使子宫收缩，当子宫肌壁内的瘤体因子宫收缩而被挤入子宫腔后，瘤体外缘被挤压的子宫壁可逐渐恢复，瘤体与子宫壁分界清晰，壁内瘤体逐渐向子宫腔内突入，提示术者可继续切割及钳夹瘤体。反复的切割及钳夹作用，使瘤体与正常肌壁逐渐分离，灌流液及气化作用产生的气体渗入瘤体与肌壁之间，在瘤体与肌壁间形成弧形强回声带（图 9-11a），此征象提示瘤体可全部挤入宫腔，并可经宫腔镜手术一次切除。如果子宫收缩差，声像图上则显示壁内瘤体未挤入子宫腔，提示静冲 10U 缩宫素，促进子宫收缩。静冲缩宫素后，超声监视的重点是观察残存瘤体与子宫壁之间有无弧形强回声带，瘤体是否向宫腔移动，以及被压薄的子宫壁是否渐渐变厚。子宫肌壁内瘤体的挤出与被压薄的子宫壁的恢复是随手术进程逐渐完成的，因而超声监导要不断提示瘤体的切除范围及子宫的恢复状况，以保证手术的顺利进行。如一次静冲缩宫素后子宫收缩不明显，可反复使用。作者在监导宫腔镜子宫肌瘤切除术中使用缩宫素的量最多达30U。当瘤体全部切除后，声像图显示瘤床部与周围正常子宫壁基本平行或形成凹陷（图 9-11b）。如反复使用缩宫素后，残留在子宫壁内的瘤体仍未挤入子宫腔或未与子宫壁分离，则提示瘤体不能一次切除，需 2 次手术完成。

在初期的研究中，切除肌瘤的目的是为了使子宫腔通畅，彻底切除子宫内膜。近期的研究发现：患有子宫黏膜下肌瘤或内突壁间肌瘤的患者，子宫腔通常增大，宫壁薄。因此，切除肌瘤后再切除内膜极易引起子宫穿孔。从病理解剖学分析，子宫黏膜下肌瘤及内突壁间肌瘤使子宫内膜面积增大，是引起月经过多的原因之一。排除其他病因，单纯切除瘤体即可有效地减少月经量，手术成功率几乎100%。此外，子宫黏膜下肌瘤占女性不孕症的5%，内突型子宫壁间肌瘤可导致流产。应用宫腔镜切除肌瘤可避免开腹手术，避免妊娠后瘢痕子宫破裂。因此，行宫腔镜手术对需要保持生育功能的患者更为合适。

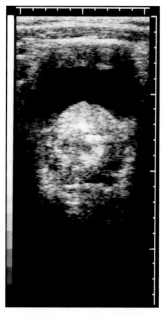
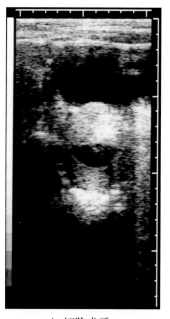

a.瘤体与正常肌壁间形成弧形　　　　　　　　　b.切除术后
　　　强回声带

图 9-11　子宫壁间肌瘤

4. 切除子宫纵隔（transcervical resection of the septum,TCRS）

子宫是由两侧副中肾管向中线横行伸延会合而形成。在子宫发育过程中，如两侧副中肾管已全部会合，但纵隔未退化，声像图显示除子宫底横径较宽外，其外形是正常的。子宫腔被隔离成两部分，称为完全纵隔子宫。如纵隔未全退化，则形成不完全纵隔子宫。术前，在二维声像图上测量纵隔的长径及基底部的宽径。

第一步，切除纵隔。在超声双项对比法监视下自纵隔末端向基底部切除纵隔。术中超声监视切割深度及切割方向。如纵隔较长，其末端一般较窄，通常采用左、右交替法切割纵隔；如果纵隔较短，其末端一般较宽，常采用纵行分离法划开纵隔。不论采用哪种方法，切至宫底时，宫腔底部常呈锥形或表面不规整（图 9-12a）。

第二步，宫底成形。先在声像图上准确测量宫底前后壁的厚度及宫角至宫底的深度，然后监导术者将多余的组织切除。每切完一刀，则要注入灌流液，在声像图上观察宫腔的形态。当声像图显示子宫底部厚度与宫体前后壁厚度一致时，宫底部宫腔呈弧形，切割面平坦，手术即可结束（图 9-12b）。

子宫不全纵隔畸形是引起习惯性流产的原因之一。宫腔镜手术问世以前，子宫成形术的方法为经腹部切开子宫后切除纵隔。与宫腔镜手术相比，经腹手术损伤大，恢复慢，术后 1~2 年后方可妊娠。宫腔镜手术免除了开腹手术的痛苦，并可避免妊娠后瘢痕子宫破裂及盆腔粘连，术后恢复快，2~3 月即可妊娠。因此，宫腔镜手术切除纵隔较经腹手术简单，并发症少，易被患者接受。

5. 解除宫腔粘连（transcervical resection of the adhesion，TCRA）

各种原因造成的宫腔粘连、积血，常造成周期性腹痛，月经过少，闭经及不孕。有时经血流入腹腔，可出现类似宫外孕样的严重腹痛，如不及时处理可发生子宫内膜异位症。子宫腔粘连的传统治疗方法为：用宫颈扩张器或探针在宫腔内左、右摆动，分离粘连。这种方法对轻度宫腔粘连是有效的，但重度宫腔粘连，甚至宫腔闭合，宫口分离粘连极易损伤子宫肌壁组织，重者可造成子宫穿孔。超声监导宫腔内手术可提示探针探入的方向及电切方向和深度，既可准确切除粘连组织，保证手术效果，又能防止子宫穿孔。

轻度宫腔粘连合并积血（图 9-13），在超声监视下，试用探针向宫腔探测，如能穿破粘连带，再用宫颈扩张器试探宫腔。如能分离粘连组织，可看到暗红色液体从宫腔内流出。撤空积血后，宫腔镜下视野清楚。在超声监导下切除宫壁上的粘连带。如探针及宫颈扩张器不能穿破粘连带或宫腔严重粘连、闭合，则不能用力向宫腔探入，以避免子宫穿孔。

　　重度宫腔粘连，在超声监导下，将宫腔镜切割器经宫颈放入粘连部的下端，引导术者沿子宫中轴水平切除粘连组织（图9-14 a）。解除粘连后，向宫腔内注入灌流液，当声像图显示子宫腔膨胀良好，内壁光整，提示手术完成（图9-14 b）。为防止宫腔再度粘连，术后宫内放置避孕器，3个月后取出。

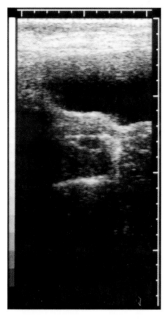 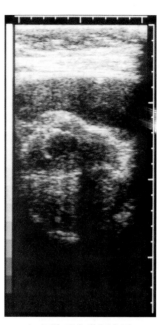

a. 切除纵隔至宫底，宫腔底部呈锥形　　　　　　b. 切除子宫纵隔术后

图9-12　切除子宫纵隔

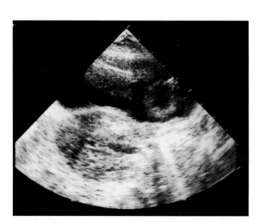 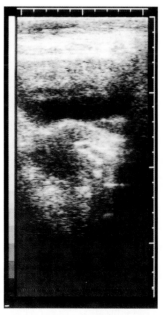 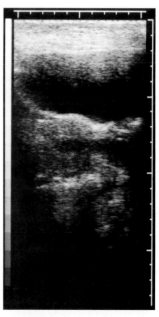

图9-13　轻度宫腔粘连合并积血　　　　a. 沿子宫中轴水平切除粘连组织　　b. 解除宫腔粘连后的子宫腔

图9-14　重度宫腔粘连

6. 切除宫内异物（transcervical resection of foreign body，TCRF）

　　节育器嵌顿、节育器断裂残留宫腔及胎盘或胚胎滞留宫腔可引发不同的临床症状和超声图像特征。根

据不同病因可采取相应的手术方法。

(1) 取残环　在声像图上确定残环的位置，如合并宫腔或宫颈粘连，在超声监视下先切除粘连组织，暴露出环的位置。如环完全嵌入肌壁，宫腔镜下看不到残环，可先在声像图上定位，测量残环距离宫腔面的距离。手术先切开残环表面的内膜层及周围的肌壁组织，使残环断端露出。残环部分嵌入子宫肌壁，宫腔镜下可看到残环的部位，超声应提示嵌入端距浆膜层的距离，在超声监导下切开嵌入部位肌层，然后用宫腔镜电切环或卵圆钳取出。

(2) 取完整或断裂金属环　金属环嵌入肌壁造成取环困难，在超声监导下先确定嵌顿部位，用宫腔镜电切环切开嵌顿组织，然后用取环钩或卵圆钳将环取出。在钳取过程中，常发生节育环丝断裂，因此，超声必须连续监视取环的整个过程。如发生环丝断裂，必须对残留在肌层内的断端定位。

(3) 取胎骨　单纯胎骨残留子宫腔在声图像上显示为强回声块伴声影。在宫腔镜下见到胎骨，可经宫腔镜直接取出。如胎骨较大，可经超声提示胎骨长轴与宫腔长轴的关系，有助于宫腔镜下取出。如残留胎骨嵌顿肌壁或合并宫腔粘连，超声图像上可见强回声块部分位于子宫肌壁内或强回声块周围有不规则无回声区，此为宫腔粘连合并宫腔积血或积液的征象。在超声监导下用宫腔镜电切环将粘连组织和残留胎骨一起切除，或切开嵌顿部位肌壁组织，取出胎骨。

(4) 切除残留胎盘组织　胎盘残留宫腔与子宫壁粘连、植入或形成机化组织。在声像图上显示为子宫腔水平内不均质回声团块，与子宫壁分界不清。在超声引导下先切除宫腔内的残留胎盘、粘连及机化组织，再切除与肌壁粘连或植入肌壁的组织。如超声提示植入或机化组织达肌层深部或浆膜层，应以超声提示的深度进行切除，避免切除过深造成子宫穿孔。

(三) 关于子宫穿孔

宫腔镜手术的操作全部在宫腔内进行，因视野狭小，电能的传导又难以估量，子宫穿孔时有发生，发生率可高达2%。因此，术前对高危病种的认识及术中及时发现子宫穿孔是非常重要的。

1. 子宫穿孔的原因

(1) 子宫肌瘤　宽蒂或无蒂子宫黏膜下肌瘤，其基底部往往深达肌层。内突型子宫壁间肌瘤，瘤体的1/2~2/3位于子宫肌壁内，使肌瘤外缘的正常肌壁被挤压得很薄。两者在超声监导下经宫腔镜手术单纯切除瘤体很少发生子宫穿孔。切除肌瘤后子宫内壁因瘤体的剖出而形成凹陷或不平整。较大的子宫肌瘤使肌瘤周围正常子宫肌纤维过度牵拉致子宫收缩功能差，如切除瘤体后在不平整、收缩能力差的子宫壁上行TCRE术极易造成子宫穿孔。

(2) 子宫腺肌病　子宫内膜由基底层向肌层生长，局限于子宫肌层，称为子宫腺肌病。子宫内膜在肌层内可呈弥漫性分布，也可呈局灶性分布，引起肌纤维及纤维组织的反应性增生，使子宫呈均匀性或不均性增大。不均匀增大者在声像图上常见后壁增厚较前壁显著，也可为前壁增厚较后壁显著。病灶集中在一局部，使子宫外形不规则，其声像图酷似子宫肌瘤，但无包膜，此为与肌瘤鉴别的特点。不典型的子宫腺肌病，常规声像图检查可无异常。TCRE手术的切除深度达肌层时，肌肉受电热作用形成的强回声光带可持续15 min以上。当子宫内膜向子宫肌层弥漫性或局限性侵入形成腺肌病，尽管切除深度已达肌层，但由于肌层内有侵入的内膜组织，肌纤维与内膜组织受电热作用产生的强回声带持续的时间不同，子宫内壁形成的强回声光带迅速消失或呈断续状消失。此声像图容易使超声监视医师误认为切除深度不够。同时，术者可观察到切除过的肌层面重新出现内膜组织，并可见陈旧出血及蜂窝状结构，也会认为尚未达到切除深度。术中，当遇到子宫腺肌病时，如反复切割极易造成子宫穿孔。此外，由于病灶在肌层内分布不均匀，致使子宫在电热作用下产生不均匀且形态多变的收缩。在声像图上显示为：子宫肌壁的局限性增厚随着手术进程可由子宫的一侧壁转移至另一侧壁。如果术者在镜下看到子宫肌壁向腔内呈现局限性隆起而忽略子宫不均匀与多变的收缩特点，在隆起部位反复切割，也容易造成子宫穿孔。

(3) 胎盘残留　当蜕膜发育不良，残留的胎盘粘连于子宫壁上，不能自行剥落，则形成胎盘粘连。如子宫蜕膜层发育不良或完全缺如，胎盘绒毛直接植入子宫肌层内，构成植入性胎盘，不论是胎盘部分粘连还是胎盘部分植入均可影响子宫的正常收缩和缩复。陈旧性胎盘粘连和植入可致患者产后或人流后出现不规则阴道出血。声像图显示残留胎盘呈不均匀回声团块突入宫腔。粘连或植入部分子宫肌壁产生炎性细胞浸润，肉芽组织增生，最后形成纤维瘢痕，声像图显示局部回声增强。粘连或植入部子宫肌壁质地较硬，而周围正常子宫肌壁则相对松软。宫腔镜电切环在硬度不均的肌壁上切除陈旧的粘连或植入的胎盘组织，易造成子宫穿孔。如胎盘植入肌壁深层，当电切深层病变时，也容易穿孔。

（4）胎骨残留嵌顿　大块胎骨残留可导致不孕，但一般不引起子宫肌壁结构的改变。如胎骨碎片嵌入子宫肌壁，引起局部肌壁的排异反应，继而引起周围组织的炎性细胞浸润，纤维组织包裹，最后形成玻璃样变，使局部组织质地硬且弹性差。声像图显示肌壁内有点片状强回声，其周边呈不均质中等回声。如胎骨嵌入较深，宫腔镜电切环切除时易造成子宫穿孔。如果为多发胎骨碎片较密集地嵌在一侧肌壁，则导致局部子宫壁结构呈软硬交错状排列。当宫腔镜电切环切开表面内膜及肌层暴露出胎骨后，即使用刮勺刮除肌壁内胎骨碎片也易造成子宫穿孔。

（5）重度宫腔粘连　子宫腔发生广泛粘连，致宫腔狭窄、闭锁。由于粘连组织质地较硬，而正常肌壁组织较软。用探针向闭合的宫腔探入时，如果用力过猛或探入的方向与宫腔偏离，探针在穿过粘连组织后插入较软的肌层组织，可造成子宫穿孔或不全穿孔。

（6）子宫肌壁的陈旧性损伤　清宫术、人工流产、诊断性刮宫等各种宫腔内的手术，如操作不当均可造成子宫穿孔或不全穿孔。如子宫穿孔，因其临床症状显著，可经临床或超声诊断而及时处理。如子宫不全穿孔，则临床症状不典型，临床不易发现，子宫不全穿孔导致的子宫陈旧性损伤，超声和宫腔镜联合检查时，在声像图上显示局部肌壁呈现楔形缺损。其肌壁的厚度、软硬度、弹性均与周围正常子宫肌壁不同，构成了宫腔镜手术易造成子宫穿孔的因素之一。

（7）子宫的位置　宫腔镜手术操作的最佳位置为水平位（中位）。大多数前位及后位子宫在手术时因宫颈钳的牵拉作用而转为水平位。少数前倾前屈或严重后倒及有盆腔粘连的子宫，位置较固定。宫颈钳的牵拉也难以改变其前倾或后倒的位置。手术中，用探针探测宫深、用宫颈扩张器扩张宫颈，以及宫腔镜的置入过程，均可因器械进入宫腔的角度不当而造成子宫壁的损伤，重者可造成子宫穿孔。尤其是因宫腔粘连而行宫腔镜手术的患者，子宫的前倾或后倒加大了宫腔内操作的危险性。因此，子宫的位置也是影响宫腔内安全操作的原因之一。

2. 子宫穿孔的声像图特征

因探针操作不当导致的子宫穿孔，损伤面积小，如果没有灌流液的渗入，声像图上无特征性改变。因宫颈扩张器造成的子宫穿孔，损伤面积较大，声像图显示子宫浆膜层回声中断。由电热损伤造成的子宫穿孔，在声像图上显示为电热作用形成的强回声贯穿子宫肌层，局部浆膜层回声中断（图9-15）。由于灌流液迅速经穿孔部位进入盆腔、腹腔，在声像图上出现不规则液性暗区。如超声监导医师或术者能及时发现穿孔，停止灌流液的注入，声像图上仅显示盆腔内有液性暗区。如未能及时停止灌流液的注入，则显示肝、肾之间甚至肠管之间出现液性暗区。

3. 术中监导与子宫穿孔

为提高手术的安全性，实施宫腔镜手术的医生或采用超声、或采用腹腔镜，甚至腹腔镜超声来预防子宫穿孔。超声可根据子宫壁厚度的变化监导术者的操作；腹腔镜可根据子宫浆膜面的变化预防子宫穿孔；腹腔镜超声可将两者的优点结合起来，但因此设备尚未普及而使其应用受到限制。应当强调的是：宫腔镜手术涉及的病种多，宫腔内的异常改变常常是始料不及的，手术的难易程度也因病因的不同、病史的长短不一及术者的临床经验的差别而有显著差异。对于超声监导而言，对难以控制的宫腔内操作、突发的宫壁结构的改变，

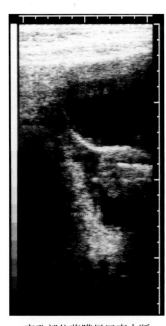

穿孔部位浆膜层回声中断

图9-15　子宫穿孔

以及宫腔镜电切时的高频电干扰及金属器械在宫腔内操作时产生的伪像,即便是非常有经验的监导医生,也逃脱不了子宫穿孔的厄运。就腹腔镜而言,因其只能观察子宫表面的变化,又受观察角度的影响,同样不能完全避免子宫穿孔。因此,不论是采用超声,还是采用腹腔镜,对于瞬间发生的子宫穿孔都难以避免,有时甚至在见到穿孔危象的即刻子宫已经穿孔。一旦发生子宫穿孔,超声观察到的是子宫穿孔的间接征象,如浆膜层回声的中断及子宫周围迅速出现的液性暗区。在超声监导下可以观察缩宫、止血等药物对创伤子宫的作用及抽出进入腹腔的液体,其操作是无创的,其作用是间接的。腹腔镜可直接确诊子宫穿孔,并可以直接修补损伤的子宫壁,其操作是微创伤性的,作用是直接的。

四、超声监导宫腔镜手术的价值

经宫颈子宫内膜切除术(TCRE)、子宫内膜去除术(EA)、子宫肌瘤切除术(TCRM)、切除子宫纵隔(TCRS)、解除宫腔粘连(TCRA)、去除宫内异物(TCRF)均为宫腔镜手术。它的临床应用,为患有功能性子宫出血或宫腔内良性病变的患者提供了治愈机会,特别是不能耐受开腹手术的患者。但因手术在宫腔内操作,手术视野狭小,手术用的电能又有一定的穿透力,子宫穿孔成为该术式难以普及推广的主要原因。在开展此手术的早期,学者们曾倡导腹腔镜监视手术。但因腹腔镜不能提示子宫后壁穿孔,子宫穿孔时有发生。1987年Lin BL首创使用超声监导宫腔镜手术,主要应用于TCRM及TCRS术。1990年北京复兴医院宫腔镜中心开始用超声监导TCRE术,之后扩展到TCRM、TCRS、TCRA、TCRF及EA术,为宫腔镜手术的发展创造了条件。

简单的宫腔镜手术如子宫内膜切除、子宫内膜去除术,经腹超声监视手术即可达到预防子宫穿孔的目的,经验丰富的手术医师甚至可以不用任何监护。但复杂的宫腔镜手术如宫内异物嵌入肌壁的患者、重度宫腔粘连及大的内突型子宫壁间肌瘤等。如术前有反复的宫内操作史,还可造成宫壁损伤、宫腔粘连。不仅使手术难度加大,而且增加了经腹超声诊断及术中超声监导的困难。宫壁损伤可造成子宫穿孔或不全穿孔,穿孔部位多见于宫底部。陈旧子宫穿孔经腹腔镜检查可发现:子宫不全穿孔,腹腔镜和宫腔镜检查都难以发现,常规经阴道超声也不易发现。超声和宫腔镜联合检查可提高其诊断率。此外,近年发展的腹腔镜超声对子宫不全穿孔的观察更为清晰。腹腔镜超声还可以区别子宫肌壁内的强回声灶和残留胎骨,区别电切肌壁后形成的强回声和嵌入肌壁的残环或胎骨。对复杂的宫腔镜手术而言,腹腔镜超声既可完善诊断,又可准确提示手术进程。

总之,经腹超声因其操作简便、无创,为监导宫腔镜手术的首选方法;腹腔镜的介入,无疑可以及时发现子宫壁的损伤,甚至缝合子宫穿孔,避免发生严重后果,弥补了经腹超声的不足。腹腔镜超声的问世,为复杂的宫腔镜手术提供了成功的机会。由于腹腔镜和腹腔镜超声属微创伤检查,不宜作为宫腔镜手术的常规监导方法。

(张　丹)

第三篇

产 科

第十章 生理妊娠的超声显像

第一节 正常妊娠选择超声检查的时间、次数及主要内容

一、早期妊娠（孕 12 周以前）

临床无异常情况，可不选择超声检查，有下列情况可考虑超声检查：

（1）停经时间不清楚，需准确估计孕周。

（2）不明原因阴道出血，需明确宫内或宫外妊娠。

（3）需要排除葡萄胎。

（4）怀孕前有盆腔肿块或子宫肌瘤的病人。

二、中期妊娠（孕 13~28 周）

根据孕妇个体情况，进行 1~2 次超声检查，此期胎儿各器官已发育成熟，在羊水衬托下，超声可清楚地观察到胎儿各器官的解剖结构，包括晚孕期不易观察到胎儿四肢及手足情况。此期彩色多普勒几乎可以显示胎儿全身各器官的血流分布情况。能为临床了解胎儿发育情况提供最丰富信息。

（1）可测量胎儿多项生长参数，准确估计孕周。

（2）鉴别单胎或多胎。

（3）诊断胎儿畸形。

（4）诊断早发性 IUGR 及妊高征。

（5）诊断影响正常妊娠或分娩的盆腔肿块及子宫肌瘤等。

（6）胎盘定位。

（7）超声多普勒检测子宫—胎盘及胎儿—胎盘循环的多项血流参数。

三、晚期妊娠（孕 28~40 周）

此期推荐接受 1~2 次超声检查。最后一次超声检查应在临近分娩时较合适，此期超声检查应注意以下问题：

（1）检查有否第 1~2 次检查未发现的胎儿异常。

（2）评估胎儿体重，诊断胎儿宫内生长迟缓及巨大儿。

（3）胎儿定位，包括多胎妊娠定位。

（4）胎盘定位及诊断胎盘的异常情况。

（5）估计羊水量。

（6）判断有无脐带缠绕或脐带并发症。

（7）彩色多普勒提供高危妊娠，子宫—胎盘及胎儿—胎盘循环的血流参数。

（陈欣林）

第二节　正常妊娠超声检查步骤

对正常妊娠进行超声检查的医生，应熟悉盆腔、子宫、附件及胎儿的解剖结构，检查时必须严格遵守常规。避免漏诊妊娠期间的异常情况。

（1）应全方位地探查母亲的下腹部及盆腔，排除影响妊娠或分娩的子宫肿瘤及内部结构。

（2）确定胎位。

（3）观察胎头结构、形状、测量胎头的有关径线。

（4）观察胎儿的脊柱情况　以胎头为起点，顺着颈部的方向纵切，观察脊柱排列，各段的形态是否正常，扫查应一直追到骶尾部，避免漏诊骶尾部的肿瘤。

（5）胎儿胸部情况　观察心胸比值，心搏是否有力，四腔心结构，胸腔内有无异常回声，横膈是否正常。

（6）观察胎儿腹部和生殖器　注意观察胎儿腹壁是否完整，腹腔内脏器官应观察胎儿肝脏、胃泡、双肾、肠腔、膀胱等。需检查与性别有关的某些遗传性疾病时，可做性别鉴定。

（7）观察胎儿四肢情况　中孕期为观察四肢发育最佳时期，注意有无肢体或手足的畸形或缺如：有无短肢畸形。

（8）胎盘定位，羊水量估计，观察脐带结构。

（9）测量子宫—胎盘—胎儿循环血流参数。

（陈欣林）

第三节　早期生理妊娠的超声显像

早期生理妊娠超声检查的目的：①确诊是否宫内妊娠，尤其当怀疑有宫外孕时。②了解有无妊娠并发症如绒毛膜后出血、不全流产，早孕重吸收或完全流产；③评价胚胎或胎儿生命状态；④发现多胎妊娠。

一、仪器与方法

（一）检查仪器

产科超声检查在其发展过程中所使用的显像方法有 A 型、M 型、二维灰阶、多普勒（Doppler）及三维。A 型显像方法因所获得信息少，现已淘汰。M 型除用于胎儿心脏检查外，在其它方面也已很少使用。三维显像为 20 世纪 90 年代发展起来的新型显像方式，在获取相互垂直的三个二维切面的基础上，经计算机处理，重建出静态的三维图像。三维图像可以是表面轮廓像，也可以是如 X 线法透视重建图，可清晰显示出胎儿的表面轮廓或胎儿骨骼或液性结构。三维图像有立体感，尤其是对病变与周围结构间关系显示较二维图像更清晰，对了解胎儿畸形有帮助，但目前所使用的三维超声仪重建过程相对费时，故尚不能在临床普遍推广使用，尤其在早期妊娠时，由于胎儿较小，如有畸形难以显示，故三维超声在早期妊娠使用的意义不如中晚期妊娠时大。现临床产科超声检查应用最广泛的是二维灰阶和多普勒超声。二维灰阶显像用于显示子宫、附件、胎儿、胎儿附属物等。多普勒超声常用于评价早期胚胎心血管搏动、脐带血管、胎儿心脏及颅底血管。目前所用的探头有机械和电子扫查探头两种，最常用的为电子扫查探头。电子扫查探头临床最常用的为：①电子线阵探头。特点是探头较大，近场与远场等宽，扫描面积较大。适合妇产科检查用。②电子凸阵探头结合了线性扫查近场大和扇形扫查远场大的特点，探头体积相对较线阵探头小巧、轻便，与体表接触面积较小，探察视野较大，尤其适合于腹部脏器和妇产科检查使用。③电子相控阵探头又称电子扇形扫查探头。探头小巧，扫查面成90°，扇形，近场小，远场较宽。适合胎儿心脏超声心动图检查。探头频率经腹壁扫查以3.5~5 MHz为宜，经阴道或经直肠以5~7.5 MHz为宜。

（二）扫查方法

早孕检查常用经腹壁和经阴道法，特殊情况可经直肠检查。

1. 经腹壁检查法（transabdominal ultrasonography，TAS）

（1）检查前准备 适度充盈膀胱。因子宫前方肠腔内的气体干扰子宫的显像，早孕时为了推开肠腔，患者在检查前2~3h应饮水500~800 mL，使膀胱适度充盈，待病人有较迫切尿意时，即可行超声检查。所谓适度，是指充盈膀胱的底部刚超越子宫底，能清晰显示胚胎为宜。如充盈欠佳，则子宫底及子宫腔显示不良；如充盈过度，子宫可被压挤，以致孕囊变形，甚或被压扁显示不清，尤其后屈位子宫，可使子宫底更加向后，而显示不满意。膀胱充盈过度时附件区包块也可被推挤移位，造成诊断困难。如病人在上午进行检查，不排空晨尿即可，或在预约时嘱病人在离家前适量饮水，以缩短候诊时间。对急诊病人，又不宜行经阴道检查者，可消毒尿道后插入导尿管，向膀胱内注入适量的生理盐水使膀胱被动充盈，以利于子宫检查。

（2）检查时患者一般取仰卧位，暴露耻骨联合以上的下腹部。于检查部位涂适量耦合剂，在腹壁上进行检查。如子宫为前屈位，探头宜稍稍偏向头侧，使宫体良好显示。若检查宫颈与阴道时，则探头应偏向尾侧。如子宫为后位，探头可向后下适当加压，以使子宫底显示清晰。

2. 经阴道检查法（transvaginal ultrasonography，TVS）

TVS由于探头靠近子宫及卵巢等盆内结构，故可应用较高频率的探头（5 MHz，7.5 MHz，10MHz），从而使分辨力明显提高。能获得较TAS法更多、更有用的诊断信息。早孕时TVS较TAS有以下几点优越性：

（1）不需要患者充盈膀胱作为声窗，免除大量憋尿之苦，并可随时接受检查，缩短候诊时间。

（2）发现宫内早孕的时间可比经腹壁超声检查早7~10 d，即在停经后4~5周即可检查到妊娠囊。这对早孕的药物或刮宫流产很重要。

（3）对于后位子宫，可较TAS更清晰地显示出子宫内结构。

检查时在探头的表面涂抹适量耦合剂，然后外套一橡皮套，向下拉紧橡皮套使之与探头匹配层表面密贴。常用的橡皮套为市售的安全套。对有阴道出血又有必要接受TVS检查者，可用无菌橡胶手术手套，在中指或食指内放入适量耦合剂后，将探头放入手套内，以预防感染。

病人多取膀胱截石位。膀胱内留少量尿液，以有助于子宫及附件的定位。将探头缓缓插入阴道。置于子宫颈或阴道穹窿的不同部位，利用旋转、倾斜、抽送等几种基本手法，对盆内结构作矢状、冠状、横断等各种切面检查。对探头插入困难者，可于探头表面涂抹少量液体石蜡或耦合剂后再徐徐送入阴道内。

3. 经直肠检查法（transrectal ultrasonography，TRS）

检查前膀胱留少量尿液。病人取左侧卧位，膝胸位或截石位。探头表面涂耦合剂后外套一橡皮套，在橡皮套外涂耦合剂后再套一橡皮套，以防橡皮套在检查过程中破裂。探头外各层务求密贴耦合良好，不然会影响检查质量。将探头徐徐插入肛门，在做冠状面扫查时，探头可由浅入深；在纵向扫查时，探头则应缓缓左右侧动，以期获得系列切面声像图。

4. 超声多普勒与三维显像检查方法

超声多普勒法使用的仪器多为双功能或彩色血流显像诊断仪，彩色血流显像包括彩色多普勒和彩色血管造影技术，具体技术及方法参见有关章节。

超声三维显像检查法类同二维B型显像。可使用体积探头先作B型显像，找出显示的脏器或结构的纵轴中心，定出体积显示的范围、位置、扫查速度后，嘱病人屏住呼吸、静止不动进行扫查，如对胎儿则必须在胎儿静止时进行扫查。在扫查过程中应尽可能地固定探头扫查位置，否则会影响结果。现三维超声仪已进展至可实时动态扫描，对于显示胎儿及其附属物具有二维超声所不及的价值。

二、早期妊娠的概念

早期妊娠是指孕 1~12 周期间的妊娠。

在胚胎学中，胎儿的胎龄是自受精之日算起的，但实际上受精日期很难确定，故在产科与超声诊断学中惯例是以孕妇的末次月经的首日（LMP），即经龄作为孕龄计算的开始，通常在受精日与末次月经间可有 2 星期的间隔。本章中描述的孕龄，除特殊指明外，均系指经龄而言，而不是胚胎学中的胎龄。

孕龄是以孕周计数的。一个孕周共有 7 天。那么孕龄的周数是指胚胎发育正处于该孕周中的 1~7 天范围内，还是表示胚胎发育已满该孕周数，而现已进入了其后的 1~7 天发育阶段，概念应明确。如孕龄 6 周，前者则指胚胎发育处在 5 孕周（35 天）后的 1~6 天（也就是 36~41 天）间；后者指已满 6 孕周（42 天），正处于其后的 1~6 天（也就是第 43~48 天）内，尚未达 7 孕周。这两种孕龄的计算方法均有人应用，本章中一律采用后者。

三、胚胎学概要

受精是妊娠的开始，而胎儿及其附属物的排出则系妊娠的终止。在妊娠中，受精卵在母体内发育成长为一成熟的胎儿。这是人生生长发育过程中变化最大、最快、最复杂的一个阶段。尽管现今超声诊断仪尚未能完全显示人胚的早期发育，但了解这一阶段胚胎学的变化，对妊娠各期声像图的显示，认识与评价都是十分必须和重要的。

排卵后，卵子由输卵管伞部捡拾而进入输卵管。约月经周期第 15 天，卵子可与精子在输卵壶腹部结合而成为受精卵，受精后，受精卵凭借输卵管蠕动及其内膜纤毛摆动，一边向子宫腔输送，一边不断地进行有丝分裂。经 3~4 天时间，当孕卵到达子宫腔时，已分裂成形如桑葚的实心细胞团，称桑葚胚。桑葚胚进入子宫腔后，细胞继续分裂，中间出现囊液而形成囊胚。

囊胚的外层为滋养层。囊胚内一端有一团细胞，称内细胞团。此时子宫内膜受激素影响正处于月经周期中分泌期，内膜肥厚水肿而蜕膜化，有利于胚胎的植入。在月经周期第 20 天左右，囊胚的内细胞团的一端，接触子宫内膜而开始着床。此时滋养层可分为细胞滋养层及合体细胞层内外两层。在月经周期第 23 天左右，孕卵被深深地埋在包裹孕卵上部的包蜕膜及位于子宫腔内其他部位的壁蜕膜里。约在 4 孕周末，滋养叶外层细胞快速增殖与分化，形成原始绒毛，布满了整个绒毛膜囊的外表。到孕 6 周时，与底蜕膜相接触的绒毛发育成叶状绒毛膜，像树枝一样侵入肥厚的底蜕膜，形成原始胎盘。而与包蜕膜相接触的绒毛，则因受压而血供不良等因素，退化变薄，形成滑泽绒毛膜。

约在受精后第二周末，囊胚着床完毕，胚泡的内细胞团分化成内胚层和外胚层两部分，两个胚层相贴，形成椭圆形盘状结构，称二胚层胚盘，是人体发育的始基。之后在胚盘外胚层与滋养细胞间出现一个腔隙，即羊膜腔。内胚层周边细胞向腹侧增殖并形成囊，称原始卵黄囊。胚盘内胚层构成卵黄囊的顶部。此时囊胚腔内可见散在的星状细胞，为胚外中胚层。随着胚胎发育，胚外中胚层中出现腔隙称胚外体腔，将胚外中胚层分为脏层和壁层两部分，脏层覆盖于羊膜腔卵黄囊表面。壁层覆盖在滋养层内侧面。开始时，原始卵黄囊大于羊膜囊，但羊水增长很快，羊膜囊也迅速增大，进而羊膜囊大于原始卵黄囊。再后羊膜囊就包围了胚胎。胚胎通过连结的蒂（以后形成脐带）附着于胎盘，胚胎可在羊膜囊内活动。随着羊膜囊不断增大，胚外体腔越来越小。通常在 13~16 孕周期间，羊膜与绒毛膜完全融合，胚外体腔即消失了。偶有少数人在 16 孕周后仍可发现胚外体腔，但一般不迟于 20 孕周。

原始卵黄囊是胚胎早期血液形成的场所，呈圆形或长圆形。当羊膜囊增大时，原始卵黄囊部分被裹入胚体形成原肠的一部分。余下的部分则形成卵黄管与次发卵黄囊。卵黄管沿着羊膜囊伸长而弯曲。次发卵黄囊（即超声检查时所见到的卵黄囊）则被挤在胎盘与羊膜囊之间，内部皱缩，最后被吸收而消失。偶尔也可持续存在至足月。

胚盘发育成胚胎。第6孕周时胚胎长4 mm左右，以后随孕龄增大而生长发育。约在11孕周时，胚胎阶段结束而进入胎儿阶段。胚胎阶段是胎儿中枢神经、心脏、肢体、五官等引致畸形的敏感阶段。

胚胎发育进入胎儿阶段后，体内各解剖结构已基本形成，虽然可随妊娠进展而增大、成熟及发生功能，但其解剖位置在第11周后通常不会再有大的变化。

四、超声检查所见

依据早孕时间的不同，超声显示的特征也不相同。早在孕卵着床完毕后（约受精后10天，停经后4周）。子宫就随孕龄而逐渐增大。但在早孕的早期子宫增大并不明显，而且子宫的大小个体差异甚大，不少其他情况诸如子宫肌瘤或子宫腺肌症也可致使子宫增大，因而子宫增大不能作为早孕的直接诊断标准。生理性早孕时超声所见到的直接征象为：

（一）蜕膜内征

蜕膜内征（intradecidual sign，IDS）　是宫内早孕时首先出现的超声表现。在孕期4周时，由于受精卵着床、滋养叶增生及子宫内膜蜕膜化等因素，造成子宫内膜的不对称性肥厚，孕卵着床部位回声增强，在增厚的一侧内膜中能发现大小仅有数毫米的局灶性低回声团。这一时期宫腔回声轻度偏离子宫中央，但尚维持其直线状。随着孕卵生长，宫腔回声可在孕卵所在部位突起变形，形成IDS征。

（二）妊娠囊

停经4周末时，滋养叶外层快速增殖分化，形成绒毛膜囊，由于绒毛膜与周围组织的声阻抗不同，形成了良好的声反射，故在声像图上能清晰显示，即超声所见到的妊娠囊（gettional，GS）。因而妊娠囊的回声是来自胚胎的绒毛膜，而并非羊膜囊。在停经4周末时，妊娠囊仅有3~5 mm，此时期内妊娠囊每天生长1~2 mm，5周时可长至1 cm。因此在3~5天内即可用超声发现妊娠囊大小与形态的变化。这对判断是否正常宫内早孕有重要意义。用经阴道超声在停经后4周+3天时即可见到妊娠囊，但通常是在5周时。而经腹超声通常要较经阴道途径晚7~10天才能发现此征象。声像图上妊娠囊在子宫内显示为一圆形或近圆形的厚壁环状中等回声，中心为圆形或类圆形的无回声区，早期超声于无回声区内不能发现任何结构（图10-1）。早期正常妊娠囊相对子宫而言呈偏心性，轮廓完整，壁厚度均匀，回声强度一致。这是区别超声所见到的是宫内妊娠的真妊娠囊还是宫外孕时的假妊娠囊的重要依据。假妊娠囊的形成与蜕膜化的子宫内膜剥离或子宫腔内积血有关。因而假妊娠囊常呈中心性，形态欠规则，壁薄，不具有"双环征"。"双环征"（double decidual sign，DDS）或"双蜕膜征"是孕卵在着床过程中造成子宫包蜕膜与壁蜕膜分离，而使宫腔内发生少量出血所致。在声像图上，表现在原始胎盘的对侧，妊娠囊外出现一狭长的三角形或环形无回声区，如果出血时间较久，陈旧血液可呈现低回声，此回声与孕囊一起形成声像图上的所谓"双环征"。是真假孕囊超声鉴别诊断的征象之一。随着妊娠囊的增大，宫腔出血逐渐缩小而消失，超声双环征的显示率也逐渐减低，至孕12周后，逐渐消失。随孕周增长，妊娠囊迅速增大。最初，妊娠囊呈边界清晰的圆形结构，以后

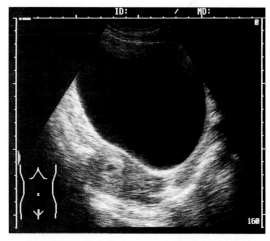

超声显示宫内圆形或近圆形厚壁环形中等回声，中心为圆形或类圆形无回声区，超声于无回声区内不能发现任何结构

图10-1　宫内孕5周时的妊娠囊

因其上下径与左右径的生长快于前后径，妊娠囊逐渐变为长圆形。至第8孕周时妊娠囊大小约占整个子宫腔的1/2强，10孕周时几乎占满子宫腔。在第12~13孕周后，绒毛膜子宫蜕膜等相互融合。妊娠囊失去明亮的边界而使超声不再能显示。

早孕超声检查观察妊娠囊时应注意以下几点：

（1）妊娠囊轮廓：生理性妊娠时妊娠囊壁应完整、光滑、厚度基本均匀，其回声强度较一致。

（2）妊娠囊形态：应是圆形或长圆形、饱满，无皱缩变形。

（3）妊娠囊数目：通常为一个。但现在由于应用促排卵药物等因素，多胎妊娠的频率增加，如在子宫内见到 2 个以上的妊娠囊时，则为多胎妊娠。

（4）妊娠囊位置：生理性妊娠囊应位于子宫体部，呈偏心性。如位置低下，则有低位着床或先兆流产的可能。

（5）妊娠囊大小：应与孕龄相符。

（6）妊娠囊内部回声：观察妊娠囊内有无胚胎、卵黄囊等结构回声。

孕囊的测量：

孕囊的大小与孕龄相关，因而孕囊的测量在早孕的超声检查中是重要的项目之一。超声孕囊的测量在 5~7 孕周时最佳。因为当孕 7 周以后，胚胎可显示清晰时，可依据胚胎的头臀长来更准确地估测孕龄。由于妊娠囊的形态易受膀胱充盈度的影响，当膀胱充盈过度时，可压迫子宫使妊娠囊变形，而膀胱充盈不佳时，妊娠囊显示不清晰，故应在膀胱适度充盈，妊娠囊能清晰显示时进行测量。在孕 7 周前，妊娠囊基本呈圆形，测量时采取内径 — 内径法，测取妊娠囊的最大纵径即可。

孕 7 周后，妊娠囊的纵径与横径增长速度不一致，而逐渐呈卵圆形，此时应测量孕囊的三个径，取其均值，即最大纵径＋最大横径＋厚径 /3，或测量最大径与最小径之和取其均值（最大径＋最小径 /2）。最大径在纵切面上测量，且上下径与前后径相垂直。由于妊娠囊的大小个体差异较大，其估测孕龄的可信限差约 2~3 周。妊娠囊径线与孕龄的关系见表 10-1。

现有作者认为妊娠囊体积与孕龄有较好的相关性。但也有人持不同的看法。Robinson 等的研究结果显示，用妊娠囊体积来估测孕龄仍有较大的误差。在孕 6 周时妊娠囊体积约 1mL，10 周时可达 30 mL，然后以更为线性的方式增加到 13 周时的 100 mL。测量妊娠囊容积时应将羊膜囊腔和胚胎一起测量。然而，测值的离散度仍较大，可达 2 个标准差，范围可从孕 7 周时 0.8 ~6.6 mL 到孕 13 周时的 68~174 mL，即测量妊娠囊容积的方法估测的孕龄误差可达 ± 9 d。因而用妊娠囊容积估测孕龄的方法未能在临床推广应用（图 10-2）。

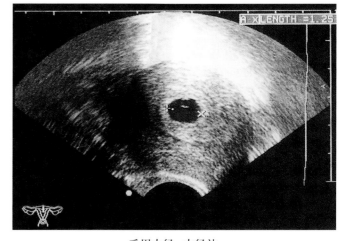

采用内径 - 内径法

图 10-2　妊娠囊的测量

（三）双泡征

当妊娠囊生长至约 1 cm 时，其内尚见不到胚胎，仅见数毫米的双囊结构，这是原始卵黄囊—胚盘— 早期羊膜囊组成的复合体回声，即超声所见到的所谓双泡征（double bleb sign, DBS）。双泡征超声表现为附于妊娠囊内壁上的双泡状结构。双泡周围绕以滋养蜕膜，形成妊娠囊的边界，超声所见表现为组织的环状中等强回声。此阶段于显微镜下观察，胚胎的三个胚层已形成，故定义为三胚层期，但因其很小，处于现有超声仪器分辨力所不及的范围，超声检查尚见不到胚胎。但这一超声征象通常只存在 2~3d。当妊娠囊径线达 1cm 时，其内即可见到次发卵黄囊。

表 10-1　妊娠囊长径与胎龄的关系

妊娠囊长径	胎龄	（周 +d）	误差（d）	妊娠囊长径	胎龄	（周 +d）	误差（d）
1.0	5		4	4.0	8	3	11
1.1	5	1	5	4.1	8	4	11
1.2	5	2	5	4.2	8	5	11
1.3	5	3	5	4.3	8	6	12

续表

妊娠囊长径	胎龄	（周+d）	误差（d）	妊娠囊长径	胎龄	（周+d）	误差（d）
1.4	5	4	5	4.4	9		12
1.5	5	5	5	4.5	9	1	12
1.6	5	6	5	4.6	9	2	12
1.7	6		6	4.7	9	3	12
1.8	6		6	4.8	9	4	12
1.9	6	1	6	4.9	9	4	12
2.0	6	2	6	5.0	9	5	12
2.1	6	3	6	5.1	9	6	12
2.2	6	4	6	5.2	10		12
2.3	6	4	6	5.3	10	1	12
2.4	6	5	7	5.4	10	2	12
2.5	6	6	7	5.5	10	3	12
2.6	7		7	5.6	10	4	12
2.7	7		7	5.7	10	5	12
2.8	7	1	8	5.8	10	5	12
2.9	7	2	8	5.9	10	6	12
3.0	7	3	8	6.0	11		12
3.1	7	4	8	6.1	11	1	12
3.2	7	4	9	6.2	11	2	13
3.3	7	5	9	6.3	11	3	13
3.4	7	6	9	6.4	11	4	13
3.5	8		9	6.5	11	5	13
3.6	8		10	6.6	11	5	13
3.7	8	1	10	6.7	11	6	13
3.8	8	2	10	6.8	12		13
3.9	8	3	10				

［引自周永昌，郭万学.超声医学（第三版）.北京：科学技术文献出版社，1998］

（四）卵黄囊

在胚胎发育2周左右时，内胚层周边部细胞向腹侧增殖围成囊，形成卵黄囊。随着妊娠的发展，双泡结构由内径小于2 mm生长至直径大于3~4 mm，而后双泡形成一共同蒂，与妊娠囊内壁相连，称连结蒂。

此期的特点是蒂的发育，超声检查时应注意不要将连结蒂或双泡复合回声或两者误认为是胚胎回声，否则会造成胚胎测量很大的误差。当蒂增大时，可将双泡结构举起而与囊壁分开，原始卵黄囊形成次发卵黄囊，逐渐与胚胎分开，通过卵黄管与胚胎相连。卵黄管是胚外体腔中一微细弯曲的细管状回声结构，超声很不易显示。此时羊膜囊虽较大，但因内含胚胎，看起来似乎与卵黄囊大小相近。此阶段超声所见的卵黄囊实际上是次发卵黄囊，声像图上表现为薄壁、圆形或类圆形的囊性结构（图10-3），通常仅有3~4 mm大小，经阴道超声可见到。此时外周血β-hCG水平在1500~2000 mIU。而经腹超声于妊娠囊内能发现卵黄囊要在孕7~9周，血β-hCG

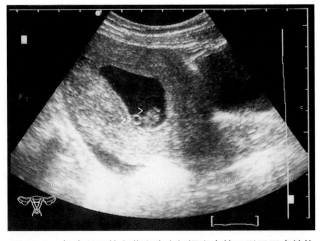

图10-3 超声所见的卵黄囊为在妊娠囊内的环形无回声结构

浓度在1800~3000 mU时。卵黄囊在5~10孕周的生理妊娠中几乎全可见到，以后则逐渐萎缩至超声见不到这一结构。在孕7周时，卵黄囊相对较大，但内径——内径测量径线仍小于6 mm，漂浮在蜕膜与胚胎之间，与发育中的脐带相连。

卵黄囊在生理早孕的诊断及预测妊娠的预后方面很有意义。当超声于孕囊样结构的回声内发现卵黄囊时即可以诊断为宫内妊娠。如卵黄囊形态饱满、圆形或长圆形，最大径小于 6 mm，则提示胚胎发育良好，妊娠预后佳。卵黄囊变形或大小异常，往往是胚胎发生病理状况时最先出现的超声征象。据报道，如卵黄囊径线大于 6 mm，或反复寻找，仍不能发现卵黄囊时，常同胚胎死亡、枯萎、过小有关或提示胎儿伴畸形机会很大。

（五）羊膜囊与胚外体腔

在停经后 22 天左右，在外胚层与滋养层间出现一腔隙，即羊膜囊（amniotic sac, AS）。羊膜囊内有少量无色透明液体，在声像图上显示为液性暗区。羊膜囊很薄，厚度仅有 5 层上皮，在孕 6~8 周时超声显示这层膜为圆形或弧形线状中等强回声环绕着胚胎，强回声一侧为羊膜囊，另一侧为胚外体腔（extra-embryonic cavity, EEC，图 10-4）。早孕时羊膜囊 - 胚胎的长度应大于 5 mm，卵黄囊内径 ≤ 6 mm。当胚胎死亡时超声可见到羊膜囊扩大。

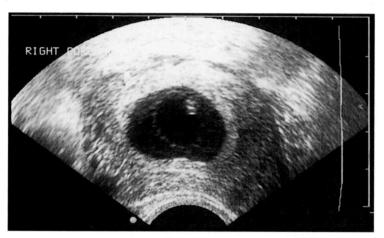

图 10-4 宫内孕 6 周时，经阴道超声见孕囊内有胚胎
环形膜状结构为羊膜囊壁

随着胚胎发育，胚外中胚层中出现腔隙即胚外体腔。胚外体腔位于羊膜囊与绒毛膜间，超声检查多在妊娠囊上部发现。随着孕龄增长，羊膜囊越来越大，在第 6 孕周时其直径约略小于 2 mm。7 孕周时则达 3~5mm，而胚外体腔则越来越小。一般在第 16 孕周时羊膜囊充满了整个绒毛膜腔，羊膜与绒毛膜全部融合，胚外体腔消失，也有少数人胚体外腔在 16 孕周后仍可发现，但通常不会迟于 20 孕周后。

（六）胚胎

在停经后 5 周 +3 天左右时，胚胎长 2~5mm，紧邻次发卵黄囊。此时期的胚胎仅在经阴道超声时可显示为在妊娠囊内分不出结构的条状或团状的中等强回声。此时的神经管已于中段闭合，但在头端和尾端尚开放。支气管弓形成，42~44 对体节发育，但超声尚不能区分这些结构。经腹壁超声检查法，胚胎回声约在第 6 孕周时才能发现。通常认为孕囊直径如大于 2 cm，而囊内仍未能见到胚胎，则预示妊娠预后不佳。在孕 7~8 周时，胚胎顶臀长可到 11 mm，超声可清晰显示发育中的胚胎，呈短条状或不规则的中等强回声（图 10-5）。此时期胚胎的主要内脏器官已开始发生，因而超声可见到原始心管搏动。在停经 8 周时，胚胎从 14 mm 长至 21 mm。此阶段头生长得很快，因而停经 8 周左右时胚胎头

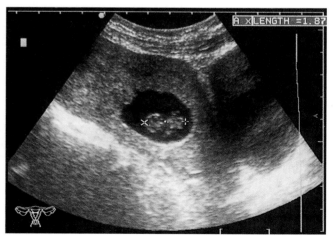

图 10-5 宫内孕 8 周时超声所见的胚胎及测量

大而突出。停经9周末，胎儿初具人形，用经阴道超声可区分出头、体及四肢，但尚不能辨别出胎儿发育畸形。第11~12孕周时，经腹壁超声可清楚辨认出胎儿的头、体及四肢，发现胎动、胎儿吞咽、胎儿呃逆等胎儿生理活动。这些都是胎儿生命的标记，胎心搏动与胎动是超声常用的评定胚胎或胎儿存活与否的依据。

胎心搏动　胚胎原始心管约在第5孕周末，胚胎顶臀长1.5~3mm时开始发生。应用经阴道超声检查法，可在胚胎回声的头端，见一具有节律性连续搏动的小的管状无回声区。但经腹壁法则多需在第7孕周后方能发现原始心管搏动。孕6~7周前，胚胎/胎心率120次/min，以后增加至160次/min。当胚胎/胎儿心率少于85次/min时即同流产或胎儿窘迫有关。

胎动　在第7孕周后，胚胎就可发生躯干和肢体的运动，偶尔可见胎儿在子宫内翻筋斗。早期妊娠中胎动可分为强速运动与弱慢运动两类，以强速运动占优势。强速运动超声表现为胎儿运动快速，常表现得类似躁动，上肢运动后紧接下肢运动。弱慢运动时运动慢而缓，无强速运动开始时的冲动，且运动明显局限于部分胎体，如限于肢体或头部的伸屈，胎儿姿势有改变，但位置变化不明显。观察胎儿的运动方式可以评定胎儿状况。

胚胎/胎儿超声测量　在早孕5周时，即可测量出胎儿顶臀长度（CRL）以评定胚胎早期生长发育情况。在孕7~8周左右，用高质量的超声仪即可区分出胎儿的身体与头。此时头与身体的长度比略低，大约是2∶3，在12~14周时，比例略高，可达3∶2。在进行胚胎测量时应在能清晰地看到胚胎的切面上测量其长径。要避免将卵黄囊包括在测量范围内。临床上通常只是测量胎儿头顶与臀部之间的距离。在扫描时，应缓慢旋转探头，以使扫描平面更接近胎儿长轴，此后侧向缓慢移动探头，以找到与胎儿最大长径最为接近的空间平面。通常扫到胎儿顶臀长的前后面时径线最大，扫到侧面时可低估胎儿顶臀长。当母亲膀胱过度充盈或膀胱向后限制了胎儿的可用空间时，胎儿在羊膜囊内弯曲得厉害，这时测量胎儿直线易产生误差。在这种情况下，可采取两段测量法，或用描画功能，沿着胎儿长轴描画测量，以提高测量的准确性（图10-6）。据报道，胎儿头臀长的测量误差可为0~12 mm。

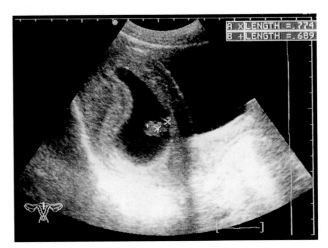

图10-6　超声测量胚胎顶臀长（二段法）

现在各种中高档的超声仪内均有各种预测胎龄的软件，可根据操作者的经验和习惯选用。

（七）胎盘

在停经4周或4½周时，妊娠囊被覆一层环状中等回声的绒毛膜绒毛。5周时，植入处的绒毛开始退化，产生平滑、相对无血管的膜。剩余的绒毛持续增殖形成了早期的胎盘。至孕9~10周时，胎盘显示为较典型的半月形弥漫性颗粒状回声，这种质地的回声是由声束穿过绒毛膜树反射而成。在整个生理性早孕过程中胎盘均是保持这种回声，但钙化部位除外。

（八）脐带

脐带是在妊娠早期胚胎发生时由体蒂形成，含有一条粗大的脐静脉和两条脐动脉，周围包绕透明的Wharton's胶。在孕7周时，在胎儿腹前壁即可看到脐带，呈带状回声，联结在胚胎与胎盘之间。

（九）子宫腔内积血

早孕时孕卵着床过程中可发生少量出血，致使子宫包蜕膜与壁蜕膜分离，形成子宫腔内少量出血。宫内积血的预后良好，几乎所有的孕妇均可足月分娩，产下健康婴儿。孕妇通常无任何症状与体征，但如出血邻近子宫颈，病人可有阴道少量出血。同时阴道出血者可能有绒毛膜后出血，表现为在胎囊周围的低回声区。用椭圆体积公式：长×宽×高×0.5可计算出相对的出血量，对估计妊娠能否继续进行有预后意义。当绒毛膜后出血量少于孕囊容量的1/4或少于60 mL时，常预示妊娠可继续下去。

（十）子宫与附件的超声所见

早孕超声检查时应注意有无子宫或附件的肿块。最常见的妊娠并发盆腔肿块是黄体囊肿与子宫肌瘤。前者通常不大于 30 mm，中孕时可自行消失。后者在妊娠中可继续生长或缩小。因此，如发现盆腔肿块，应随访检查。分析有无阴道分娩梗阻的可能，供临床处理时参考。

五、彩色血流显像在生理性早孕中的作用

应用彩色血流显像可发现子宫、原始心管/胎心（图10-7）、脐带、滋养层等血流信号。应用经阴道多普勒超声检查，因探头接近目标，可用较高的检查频率，对血流信号的辨认与定位能力均可较经腹壁法提高。

早期妊娠子宫－胎盘血流循环评定时，常以子宫动脉、子宫螺旋动脉及滋养层血流作超声多普勒法研究。一般认为正常早期妊娠中子宫动脉阻力指数（RI）变化不明显。这可能与妊娠初3个月内，子宫血供主要来自卵巢动脉有关。但子宫螺旋动脉则可因被绒毛侵蚀破坏，管腔扩大而RI下降，从而可使较多的血流流入胎盘绒毛间隙，保证胚胎生长发育需要。因此子宫动脉RI = 0.76~0.90，明显高于子宫螺旋动脉（正常RI = 0.33~0.5）。后者又可略高于滋养层血流。

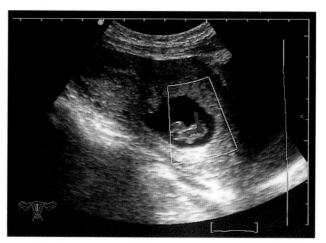

蓝色血流信号为胎心搏动血流信号，红色血流信号为脐带血流

图 10-7 彩色血流显像显示宫内早孕时胎体头端规律性搏动的彩色信号

早孕早期脐动脉血流是绝无舒张期成分的，直至12~17孕周间，舒张期血流开始增加，表示胎盘内阻力下降。如果孕早期出现舒张期血流，这与晚孕时不同，提示妊娠预后不良。

在早孕灰阶超声尚未能看到胚胎前，用彩色多普勒即可看到绒毛蜕膜内的血流。当妊娠失败时，滋养血管内静脉血流丰富并呈高速状态，而动脉血流速度则无明显变化。

早孕原始心管或胎心在彩色血流显像上显示为在胎体头端规律性搏动的彩色信号，但这一阶段无法明确区分跨瓣膜的血流信号。

（张　晶）

第四节　正常中晚期妊娠胎儿解剖结构及其声像图

一、胎儿头颅结构

在妊娠9周，经阴道超声能清楚显示胎儿颅骨光环及第四脑室。第四脑室内径约占头径1/3。14周以后可辨认头颅内部结构，胎头中央、强回声光带为大脑镰，丘脑位于头颅横断中心部，双侧丘脑呈蝴蝶状，蝴蝶小翅膀侧为胎儿枕部，后下方为胎儿小脑。蝴蝶大翅膀侧为胎儿额侧，靠近额侧两侧丘脑之间两条小线状回声为第三脑室侧壁。在第三脑室水平前方两个等号线状回声为透明隔回声。

在丘脑水平上方为侧脑室水平断面，妊娠12周已显示胎儿侧脑室，此时侧脑室几乎充满整个颅脑。随着孕周增长，胎儿侧脑室／大脑半球比值逐渐变小，妊娠18周侧脑室／大脑半球比值应＜0.5。脉络丛呈粗而强的回声，为侧脑室中的一个强回声结构,妊娠12周脉络丛的体积占据大脑至颅骨内径90%，像一双肥胖

婴儿足；17周时减少到60%~70%，20周时减少到60%；足月时脉络丛在侧脑室的枕部逐渐形成"八"字形粗线样回声表10-2。

在颅骨的前方可见到胎儿眼眶结构，分辨力好的仪器可见到胎儿眼睑。孕22周以后可能观察到胎儿眨眼运动，该断面可测量胎儿眼内距和眼外距（表10-3）。眼距增宽对染色体疾病有诊断价值。在孕12周时胎儿耳朵已开始显示，此时耳位较低，在18~20周时已能清楚显示耳位与眼眶平行，低耳位或耳郭形态异常，应注意染色体疾患。

在眼眶的断面，探头向内下方旋转90°~120°，可观察到胎儿鼻唇，上颌及下颌结构。可观察到胎儿吸吮、张口、伸舌及吞咽羊水运动。彩色多普勒可观察到胎儿呼吸运动时羊水出入鼻腔时形成红或蓝色的彩色信号，以及胎儿唇血流，此断面可诊断唇裂。

枕额切面可观察胎儿小脑结构，两侧小脑半球由小脑蚓部连接融合在一起，类似板栗状。孕14周可观察到小脑结构，测量小脑最大横径预测胎龄。25周以前小脑横径1mm约相当于1周。例如小脑横径20 mm相当于孕20周，25周以后小脑横径测值逐渐大于孕周。小脑结构发生变化，有助于小脑畸形的诊断（图10-8~图10-13）。

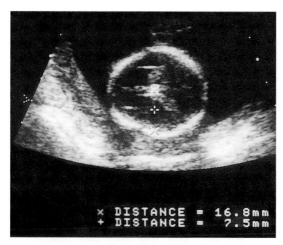

a. 16周胎儿侧脑室

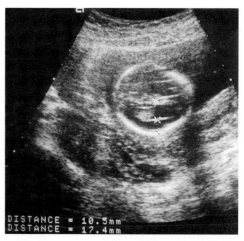

b. 17周胎儿侧脑室

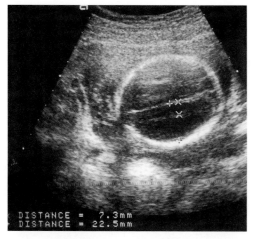

c. 28周胎儿侧脑室，侧脑室和大脑半球间距标准断面的测量

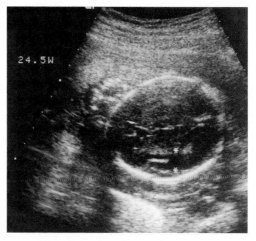

d. 大脑外侧裂（＊）

图10-8 胎儿头颅结构

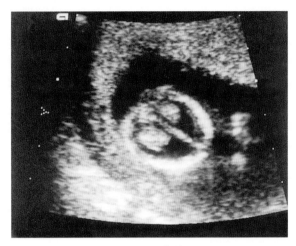

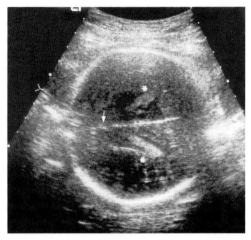

a. 11 周胎儿脉络丛　　　　　　　　　　b. 40 周胎儿脉络丛

图 10-9　胎儿脉络丛

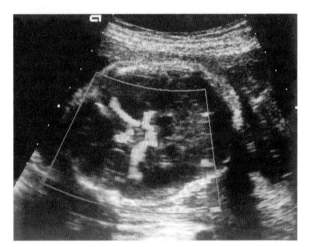

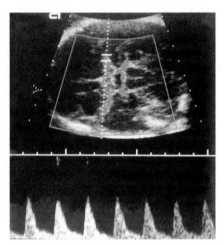

a. 26 周胎儿脑动脉 Willis 环　　　　　　b. 胎儿大脑中动脉频谱

图 10-10　胎儿脑循环

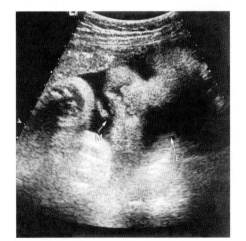

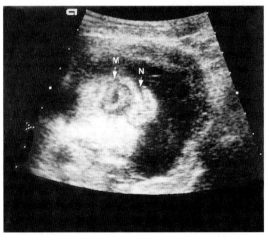

a. 显示胎儿面部　E.眼睛　M.嘴　　　　b. 胎儿鼻子和嘴唇　N.鼻子　M.嘴唇

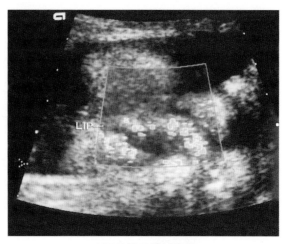

c. CDE 显示嘴唇血流

图 10-11 胎儿面部结构

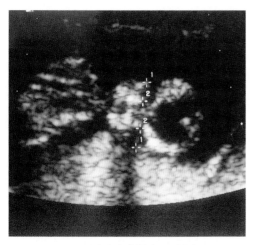

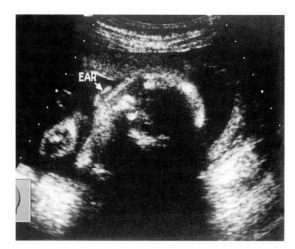

a. 显示眼内距和眼外距

b. EAR 胎儿耳朵

图 10-12 胎儿眼距及耳朵

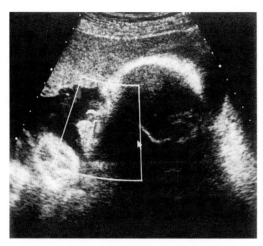

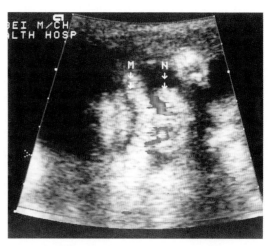

a. 胎儿呼吸，羊水流动的方向朝向探头，
鼻孔显示为红色的信号

b. 胎儿呼吸上方鼻孔羊水流动的方向背离探头，
显示为蓝色的信号。下方鼻孔羊水流动的方向
朝向探头，显示为红色的信号

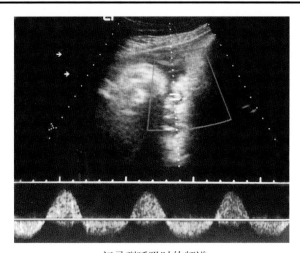

c. 记录到呼吸时的频谱

图 10-13　胎儿呼吸样运动时的 CDFI 及 PW 所见

表 10-2　16~40 周胎儿双顶径、枕额径、侧脑室、大脑半球及侧脑室 / 大脑半球正常值 （ $X \pm 2SD$ ）

孕周 $n=40$	双顶径(BPD) (cm)	枕额径(OFD) (cm)	侧脑室(LV) (cm)	大脑半球(HW) (cm)	侧脑室 / 大脑半球(LVR) (cm)
16	3.41 ± 0.43	4.36 ± 0.48	0.60 ± 0.13	1.47 ± 0.18	0.41 ± 0.08
17	3.89 ± 0.30	5.02 ± 0.35	0.68 ± 0.11	1.68 ± 0.12	0.41 ± 0.07
18	4.32 ± 0.22	5.69 ± 0.45	0.71 ± 0.07	1.97 ± 0.14	0.36 ± 0.03
19	4.63 ± 0.24	6.01 ± 0.40	0.77 ± 0.09	2.09 ± 0.15	0.37 ± 0.03
20	4.79 ± 0.28	6.25 ± 0.48	0.83 ± 0.11	2.15 ± 0.19	0.38 ± 0.04
21	5.24 ± 0.27	6.87 ± 0.35	0.87 ± 0.14	2.41 ± 0.21	0.36 ± 0.06
22	5.62 ± 0.27	7.13 ± 0.32	0.81 ± 0.07	2.40 ± 0.17	0.34 ± 0.02
23	5.72 ± 0.36	7.58 ± 0.45	0.86 ± 0.08	2.59 ± 0.18	0.33 ± 0.03
24	6.33 ± 0.28	8.18 ± 0.33	0.90 ± 0.10	2.84 ± 0.31	0.32 ± 0.05
25	6.57 ± 0.36	8.55 ± 0.36	0.97 ± 0.13	2.94 ± 0.30	0.33 ± 0.04
26	6.85 ± 0.44	8.76 ± 0.41	0.98 ± 0.11	3.10 ± 0.30	0.32 ± 0.03
27	7.05 ± 0.41	9.14 ± 0.52	1.00 ± 0.19	3.07 ± 0.32	0.33 ± 0.05
28	7.36 ± 0.38	9.44 ± 0.53	1.04 ± 0.12	3.28 ± 0.33	0.32 ± 0.03
29	7.58 ± 0.27	9.68 ± 0.63	1.09 ± 0.17	3.42 ± 0.18	0.32 ± 0.05
30	7.80 ± 0.25	9.87 ± 0.38	1.10 ± 0.10	3.58 ± 0.28	0.31 ± 0.03
31	7.88 ± 0.32	10.00 ± 0.47	1.09 ± 0.13	3.64 ± 0.24	0.30 ± 0.03
32	8.25 ± 0.30	10.40 ± 0.55	1.16 ± 0.12	3.79 ± 0.21	0.31 ± 0.03
33	8.42 ± 0.30	10.50 ± 0.59	1.17 ± 0.09	3.90 ± 0.25	0.30 ± 0.03
34	8.65 ± 0.32	10.68 ± 0.50	1.23 ± 0.12	4.00 ± 0.28	0.31 ± 0.03
35	8.55 ± 0.19	10.68 ± 0.69	1.12 ± 0.14	3.93 ± 0.29	0.29 ± 0.03
36	8.82 ± 0.30	11.09 ± 0.46	1.20 ± 0.15	4.09 ± 0.39	0.29 ± 0.03
37	9.01 ± 0.27	11.21 ± 0.47	1.29 ± 0.12	4.17 ± 0.24	0.31 ± 0.03
38	9.15 ± 0.31	11.43 ± 0.56	1.33 ± 0.11	4.12 ± 0.32	0.32 ± 0.03
39	9.29 ± 0.27	11.88 ± 0.51	1.38 ± 0.12	4.34 ± 0.27	0.32 ± 0.02
40	9.31 ± 0.22	11.84 ± 0.52	1.42 ± 0.09	4.41 ± 0.21	0.32 ± 0.03

表10-3 16~40周胎儿眼内距和眼外距正常值（$X \pm 2SD$）

孕周 n=40	眼外距（OOD）（cm）	眼内距（IOD）（cm）	孕周 n=40	眼外距(OOD)（cm）	眼内距（IOD）（cm）
16	2.36 ± 0.34	0.74 ± 0.17	28	4.85 ± 0.29	1.39 ± 0.27
17	2.59 ± 0.26	0.79 ± 0.10	29	4.96 ± 0.24	1.44 ± 0.20
18	2.98 ± 0.19	0.93 ± 0.12	30	5.04 ± 0.34	1.37 ± 0.17
19	3.19 ± 0.26	1.07 ± 0.21	31	5.09 ± 0.32	1.41 ± 0.15
20	3.43 ± 0.25	1.04 ± 0.16	32	5.05 ± 0.53	1.42 ± 0.20
21	3.72 ± 0.19	1.10 ± 0.48	33	5.24 ± 0.31	1.50 ± 0.23
22	3.84 ± 0.18	1.16 ± 0.10	34	5.27 ± 0.33	1.48 ± 0.15
23	3.90 ± 0.33	1.16 ± 0.16	35	5.33 ± 0.24	1.47 ± 0.17
24	4.26 ± 0.25	1.35 ± 0.16	36	5.59 ± 0.25	1.57 ± 0.21
25	4.38 ± 0.23	1.33 ± 0.21	37	5.72 ± 0.24	1.52 ± 0.20
26	4.51 ± 0.27	1.34 ± 0.20	38	5.72 ± 0.18	1.56 ± 0.17
27	4.68 ± 0.31	1.34 ± 0.12	39	5.87 ± 0.37	1.68 ± 0.24
			40	5.98 ± 0.32	1.80 ± 0.27

[湖北省妇幼保健院]

二、胎儿脊柱

孕11~12周清楚显示胎儿脊柱回声。此时可辨认脊柱的颈、胸、腰、骶、尾椎各段。呈两排整齐排列，至骶尾椎时融合在一起，尾椎略向上翘。脊柱横断面可见三个分离的骨化中心，其中一个骨化中心形成脊柱的椎体部分，靠后方的两个骨化中心，形成椎弓板。妊娠20周后，胎儿身高迅速增长，已不可能显示胎儿脊柱全长，应分段扫查，沿胎儿脊柱作纵向或冠状扫查，显示脊柱骨化中心之间关系。可发现脊柱缺损或脑脊膜膨出（图10-14）。

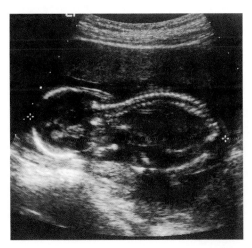 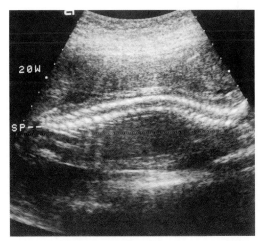

a. 12周胎儿脊柱　　　　　　　　　　b. 20周胎儿脊柱

图10-14 胎儿脊柱

三、胎儿胸腔

（一）胎儿心脏

妊娠第5周经阴道超声可见到胎心搏动，频谱多普勒孕6周以前，记录到单相频谱，孕7周以后呈双相。经阴道超声妊娠第11~12周模糊观察到胎儿四腔心结构。经腹部超声妊娠20周左右，清楚显示胎儿心脏及大血管结构，辨认左、右心室，房、室间隔，肺动脉，腔静脉结构。20周以后诊断心血管畸形准确性较高（图10-15，图10-16）。16~40周胎儿头围、胸围、心围、腹围、肾围正常值及各围之间比值见表10-4，表10-5。

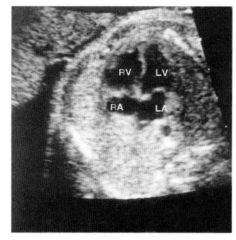

a. 胎儿四腔心

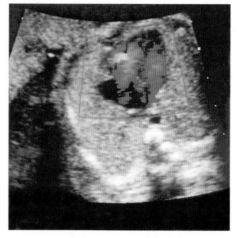

b. 显示四腔心血流信号

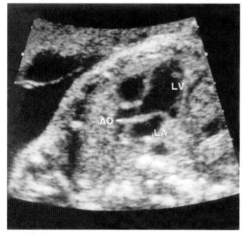

c. 左心长轴位

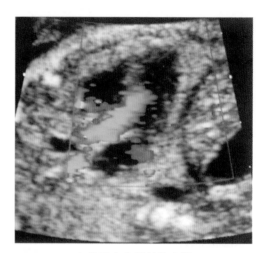

d. 显示左心长轴位血流

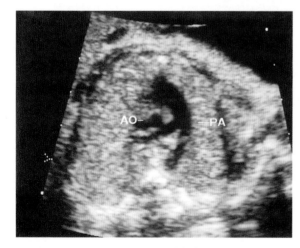

e. 显示心底短轴

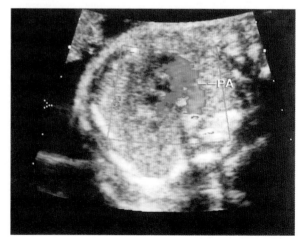

f. 显示心底短轴的血流信号

图 10-15 胎儿心脏

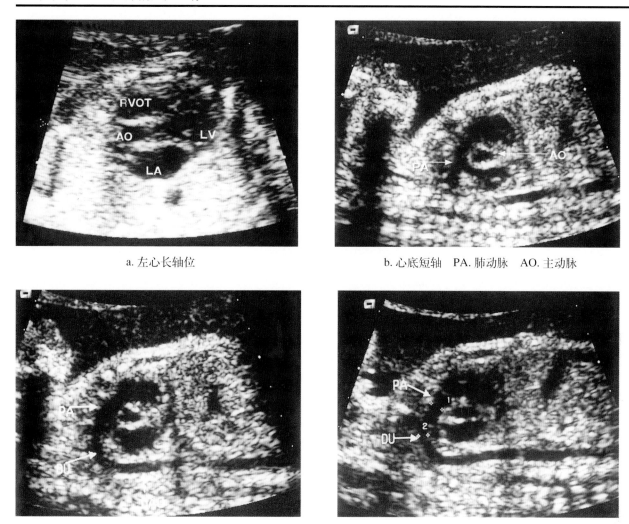

a. 左心长轴位　　　　　　　　　　　　　b. 心底短轴　PA. 肺动脉　AO. 主动脉

c，d. 显示动脉导管　DU. 动脉导管　PA. 肺动脉

图 10-16　胎儿心脏

胎儿心围／胸围比值0.40左右，心围／胸围面积比值＜0.33。其比值异常，应注意心脏及胸腔疾患（图 10-17）。

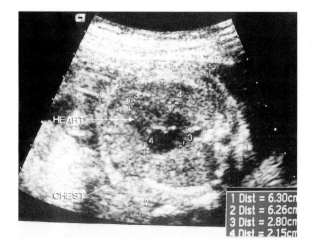

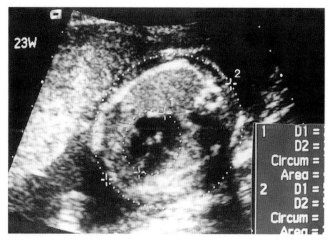

图 10-17　胎儿心围和胸围的测量

表10-4　16~40周胎儿头围、胸围、心围、腹围、肾围正常值（$X \pm 2SD$）

孕周 n=40	胎儿头围（HC）(cm)	胸围（TC）(cm)	心围（CC）(cm)	腹围（AC）(cm)	肾围（KC）(cm)
16	12.20 ± 1.32	8.51 ± 1.34	3.11 ± 0.60	9.54 ± 1.60	2.43 ± 0.46
17	13.98 ± 0.92	9.92 ± 1.06	3.80 ± 0.45	12.24 ± 1.66	2.77 ± 0.41
18	15.72 ± 0.90	11.33 ± 0.99	4.35 ± 0.46	14.38 ± 2.62	3.12 ± 0.42
19	16.71 ± 0.87	12.37 ± 1.62	4.81 ± 0.71	15.20 ± 2.76	3.34 ± 0.48
20	17.33 ± 1.14	12.68 ± 1.80	5.01 ± 0.94	15.66 ± 2.58	3.35 ± 0.51
21	19.01 ± 0.83	13.94 ± 1.45	5.54 ± 0.79	17.41 ± 3.17	3.93 ± 0.42
22	20.03 ± 0.81	14.72 ± 1.82	5.72 ± 1.09	18.21 ± 4.50	3.67 ± 0.29
23	20.87 ± 1.15	14.88 ± 1.35	5.89 ± 0.87	19.55 ± 3.12	3.91 ± 0.53
24	22.78 ± 0.84	15.71 ± 1.25	6.16 ± 0.84	21.39 ± 3.84	4.05 ± 0.51
25	23.74 ± 0.95	16.65 ± 1.38	6.42 ± 0.81	21.93 ± 2.88	4.33 ± 0.53
26	24.51 ± 1.20	16.84 ± 2.26	6.51 ± 0.85	22.95 ± 2.83	4.46 ± 0.50
27	25.42 ± 1.34	17.67 ± 1.09	6.91 ± 0.60	23.69 ± 3.71	4.69 ± 0.49
28	26.36 ± 1.29	18.82 ± 1.33	7.45 ± 1.03	25.02 ± 3.48	4.72 ± 0.51
29	27.10 ± 1.19	18.58 ± 1.43	7.70 ± 0.76	25.58 ± 3.31	5.03 ± 0.53
30	27.74 ± 0.82	19.95 ± 1.50	7.95 ± 0.84	26.80 ± 3.23	5.18 ± 0.48
31	28.06 ± 1.11	20.35 ± 1.73	8.02 ± 0.88	27.08 ± 3.81	5.13 ± 0.83
32	29.28 ± 1.26	22.18 ± 1.62	8.51 ± 0.85	28.58 ± 4.07	5.54 ± 0.66
33	29.71 ± 1.10	22.13 ± 1.20	8.73 ± 0.83	29.84 ± 3.92	5.81 ± 0.84
34	30.35 ± 1.13	22.67 ± 2.15	8.82 ± 1.09	30.47 ± 6.42	5.84 ± 0.46
35	30.19 ± 1.31	23.27 ± 1.31	9.21 ± 0.98	30.94 ± 4.69	5.67 ± 0.52
36	31.25 ± 0.99	23.49 ± 1.66	9.74 ± 0.87	31.98 ± 4.13	5.88 ± 0.50
37	31.74 ± 0.95	25.22 ± 1.71	10.40 ± 0.86	32.34 ± 4.26	6.33 ± 0.53
38	32.30 ± 1.10	25.38 ± 2.15	10.35 ± 1.09	33.51 ± 3.62	6.12 ± 0.62
39	33.24 ± 0.99	26.84 ± 1.55	11.13 ± 1.24	34.41 ± 3.72	6.55 ± 0.70
40	33.20 ± 1.02	27.07 ± 1.67	11.42 ± 1.20	34.19 ± 4.69	6.81 ± 0.74

[湖北省妇幼保健院]

表10-5　胎儿头围/胸围、心围/胸围、头围/腹围、胸围/腹围、肾围/腹围比值

孕周 n=40	头围/胸围 HC/TC	心围/胸围 CC/TC	头围/腹围 HC/AC	胸围/腹围 TC/AC	肾围/腹围 KC/AC
16	1.58 ± 0.32	0.37 ± 0.07	1.41 ± 0.30	0.89 ± 0.05	0.25 ± 0.03
17	1.39 ± 0.15	0.39 ± 0.04	1.15 ± 0.16	0.90 ± 0.05	0.25 ± 0.03
18	1.48 ± 0.14	0.38 ± 0.04	1.13 ± 0.17	0.90 ± 0.05	0.25 ± 0.02
19	1.29 ± 0.18	0.39 ± 0.04	1.10 ± 0.16	0.91 ± 0.04	0.25 ± 0.03
20	1.35 ± 0.20	0.40 ± 0.06	1.10 ± 0.14	0.89 ± 0.05	0.24 ± 0.04
21	1.40 ± 0.16	0.40 ± 0.05	1.11 ± 0.13	0.89 ± 0.04	0.23 ± 0.03
22	1.28 ± 0.16	0.39 ± 0.06	1.11 ± 0.38	0.90 ± 0.05	0.23 ± 0.02
23	1.39 ± 0.13	0.40 ± 0.06	1.07 ± 0.13	0.93 ± 0.06	0.25 ± 0.03
24	1.37 ± 0.12	0.39 ± 0.06	1.04 ± 0.19	0.90 ± 0.04	0.23 ± 0.03
25	1.47 ± 0.12	0.39 ± 0.05	1.09 ± 0.13	0.92 ± 0.05	0.24 ± 0.03
26	1.52 ± 0.53	0.40 ± 0.13	1.07 ± 0.00	0.90 ± 0.11	0.24 ± 0.03
27	1.36 ± 0.09	0.39 ± 0.04	1.08 ± 0.19	0.91 ± 0.04	0.24 ± 0.03
28	1.49 ± 0.11	0.40 ± 0.06	1.06 ± 0.12	0.92 ± 0.05	0.23 ± 0.03
29	1.47 ± 0.11	0.42 ± 0.05	1.06 ± 0.18	0.89 ± 0.04	0.24 ± 0.03
30	1.40 ± 0.10	0.40 ± 0.05	1.04 ± 0.11	0.92 ± 0.13	0.24 ± 0.06
31	1.44 ± 0.13	0.40 ± 0.05	1.04 ± 0.11	0.92 ± 0.04	0.23 ± 0.04
32	1.24 ± 0.09	0.39 ± 0.04	0.98 ± 0.11	0.93 ± 0.05	0.23 ± 0.02
33	1.37 ± 0.08	0.40 ± 0.05	1.00 ± 0.12	0.91 ± 0.06	0.24 ± 0.03
34	1.36 ± 0.13	0.39 ± 0.06	1.01 ± 0.20	0.92 ± 0.05	0.24 ± 0.03

续表

孕周 n=40	头围/胸围 HC/TC	心围/胸围 CC/TC	头围/腹围 HC/AC	胸围/腹围 TC/AC	肾围/腹围 KC/AC
35	1.32 ± 0.08	0.40 ± 0.04	0.99 ± 0.16	0.91 ± 0.05	0.22 ± 0.02
36	1.38 ± 0.09	0.42 ± 0.04	0.98 ± 0.09	0.90 ± 0.05	0.23 ± 0.02
37	1.24 ± 0.09	0.41 ± 0.04	0.94 ± 0.14	0.91 ± 0.04	0.23 ± 0.02
38	1.31 ± 0.11	0.41 ± 0.03	0.93 ± 0.10	0.89 ± 0.05	0.22 ± 0.02
39	1.23 ± 0.07	0.42 ± 0.05	0.91 ± 0.11	0.89 ± 0.04	0.22 ± 0.02
40	1.29 ± 0.08	0.42 ± 0.05	0.90 ± 0.09	0.89 ± 0.04	0.22 ± 0.02

[湖北省妇幼保健院]

（二）胎儿肋骨

孕11~12周可显示多根斜形排列的小肋骨，呈强回声。中孕期肋骨显示清楚。肋骨成角弯曲，或骨折，应注意先天性成骨发育不全（图10-18）。

（三）胎肺

中孕早期，胎肺呈均匀一致的细光点回声。此期因肋骨的回声不明显，清楚观察到胎肺整体形态，晚孕期以后肋骨回声逐渐清楚，该期观察到胎肺回声为中等回声，接近肝脏，同时伴有肋骨声影。当有胸腔积液时，在液体的衬托下，清楚显示胎肺的结构及分叶（图10-19，图10-20）。

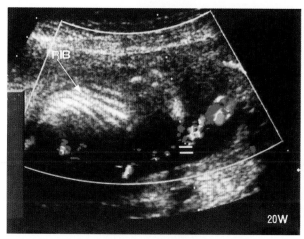

图 10-18　胎儿肋骨

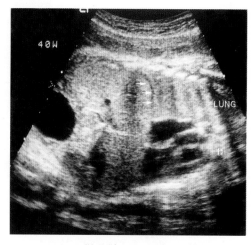

LUNG. 胎儿肺　H. 心脏　↑横膈

图 10-19　胎儿肺

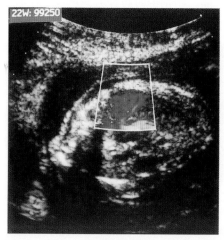

a. 胎儿肺血流

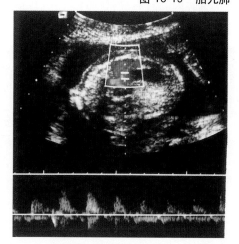

b. 记录到肺静脉频谱

图 10-20　胎儿肺血流及肺静脉频谱

（四）胎儿大血管

妊娠14周，彩色多普勒可显示胎儿下腔静脉进入右心房，胎儿主动脉、主动脉弓及其分支、胸主动脉、腹主动脉及其分支（图10-21，图10-22）。

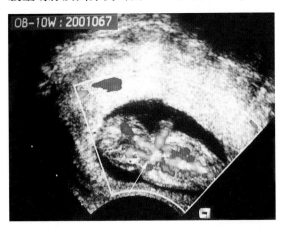

a. 显示胎儿脑、心脏、腹部大血管的分支

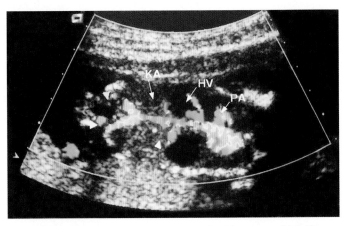

b. 显示肺血管（PA）、肝脏血管(HV)、肾动脉（KA）、髂血管(△)

图 10-21　胎儿大血管

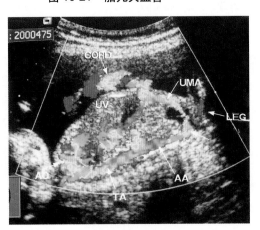

彩色多普勒显示胎儿循环

图 10-22　胎儿循环

（五）胎儿膈肌

12周左右清楚显示胎儿胸腔与腹腔之间的低回声光带。其光带略向胸腔方向凸起。该光带为膈肌回声，该光带回声中断，胸腔内同时有异常回声，应考虑膈疝的可能。如光带向腹腔方向凸起，伴有肺回声异常，则应注意先天性肺发育异常（图10-23）。

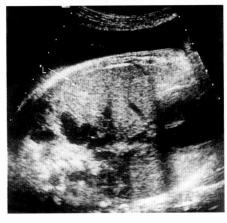

a. 胎儿膈肌、肝脏

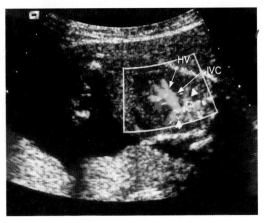

b. 胎儿下腔静脉与三支肝静脉

图 10-23　胎儿膈肌、肝脏及肝脏血管

四、胎儿腹部

（一）胎儿肝脏

妊娠 13~14 周显示胎儿肝脏回声，位于胎儿上腹部，呈均匀一致的等回声，中孕期清楚显示胎儿肝脏血管走向（图 10-24）。

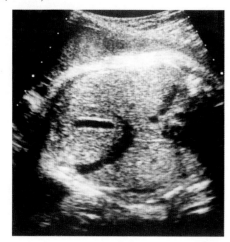
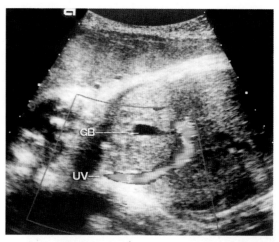

a. 胎儿肝脏　　　　　　　　　　　　b. 脐静脉见血流显示　GB. 胆囊 UA. 脐静脉

图 10-24　胎儿脐静脉

（二）胎儿脐静脉

妊娠 14~16 周显示清楚，脐静脉在胎儿腹壁正中线进入腹腔，并向上行走，进入肝脏和门静脉窦。脐静脉在门静脉窦处与静脉导管相连。彩色多普勒则可清晰显示上述血管血流连续情况。静脉导管因流速高，彩色血流明亮。

（三）胎儿脾脏

胎儿脾脏多不容易显示，中晚孕期在左肾的上方和胃的后方，可见一半月形的低回声结构，为脾脏声像图表现。彩色多普勒显示脾门血管的血流信号（图 10-25）。

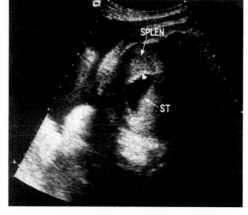

a. 胎儿脾脏　SPLEN. 脾脏　ST. 胃泡

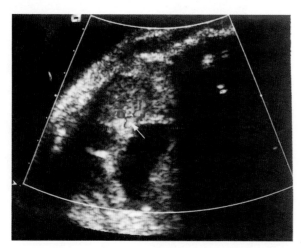
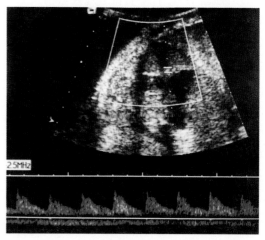

b. 脾脏血流　　　　　　　　　　　　c. 脾动脉频谱

图 10-25　胎儿脾脏

（四）胎儿胆囊

胆囊呈一梨形结构，在胎儿肝脏内，常与脐静脉并行排列，可同时显示。两个结构可相似。稍微转动探头方向，可显示脐静脉与血管的连接关系。胆囊则无该延续关系。彩色多普勒有助于胆囊与脐静脉的辨认。

（五）胎儿胃

孕13~16周开始显示，左上腹一无回声结构，随胃内容物多或少以及胃的蠕动，胃可发生大小及形态变化，分辨力好的超声可观察到胃壁黏膜结构。如大于20周，观察30min不能显示胃，则需动态观察胃泡的显示情况，如仍不能显示，应注意胎胃缺如，胎胃异位(膈疝)或先天性食管闭锁（图10-26）。

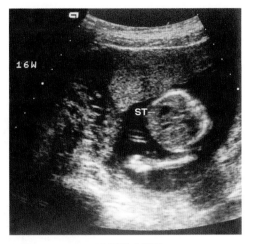

a. 16周胎儿胃泡

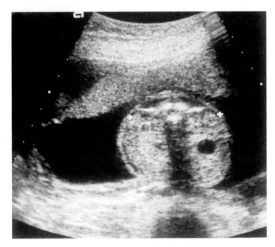

b. 20周胎儿双肾、胃泡

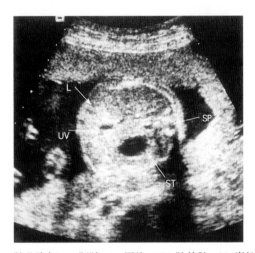

c. 胎儿腹部 L.肝脏 ST.胃泡 UV.脐静脉 SP.脊柱

图 10-26　胎儿胃

（六）胎儿肠道

中晚期妊娠见多个无回声肠袢。25周开始显示结肠肠袢无回声或低回声。有学者报道随妊娠增长胎粪变黏稠，回声逐渐增强。小肠位于中下腹，被结肠环绕。中期妊娠肠腔回声增强或扩张，应注意肠腔发育异常或染色体异常（图10-27，表10-6）。

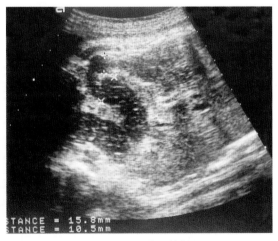

图 10-27　胎儿结肠

表10-6　25～40周胎儿结肠内径正常值（$X \pm SD$）

孕周 n=40	结肠内径 (cm)	孕周 n=40	结肠内径 (cm)
25	0.58 ± 0.18	33	0.94 ± 0.18
26	0.71 ± 0.08	34	1.04 ± 0.18
27	0.58 ± 0.17	35	1.21 ± 1.14
28	0.78 ± 0.16	36	1.29 ± 1.08
29	0.69 ± 0.14	37	1.30 ± 0.20
30	0.86 ± 0.14	38	1.34 ± 0.23
31	0.82 ± 0.25	39	1.36 ± 0.29
32	0.93 ± 0.21	40	1.45 ± 0.27

[湖北省妇幼保健院]

五、胎儿泌尿及生殖结构

（一）胎儿肾脏

　　妊娠12～14周胎肾即可显示，16周后显示清楚。腹部横断面，胎肾位于脊柱两旁为圆形等回声或稍低回声结构。位于胃泡侧的肾脏为左肾，位于肝脏侧的为右肾。在胎肾横断面探头旋转90°，可显示胎肾纵切面，呈一椭圆形稍低回声结构，胎肾肾柱及肾包膜回声稍强，肾盂回声稍低。有时可见轻微肾盂扩张（＜5mm属正常范围）。胎儿肾围与腹围的比值，对评价肾脏及腹腔脏器畸形有临床意义。多普勒能量图对肾血流显示较多普勒速度图敏感。中孕早期显示主肾动脉及肾段动脉，中孕晚期及晚孕期可显示各段肾血管在肾脏的分布情况，整个肾脏血管类似一血管树（图10-28）。16～40周胎儿腹围、肾围、肾围/腹围正常值见表10-7。

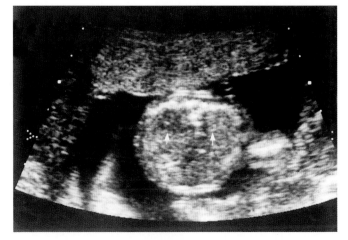

a. 12周胎儿肾脏

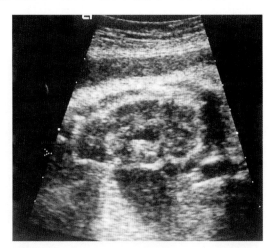

b. 39周胎儿肾脏

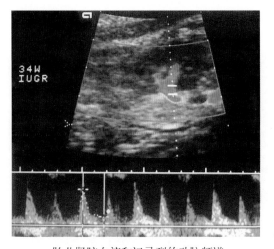

c. 胎儿肾脏血流和记录到的动脉频谱

图 10-28　胎儿肾脏

表 10-7　16~40 周胎儿腹围、肾围、肾围／腹围正常值($X \pm 2SD$)

孕周 n =40	腹围（AC） (cm)	肾围（KC） (cm)	肾围／腹围（KC/AC） (cm)
16	9.54 ± 1.60	2.43 ± 0.46	0.25 ± 0.03
17	12.24 ± 1.66	2.77 ± 0.41	0.25 ± 0.03
18	14.38 ± 2.62	3.12 ± 0.42	0.25 ± 0.02
19	15.20 ± 2.76	3.34 ± 0.48	0.25 ± 0.03
20	15.66 ± 2.58	3.35 ± 0.51	0.24 ± 0.04
21	17.41 ± 3.17	3.93 ± 0.42	0.23 ± 0.03
22	18.21 ± 4.50	3.67 ± 0.29	0.23 ± 0.02
23	19.55 ± 3.12	3.91 ± 0.53	0.25 ± 0.03
24	21.39 ± 3.84	4.05 ± 0.51	0.23 ± 0.03
25	21.93 ± 2.88	4.33 ± 0.53	0.24 ± 0.03
26	22.95 ± 2.83	4.46 ± 0.50	0.24 ± 0.03
27	23.69 ± 3.71	4.69 ± 0.49	0.24 ± 0.03
28	25.02 ± 3.48	4.72 ± 0.51	0.23 ± 0.03
29	25.58 ± 3.31	5.03 ± 0.53	0.24 ± 0.03
30	26.80 ± 3.23	5.18 ± 0.48	0.24 ± 0.06
31	27.08 ± 3.81	5.13 ± 0.83	0.23 ± 0.04
32	28.58 ± 4.07	5.54 ± 0.66	0.23 ± 0.02
33	29.84 ± 3.92	5.81 ± 0.84	0.24 ± 0.03
34	30.47 ± 6.42	5.84 ± 0.46	0.24 ± 0.03
35	30.94 ± 4.69	5.67 ± 0.52	0.22 ± 0.02
36	31.98 ± 4.13	5.88 ± 0.50	0.23 ± 0.02
37	32.34 ± 4.26	6.33 ± 0.53	0.23 ± 0.02
38	33.51 ± 3.62	6.12 ± 0.62	0.22 ± 0.02
39	34.41 ± 3.72	6.55 ± 0.70	0.22 ± 0.02
40	34.19 ± 4.69	6.81 ± 0.74	0.22 ± 0.02

[湖北省妇幼保健院]

（二）胎儿肾上腺

　　妊娠30周才显示，肾上腺位于肾上方，椭圆形或三角形低回声结构，大小约为肾脏的一半或三分之一，比新生儿期肾上腺要大。多普勒能量图在晚孕期可显示肾上腺血流（图10-29）。

（三）胎儿膀胱

　　孕14~15周在胎儿盆腔内显示椭圆形小囊结构，如盆腔内未见膀胱，10~30 min 应重复扫查，同时应注意观察双肾有无缺如。另一点应注意，不要把充盈的膀胱当作盆腔囊肿，动态观察，随尿液排出，膀胱形态发生变化（图10-30）。

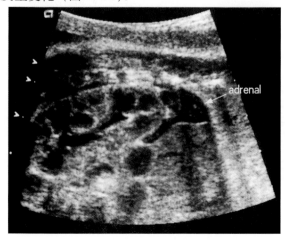

图 10-29　胎儿肾上腺

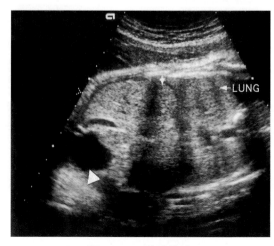

图 10-30　胎儿膀胱

（四）胎儿生殖器

男性生殖器妊娠16~18周可显示，可见阴茎回声，28周后可在阴囊内见到睾丸回声。彩色多普勒显示睾丸内血流信号。女性生殖器妊娠20周左右可显示，呈并行的两个梭状的光团回声，在羊水衬托下两个梭状光团之间见无回声暗带分隔开。非胎儿疾病诊断需要，不作性别鉴别（图10-31）。

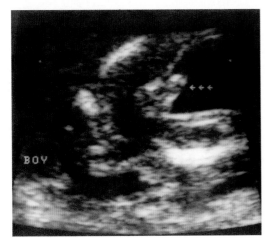

a.胎儿男性生殖器

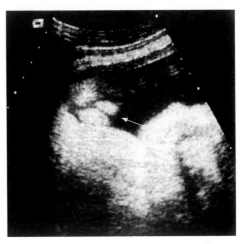

b.胎儿女性生殖器

图 10-31 胎儿生殖器

六、胎儿肢体

经阴道超声，于孕7周已可清楚观察到胎儿肢芽，孕11~12周可显示胎儿四肢长骨及指、趾。经腹部超声中孕期可清楚显示四肢及手、足。此期胎儿相对较小，在较大羊水池中可自由伸展手、足，是观察胎儿肢体的最佳时期。彩色多普勒显示胎儿上、下肢及手、足血流。晚孕期因胎儿长大，宫腔相对地较小，胎儿卷屈于宫腔中，常因体位的关系，胎儿的某一个肢体可能显示不清。临床多选股骨作为评价胎儿生长发育的指标。因大腿运动幅度较小，相对地较固定。而疑及胎儿骨骼发育畸形，应加测胎儿肱骨、尺骨及胫骨。中孕期应注意观察胎儿四肢长度，双手及双足结构及形态，可避免漏诊胎儿非对称性肢体畸形，对染色体异常可早期提示诊断（图10-32）。

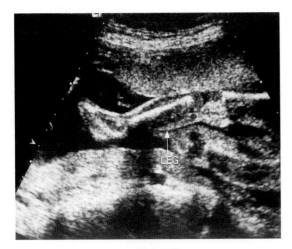

a.胎儿下肢

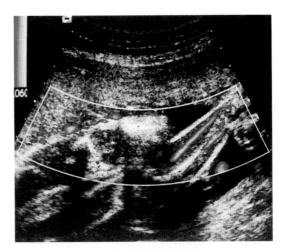

b.胎儿下肢血流

图 10-32 胎儿下肢

附16~40周胎儿肱骨、尺骨、股骨、胫骨正常值（表10-8）。

表 10-8　胎儿肱骨、尺骨、胫骨及股骨正常值（X ± 2SD）

孕周 n=40	胎儿肱骨（HL） （cm）	尺骨（UL） （cm）	胫骨（TL） （cm）	股骨（FL） （cm）
16	1.85 ± 0.33	1.45 ± 0.36	1.82 ± 0.31	2.17 ± 0.34
17	2.28 ± 0.15	1.96 ± 0.19	2.22 ± 0.15	2.62 ± 0.21
18	2.68 ± 0.16	2.25 ± 0.18	2.61 ± 0.14	3.03 ± 0.16
19	3.01 ± 0.15	2.57 ± 0.25	2.96 ± 0.15	3.36 ± 0.17
20	3.11 ± 0.27	2.72 ± 0.29	3.09 ± 0.17	3.49 ± 0.27
21	3.51 ± 0.24	3.01 ± 0.23	3.42 ± 0.23	3.91 ± 0.31
22	3.62 ± 0.23	3.08 ± 0.30	3.58 ± 0.21	4.17 ± 0.24
23	3.93 ± 0.25	3.52 ± 0.29	3.88 ± 0.26	4.44 ± 0.26
24	4.27 ± 0.15	3.79 ± 0.21	4.24 ± 0.17	4.82 ± 0.36
25	4.42 ± 0.24	3.92 ± 0.30	4.37 ± 0.25	5.00 ± 0.21
26	4.66 ± 0.25	4.15 ± 0.29	4.59 ± 0.28	5.25 ± 0.31
27	4.83 ± 0.25	4.16 ± 0.28	4.79 ± 0.27	5.47 ± 0.26
28	4.93 ± 0.26	4.28 ± 0.39	4.90 ± 0.30	5.64 ± 0.23
29	5.19 ± 0.21	4.68 ± 0.40	5.17 ± 0.27	5.77 ± 0.19
30	5.27 ± 0.23	4.78 ± 0.48	5.26 ± 0.22	5.91 ± 0.21
31	5.38 ± 0.24	4.77 ± 0.44	5.30 ± 0.26	6.09 ± 0.22
32	5.60 ± 0.27	4.97 ± 0.42	5.62 ± 0.28	6.39 ± 0.25
33	5.70 ± 0.20	5.02 ± 0.30	5.67 ± 0.22	6.52 ± 0.25
34	5.78 ± 0.19	5.06 ± 0.39	5.78 ± 0.17	6.69 ± 0.15
35	5.84 ± 0.22	5.03 ± 0.34	5.91 ± 0.26	6.82 ± 0.15
36	6.10 ± 0.22	5.33 ± 0.41	6.11 ± 0.25	7.03 ± 0.25
37	6.29 ± 0.27	5.54 ± 0.44	6.30 ± 0.26	7.27 ± 0.19
38	6.30 ± 0.28	5.48 ± 0.43	6.34 ± 0.26	7.41 ± 0.21
39	6.58 ± 0.18	5.78 ± 0.39	6.62 ± 0.19	7.62 ± 0.17
40	6.68 ± 0.20	6.07 ± 0.36	6.68 ± 0.19	7.69 ± 0.18

[湖北省妇幼保健院]

七、胎儿骨骺

妊娠 27 周，胎儿股骨远端，可见一椭圆形的小光团回声为股骨骨骺，测量椭圆形小光团前后径外缘至外缘的径线，厚度为 0.17 cm。孕 29 周在胫骨近端出现骨骺回声，厚度为 0.15 cm。随孕龄增长，骨骺逐渐增大至 0.3 cm 左右，骨骺出现的时间可作为判定孕龄的一个指标。先天性软骨发育不良，可有骨骺的缺失（图 10-33）。附 27~40 周胎儿骨骺前后径径线（表 10-9）。

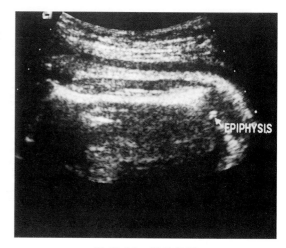

图 10-33　胎儿骨骺

表10-9 胎儿股骨骨骺、胫骨骨骺的正常值($\bar{X} \pm 2SD$)

孕周 $n=40$	股骨骨骺（DFE） （cm）	胫骨骨骺（PTE） （cm）	孕周 $n=40$	股骨骨骺（DFE） （cm）	胫骨骨骺（PTE） （cm）
27	0.17 ± 0.03		34	0.22 ± 0.07	0.23 ± 0.37
28	0.18 ± 0.10		35	0.21 ± 0.06	0.15 ± 0.08
29	0.15 ± 0.07		36	0.27 ± 0.06	0.20 ± 0.07
30	0.23 ± 0.07	0.15 ± 0.05	37	0.31 ± 0.07	0.25 ± 0.06
31	0.24 ± 0.22	0.16 ± 0.06	38	0.30 ± 0.06	0.24 ± 0.08
32	0.23 ± 0.07	0.18 ± 0.06	39	0.31 ± 0.06	0.26 ± 0.06
33	0.23 ± 0.05	0.21 ± 0.36	40	0.30 ± 0.09	0.30 ± 0.07

［ 湖北省妇幼保健院 ］

（陈欣林）

第五节　胎儿孕龄的评估

准确的预产期，对胎儿宫内生长发育的判断有重要的意义；对胎儿宫内生长迟缓、过期妊娠及早产诊断非常重要。由于母亲记不清末次月经期，或月经周期不规则，或使用避孕药，哺乳期来潮前受孕，使部分孕妇的预产期不能准确预测。即便是按末次月经推算预产期、对于月经周期规则，且末次月经清楚的孕妇，准确率仅为85%，相反则为70%。因此，应用超声预测胎龄，有助于上述情况的诊断及处理。目前虽供选择的测量方法不少，但应用于临床准确可靠的方法有限，下面将介绍儿种临床价值肯定的判断孕龄的方法。

一、临床常用的早期妊娠孕龄判定方法

临床常用的早期妊娠孕龄判定有：

（1）妊娠囊的平均径线；

（2）妊娠囊内解剖结构出现时间与孕龄的关系；

（3）头臀长径 (CRL)。

上述三种方法，估计孕龄最可靠的方法，我们推荐头臀长径，下面将分别介绍。

（一）妊娠囊的平均径线

1. 测量方法

应选择妊娠囊的内侧壁作为测量点，测量妊娠囊纵径、横径及前后径。

2. 公式计算

$$妊娠囊平均内径(纵径＋横径＋前后径) \div 3$$

$$孕龄(周) = \frac{（妊娠囊平均内径(cm) + 2.543）}{0.702}$$

3. 简易估测法

（1）孕龄(周)＝妊娠囊最大直径 (cm)＋3

（2）妊娠囊最大直径：孕4~5周＜10 mm，6周为10~15 mm，7周为20~25 mm 8周为30mm，9周为35 mm，10周约40 mm，孕12周以后胚外体腔消失。

妊娠囊平均直径＞3 cm，尚未见胚胎回声，可诊断为枯萎卵。

4. 测量时的注意事项

（1）妊娠囊易受膀胱充盈过度或充盈不足的影响，测量妊娠囊时，应注意膀胱适度充盈。

（2）因妊娠囊囊壁较厚，测量妊娠囊各径线一律测内径（图10-34）。

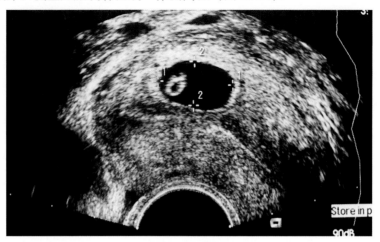

图 10-34　孕囊的测量

（二）妊娠囊内解剖结构出现时间与孕龄的关系

根据胚胎发育的声像图指标，估计孕龄（表10-10）。

表 10-10　胚胎发育的声像图表现与孕龄的关系

声像图	TVS 显示时间（周）	TAS 显示时间（周）
GS	4~5	5~6
卵黄囊	5	6
胎心搏动	5	6
胚胎矢状轮廓	7	8
辨认头体及肢芽	8	9
胎头及原始脑室	9	10
四肢长骨及指(趾)	10	11
四腔心及脊柱	12	>12

TVS 经阴道超声；TAS 经腹部超声　　　　　　　　　　　　　　　[湖北省妇幼保健院]

（三）头臀长（CRL）

孕7~11周其增长率与孕周有极好地相关性。孕11周前，头臀长是估计孕周最可靠的参数，误差范围3~5d。此后胎儿因形体率的变化，将影响该指标的可靠性，12周以后，测量BPD估计孕周更为可靠。测量方法：通过变换探头的方向，获取胚胎的最长轴，测量胚胎的颅顶部到臀外缘的距离（图10-35）。

1. 公式法

CRL 与妊娠周数的回归方程式为

孕龄(d) = 51.008 + 0.6CRL(mm)(Nelson)

2. 简易估算法（临床常用方法）

孕龄(周) = CRL(cm) + 6.5

3. 注意

（1）卵黄囊不包括在测量范围；

（2）测量 CRL 不包括胎儿下肢；

（3）应找到胎儿最大长度，以免低估孕龄。

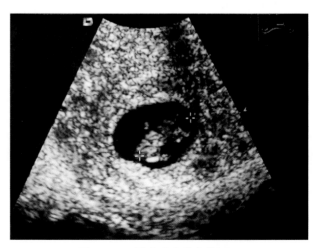

图 10-35　胎儿头臀长径的测量

二、中晚期妊娠孕龄的评估

临床最常用的指标，有双顶径(BPD)，头围(HC)，腹围(AC)及股骨长(FL)。病理情况下可加测小脑、胸围、肾围及四肢长骨等。下面将分别介绍常用指标及部分加测指标的测量方法及正常值。

（一）双顶径

16~26周，测量双顶径是估计孕周的可靠方法，16~32孕周时，增长最快，每周增长 2~3mm；32 周以后增长减慢，与胎龄的相关性差，到临产时，胎儿双顶径的增长率每周仅 1.8mm，当胎头变形影响双顶径测量结果时，此时应测量头围（图 10-36）。

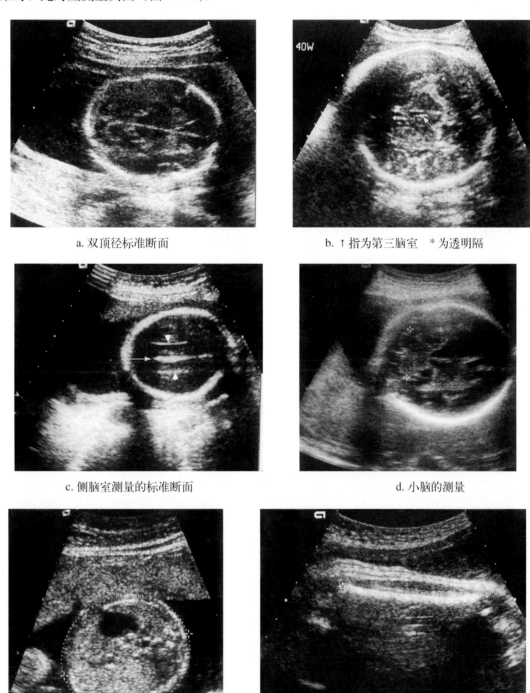

a. 双顶径标准断面　　　　　　　　　　b. ↑指为第三脑室　* 为透明隔

c. 侧脑室测量的标准断面　　　　　　　　d. 小脑的测量

e. 腹围的测量　　　　　　　　　　f. 股骨的测量

图 10-36　估计孕龄各指标的测量

测量方法　　通过胎头双顶径平面区横切，自上而下，可取4个典型断面，其中第3个断面，为双顶径标准断面，脑中线居中，两侧对称，中线两侧可见对称的半圆形或近椭圆形低回声区为丘脑，两侧丘脑之间的细裂隙为第3脑室，丘脑及第3脑室前方可见小等号样的强回声系透明隔，测量近端颅骨外缘及远端颅骨内缘间的距离，测量时颅骨的软组织不包括在内。

（二）枕额径

一般不用于估计胎龄，主要用于推算头径指数。在测量双顶径的同一个水平上，沿颅骨最长轴测量颅骨外缘到外缘间的距离，即获得枕额径。

（三）头径指数

胎头外形是否正常，取决于其短轴与长轴之比——头径指数。

$$头径指数 = \frac{双顶径}{枕额径} \times 100$$

正常范围(±2个标准差)＝70%～86%

＜70%或＞86%不宜用双顶径来估计孕周。

（四）头围

如头径指数在正常范围内，双顶径适用于孕周的评估；如头径指数超出上述正常范围，则双顶径不适于估计孕周，取而代之的测量指标是头围。

测量方法

（1）有的超声仪器可应用椭圆功能键直接测量头围。

（2）通过下面的计算方法得出：头围＝(双顶径＋额枕径)×1.57

（五）小脑

小脑位于后颅窝，侧面边界是坚硬的颞骨岩部，后面是枕骨，两骨结合形成垂直于最大外力平面。这样从理论上看，小脑和后颅窝比例使颅可能承受外界的压力。在臀位，羊水过少、双胎和子宫异常时，由于受外力压迫，胎儿头形常发生特殊的改变，但后颅窝不受外力影响，所以以上几种情况，小脑横径比双顶径可能准确代表孕周，孕10～11周，就可显示小脑声像。妊娠后期小脑横径更容易测量，小脑横径与孕周($r=0.948, P=0.0001$)、小脑横径与双顶径($r=0.956, P=0.0001$)及小脑横径与头围($r=0.956, P=0.0001$)都有密切的相关性。

测量方法　　在脑平面中，先找到丘脑标记，透明隔和第3脑室，然后在丘脑平面下轻转探头，可见后颅窝内有蝴蝶状特殊的小脑图像，测量时取小脑的最大横径，从外缘到外缘的间距。

（六）腹围

腹围的大小直接反应了胎儿的营养状况，可提供有关孕龄的重要信息，在胎儿体重分别为1kg、2kg、3kg和4kg时，95%误差分别在160g、290g、450g和590g以内，同时测量腹围可使IUGR检出率提高达75%，而人体计测法仅达30%。

测量方法　　切面在胎儿脐水平，与脊柱垂直，此平面可见到四个结构，即脊柱、胃泡、肝脏、脐静脉。重要的是应显示尽可能圆的横断面，获得上述标准断面后，分别测量前后径和横径。上两项测值的和乘以1.57即可计算出腹围。也可利用仪器椭圆功能键沿上述平面，描绘腹壁外缘。

计算方法

（1）直接计测法　　用仪器椭圆功能键，沿腹壁外缘，直接描迹得出腹围径。

（2）公式法　　AC＝(前后径＋横径)×1.57

（七）股骨

股骨的测量适用于中晚孕期胎儿孕龄的评估、计算胎儿体重，及诊断胎儿骨骼畸形。股骨生长的规律是开始增长较快3.5 mm／周，以后逐渐变慢，到孕40周减至1.55 mm／周。由于妊娠晚期，股骨生长显著减慢，故后期用股骨长作为胎儿生长发育的监护指标不够敏感。在评价死胎孕龄时，当胎头颅骨变形时，双顶径不适于评价孕龄。而股骨长度较双顶径能准确反应孕龄。当胎儿骨骼发育畸形，股骨长度不能作为诊断指标。

　　测量方法　沿胎儿脊柱向下纵向扫查到骶骨，此时可显示一侧股骨，然后慢慢转动探头，直到显示股骨全长，测量股骨两端的距离，不包括骨骺在内。

　　16~40周胎儿BPD、HC、AC、FL、CB正常值（表10-11）。

表 10-11　16~40周胎儿双顶径、头围、腹围、股骨及小脑正常值（$X \pm 2SD$）

孕周 n =40	双顶径（BPD） (cm)	头围（HC） (cm)	腹围（AC） (cm)	股骨（FL） (cm)	小脑（CB） (cm)
16	3.41 ± 0.43	12.20 ± 1.32	9.54 ± 1.60	2.17 ± 0.34	1.60 ± 0.11
17	3.89 ± 0.30	13.98 ± 0.92	12.24 ± 1.66	2.62 ± 0.21	1.71 ± 0.12
18	4.32 ± 0.22	15.72 ± 0.90	14.38 ± 2.62	3.03 ± 0.16	1.83 ± 0.09
19	4.63 ± 0.24	16.71 ± 0.87	15.20 ± 2.76	3.36 ± 0.17	2.01 ± 0.20
20	4.79 ± 0.28	17.33 ± 1.14	15.66 ± 2.58	3.49 ± 0.27	2.16 ± 0.16
21	5.24 ± 0.27	19.01 ± 0.83	17.41 ± 3.17	3.91 ± 0.31	2.23 ± 0.13
22	5.62 ± 0.27	20.03 ± 0.81	18.21 ± 4.50	4.17 ± 0.24	2.38 ± 0.14
23	5.72 ± 0.36	20.87 ± 1.15	19.55 ± 3.12	4.44 ± 0.26	2.51 ± 0.25
24	6.33 ± 0.28	22.78 ± 0.84	21.39 ± 3.84	4.82 ± 0.36	2.70 ± 0.19
25	6.57 ± 0.36	23.74 ± 0.95	21.93 ± 2.88	5.00 ± 0.21	2.85 ± 0.17
26	6.85 ± 0.44	24.51 ± 1.20	22.95 ± 2.83	5.25 ± 0.31	3.00 ± 0.20
27	7.05 ± 0.41	25.42 ± 1.34	23.69 ± 3.71	5.47 ± 0.26	3.21 ± 0.34
28	7.36 ± 0.38	26.36 ± 1.29	25.02 ± 3.48	5.64 ± 0.23	3.43 ± 0.33
29	7.58 ± 0.27	27.10 ± 1.19	25.58 ± 3.31	5.77 ± 0.19	3.47 ± 0.25
30	7.80 ± 0.25	27.74 ± 0.82	26.80 ± 3.23	5.91 ± 0.21	3.86 ± 0.34
31	7.88 ± 0.32	28.06 ± 1.11	27.08 ± 3.81	6.09 ± 0.22	3.77 ± 0.26
32	8.25 ± 0.30	29.28 ± 1.26	28.58 ± 4.07	6.39 ± 0.25	3.85 ± 0.34
33	8.42 ± 0.30	29.71 ± 1.10	29.84 ± 3.92	6.52 ± 0.25	4.10 ± 0.32
34	8.65 ± 0.32	30.35 ± 1.13	30.47 ± 6.42	6.69 ± 0.15	4.20 ± 0.44
35	8.55 ± 0.19	30.19 ± 1.31	30.94 ± 4.69	6.82 ± 0.15	4.29 ± 0.26
36	8.82 ± 0.30	31.25 ± 0.99	31.98 ± 4.13	7.03 ± 0.25	4.44 ± 0.30
37	9.01 ± 0.27	31.74 ± 0.95	32.34 ± 4.26	7.27 ± 0.19	4.61 ± 0.45
38	9.15 ± 0.31	32.30 ± 1.10	33.51 ± 3.62	7.41 ± 0.21	4.72 ± 0.31
39	9.29 ± 0.27	33.24 ± 0.99	34.41 ± 3.72	7.62 ± 0.17	4.80 ± 0.44
40	9.31 ± 0.22	33.20 ± 1.02	34.19 ± 4.69	7.69 ± 0.18	4.87 ± 0.42

[湖北省妇幼保健院]

（八）测量胎儿腹壁脂肪厚度、上臂围、股骨及腓骨、胫骨皮下组织厚度（图10-37）

1. 胎儿腹壁皮下组织厚度的测量

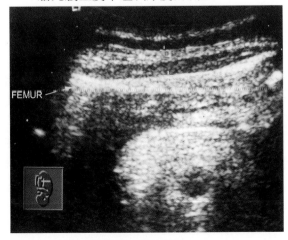

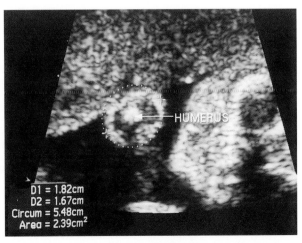

a. 股骨皮下脂肪的测量　　　　　　　　　　b. 上臂围的测量

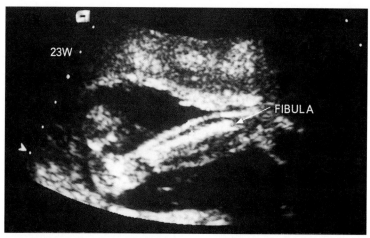

c. 腓骨皮下脂肪的测量

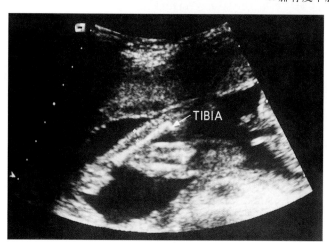

d. 胫骨皮下脂肪的测量

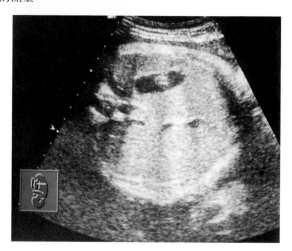

e. 腹壁皮肤厚度的测量

图 10-37   皮下组织厚度的测量

显示胎儿腹围的标准断面，测量前腹壁皮下脂肪内侧缘至腹壁皮肤外侧缘厚度。

Boris对37~42周133例足月胎儿及20例巨大胎儿在分娩前72h内进行测量，皮下组织厚度在3~18 mm之间，平均（8.4 ± 2.7）mm。133 例胎儿，正常体重组皮下组织厚度平均为7 mm，巨大儿平均厚度为12mm，两组比较有极显著性差异 $P < 0.0001$。

2. 肱骨软组织厚度

肱骨软组织厚度的测量方法：显示肱骨全长后探头旋转90°与肱骨长轴垂直，然后将探头移至肱骨头，显示短轴切面测量从骨的外缘至皮肤表面。焦吴华等对38~42周88 例孕妇与分娩的3天之内，进行肱骨皮下组织和腹围测量，提示肱骨软组织厚度 ≥ 13mm，腹围 ≥ 347mm，可作为巨大儿的判断指标。

3. 股骨皮下组织厚度的测量

显示股骨长轴，可见靠近腹壁侧的股骨干图像表现较平直，当显示骨骼皮肤及皮下组织回声清晰时，测量股骨干中点处自股骨干表面到皮肤表面的垂直距离。刘兰芬对35 ~ 40 周100 例单胎妊娠进行测量BPD、AC、FL 及股骨皮下组织厚度（FTSTT），利用体重对数值的各径线列出一元回归方程，结果表示TSTT 和AC 与体重呈明显的直线回归，即径线越大，体重越大，而BPD和体重各亦呈直线回归，但图像离散大，FL体重离散最大，依各径线一元方程计算，预测体重与实际出生体重平均误差分别为：TSTT = ± 4.1%，AC = ± 6.2% ，BPD = ± 8.4%。

4. 腓骨皮下组织厚度的测量

显示胫腓骨长轴，测量腓骨中点处自腓骨表面及皮肤外表面的垂直距离。

附 Lyndon M. Hill 等测量 15~42 周 244 例胎儿腹壁脂肪组织厚度，股骨皮下组织厚度及腓骨皮下组织厚度测量参考值，见表 10-12。

表 10-12　不同孕周腹壁、股骨、腓骨皮下组织厚度测量正常值

孕龄（周）	皮 下 组 织 厚 度 (mm)		
	腹壁	股骨	腓骨
15 (N=2)	1.0 ± 0.0	1.0 ± 0.0	1.0 ± 0.0
16 (N=6)	1.3 ± 0.5	1.0 ± 0.0	1.0 ± 0.0
17 (N=21)	1.6 ± 0.6	1.3 ± 0.6	1.1 ± 0.4
18 (N=15)	2.0 ± 1.0	1.5 ± 0.6	1.1 ± 0.5
19 (N=9)	1.7 ± 0.7	1.6 ± 0.7	1.2 ± 0.4
20 (N=12)	1.7 ± 0.7	2.0 ± 0.7	1.7 ± 0.7
21 (N=10)	2.1 ± 0.6	1.8 ± 0.4	1.7 ± 0.5
22 (N=5)	2.6 ± 0.5	2.4 ± 0.5	2.0 ± 0.5
23 (N=8)	2.4 ± 0.5	2.3 ± 0.5	2.1 ± 0.4
24 (N=7)	2.4 ± 0.5	2.6 ± 0.8	2.0 ± 0.5
25 (N=7)	2.3 ± 0.8	2.1 ± 0.7	2.1 ± 0.4
26 (N=4)	1.5 ± 0.6	1.8 ± 0.5	1.8 ± 0.5
27 (N=8)	2.9 ± 0.6	2.9 ± 1.1	2.6 ± 1.2
28 (N=8)	3.3 ± 0.9	3.4 ± 0.5	3.1 ± 0.4
29 (N=9)	2.9 ± 0.8	2.9 ± 1.1	2.8 ± 1.0
30 (v=11)	3.1 ± 0.8	3.4 ± 0.5	2.6 ± 0.7
31 (N=7)	3.0 ± 0.8	3.4 ± 0.8	3.0 ± 0.6
32 (N=9)	3.6 ± 0.7	4.0 ± 0.9	3.2 ± 1.0
33 (N=10)	3.6 ± 0.9	3.9 ± 0.9	3.8 ± 0.8
34 (N=10)	4.0 ± 0.8	4.2 ± 0.8	3.9 ± 0.9
35 (N=10)	5.0 ± 0.7	5.4 ± 0.8	4.8 ± 1.0
36 (N=14)	4.6 ± 1.3	4.5 ± 0.8	4.2 ± 1.0
37 (N=8)	4.6 ± 0.7	4.9 ± 1.6	4.8 ± 1.0
38 (N=9)	5.3 ± 1.3	6.2 ± 1.1	5.6 ± 0.7
39 (N=6)	5.5 ± 1.0	4.8 ± 1.0	4.8 ± 1.3
40 (N=5)	5.6 ± 1.5	6.0 ± 1.2	5.4 ± 1.1
41 (N=8)	4.4 ± 1.5	4.9 ± 1.1	4.1 ± 0.6
42 (N=4)	5.3 ± 1.3	5.8 ± 2.8	5.4 ± 1.8

N — 样本数

（九）联合测量胎儿多项参数评估孕龄

过去评估胎儿生长发育，临床常用的方法是通过测量母体的宫高、腹围和体重来间接估计胎儿发育情况。这样显然不够精确。由于胎儿机体各部分的增长与孕周呈高度相关，因此应用超声对胎儿进行直接测量精确度高，并能得出多项生长参数正常值，是监护胎儿生长技术上一大进步；可以整体判断胎儿生长发育情况，弥补因胎儿畸形或发育异常应用单项参数估计体重出现的误差。

目前，中晚期孕龄的测定，最常选用 BPD、HC、AC、FL 四项参数。判断孕龄的方法是将测量的多项参数得出的孕周相加，除以选用测量项目的和，即为判定孕周。

（十）在进行胎儿监测超声中应注意的问题

超声诊断的正确性与操作者的检查水平关系极大，超声医生应进行正规严格训练，操作要规范、准确（图 10-38）。

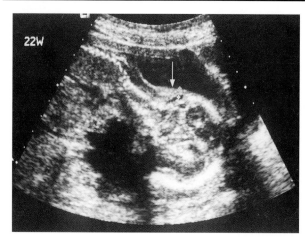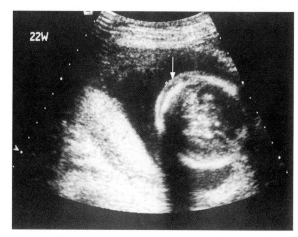

图 10-38　胎儿颈项皮肤的测量断面

（1）尽可能选择标准断面测量。

（2）应熟悉各测量参数要求，每项参数测量3次以上，以减少误差。

（3）注意胎儿疾病是影响孕龄判断的因素，不要选择出现疾病的器官或部位，作为测量参数。如颅脑畸形，不要选择BPD及HC；胎儿腹水或消化道闭锁，不选AC；骨骼畸形，不要选择股骨（图10-39）。

（4）超声检查时，应注意高危因素的妊娠胎儿。如母亲高大，孕前高体重，糖尿病；孕妇身体矮小，孕前低体重，孕期营养不良；孕妇有妊高征，吸咽及饮酒史等。测量时因注意过高或过低估计孕龄。

（5）胎儿生长发育存在着地区差异，尽量选择符合当地超声测量参数来判定孕龄。

（6）应选用多项参数，以弥补单项参数评定孕龄造成的误差。

（7）中孕期预测胎儿孕龄、体重最常用的指标：BPD，HC，AC，FL。

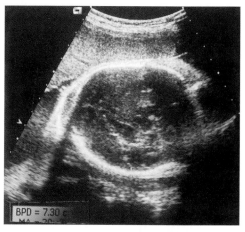

a.小头畸形，影响BPD、HC的测量

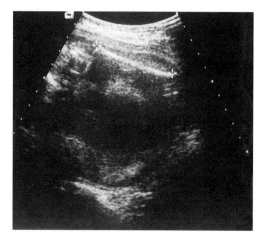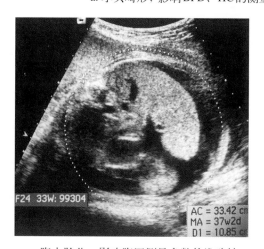

b.短肢畸形，影响股骨的测量　　　　　c.腹水胎儿，影响腹围测量参数的准确性

图 10-39　上述情况不宜选用孕龄评估指标

（陈欣林）

第十一章 病理产科

第一节 神经系统畸形

在从神经管的形成到出生，中枢神经系统发育的各个阶段的长时期中，器官发生紊乱均会导致大脑畸形。大量的形态学的异常发生在胚胎期的第8周，紊乱发生的越早畸形越严重。中枢神经系统正常发育分为：①胚胎早期发育；②脑室-脑池发生；③细胞增生；④神经移行四个阶段。而每一个阶段均可发生畸形，见表11-1。

表11-1 中枢神经系统的发生及其异常

发育阶段	正常发育	异常情况
胚胎早期发育		
2周	神经板	无脑畸形
3周	神经管	神经管闭合不全，脑膨出，脊髓脊膜膨出，阿诺尔得—希阿利畸形
4周	3个脑泡：前脑泡、后脑泡、菱脑泡	
5周	5个脑泡：前脑→端脑和间脑	前脑无裂畸形（前脑未分裂出半球或叶），面部异常胼胝体发育不全
6周	联合板	
脑室-脑池发生		
7~8周	脉络膜丛、四脑室贯通蛛网膜下腔	蛛网膜囊肿，交通性脑积水，导水管狭窄性脑积水，阿诺尔得—希阿利畸形伴发的脑积水
细胞增生		
3~6周	原始室管膜区未分化的细胞增生→成神经细胞	小脑发育不全或Dandy-Walker囊肿（第四脑室闭锁综合征），斑痣性错构瘤病
神经移行		
6~7周	皮层区域（原始基底结形成）次级的成神经细胞移行→皮质板（原始形状的灰质）	积水性无脑畸形，脑裂畸形，脑穿通畸形，灰质异位
20周	最初的脑沟	无脑回畸形，小脑回，巨脑回
20~40周	次级脑沟	
30~40周	第二阶段脑沟	

与发达国家相比我国神经管畸形的发生率偏高。据统计1986年发生率为31/万，1996年，1997年，1998年为（13.1~13.9）/万；且北方发生率明显高于南方。我国神经管缺陷宫内诊断时间仍偏晚，据统计1996—1998年统计诊断平均孕周为35.5~35.8周，宫内诊断率偏低，有1/3的神经管缺陷胎儿在生后才得以诊断（表11-2）。另有1997年部分国家神经管缺陷发病率见表11-3。

表 11-2 1996—1998 年神经管缺陷产前诊断构成比

	1996 年诊断率（%）		1997 年诊断率（%）		1998 年诊断率（%）	
	产前	生后	产前	生后	产前	生后
神经管缺陷	63.9	36.1	59.9	40.1	65.1	34.9
无脑畸形	84.5	15.5	81.3	18.7	81.3	18.7
脊柱裂	46.4	53.6	48.9	50.1	56.6	43.4
脑膨出	54.2	45.8	38.6	61.4	53.3	46.7

表 11-3 1997 年部分国家或地区神经管缺陷的发生率（/万）

	无脑畸形	脊柱裂	脑膨出	神经管缺陷
美国（亚特兰大）	0.92	3.00	1.16	5.08
澳大利亚	1.57	2.94	0.47	4.51
英格兰（威尔士）	0.47	0.74	0.11	1.32
匈牙利	0.40	1.29	0.10	1.79
日本	1.98	3.47	1.09	5.45
墨西哥	13.86	15.99	2.93	29.85
挪威	1.17	2.66	0.33	4.16
南美	7.08	11.42	2.82	21.32

一、无脑畸形

（一）发生率

无脑畸形（anencephlus） 发生率为 0.1% 左右。据中国出生缺陷监测网提供数据：1986 年 1.52‰，1997 年 0.49‰，1998 年 0.51‰。国内刘雅鸿统计为 0.72‰；美国为 0.67‰。男女之比为 1：1.3，如果母亲已经生过一个患有神经系统畸形病儿，再次发生无脑畸形的可能性为 3%~5%。脑膨出的发生率 1986 年 0.56‰，1997 年 0.17‰，1998 年 0.21‰。

（二）病理与临床表现

神经管头段未发育或未闭合，即形成无脑畸形。脑部缺如程度不一致，脑部缺如或大脑半球缺如，有的可残留发育较差的小脑、间脑和垂体。胎儿外观无头盖骨、颅底附有紫红色一块状物。因颈部缺如，因而下颌与胸部连在一起，并可见眼球突出。

（三）声像图表现

1. 二维超声

（1）正常颅骨光环结构消失。

（2）胎儿头颅底骨缺如，无正常脑组织回声，脑中线回声消失。

（3）部分无脑儿，脑组织可自颅顶处向外甩出，可见脑组织漂浮在羊水中。

（4）因胎儿颅骨缺如，并可见到一对圆形的眼眶回声。胎头像一尊泥塑的头像，又称烧瓶头或蛙头等。胎儿面部可显示正常的鼻及唇的回声。

（5）部分胎儿合并隐性或显性其他器官畸形。

2. 彩色及频谱多普勒

（1）脑组织残留较多者，仍可显示正常的颅底动脉环。

（2）甩出的脑组织与脑内组织可见彩色血流相连。

（3）频谱多普勒可显示正常的脑动脉频谱或脑动脉阻力增高（图 11-1）。

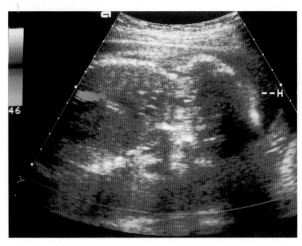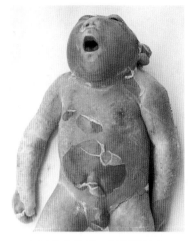

a. 无脑儿 H. 头部　　　　　　　　b. 无脑儿娩出，颅顶骨缺失

图 11-1　无脑儿

二、脊膜膨出

（一）发生率

脊膜膨出(meningocele)　是常见的神经系统发育畸形，发生率1/（1000～5000）。据中国出生缺陷监测网提供数据：脊柱裂的发生率1986年1.17‰，1997年0.66‰，1998年0.68‰。国外有报道平均为1/3000，亚洲为0.18‰～1.06‰，男女之比为3：2。

（二）病理与临床表现

胚胎时期神经管闭合过程中发生障碍引起的脊柱椎管发生闭合不全，使脊膜或脊髓从裂隙中膨出形成囊肿，常见的有以下类型。

（1）隐性脊柱裂　原发椎管畸形，通常在腰下部的一个或多个脊椎弓，未能融合。椎管开放，但无脊膜或神经组织膨出，椎管开放处表面覆盖正常皮肤。

（2）脊膜膨出　神经管完全闭合，脊髓位置正常，周围组织闭合不全，有椎弓分裂。脊膜从不联合处膨出，囊内有脑脊液。

（3）脊髓脊膜膨出　神经管已闭合，有椎弓分裂，脊膜及脊髓组织膨出，膨出的囊内有脑脊液，表面有皮肤覆盖。

（4）开放性脊髓脊膜膨出　常发生于骶腰部，神经管闭合不全，脊柱和脊髓完全分裂，椎弓、脊膜、皮肤、肌肉等均缺损。脊柱裂的胎儿因括约肌控制消失，可出现下肢器官障碍，如足内翻、腿小、肌肉发育不全等症状，常合并羊水多。

（三）声像图表现

（1）隐性脊柱裂　病变脊柱处两排并行排列强回声间距增宽，缺损局部隆起，皮肤回声正常，无囊性膨出。

（2）脊髓脊膜膨出　患处为一囊状突起，内含液性暗区，囊内暗区为脑脊液。

（3）脊柱裂　病变处脊柱回声部分中断，严重者看不到完整的脊柱回声，呈形态不规则、大小不等的强回声团，无囊性肿物膨出，皮肤回声带缺损。

（4）可同时合并脑积水及羊水过多（图11-2，图11-3）。

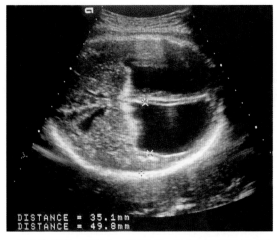

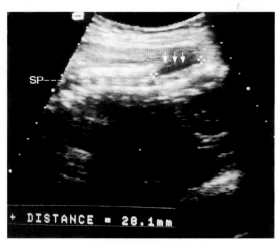

a.胎儿脊柱裂，脑积水，孕39周，胎儿侧脑室后角积液　　　　b.↓↓↓显示骶尾部脊柱回声连续性中断

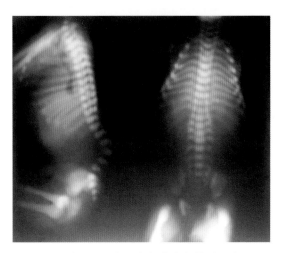

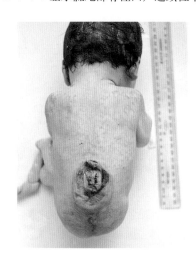

c.X光显示正位和侧位片脊柱排列异常　　　　d. 胎儿娩出，见大头和骶尾部
　　　　　　　　　　　　　　　　　　　显性脊柱裂

图 11-2　胎儿脊柱裂

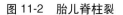

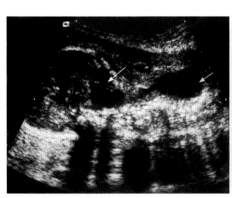

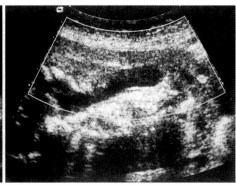

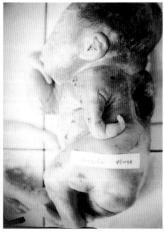

a.胎儿枕部颅骨缺损，见一无回声的囊袋膨　　b.彩色多普勒显示无回声的囊袋内　　c.胎儿娩出后见到的脊膜膨出
出，↑所指为颅骨缺损处和囊袋膨出部分　　　　未见血流信号

图 11-3　胎儿脑膨出合并脊柱裂

三、脑积水

（一）病理与临床表现

各种原因导致脑脊液在脑室系统内过多积聚称为脑积水(hydrocephalus)。发病率WHO报道为0.87‰；中国出生缺陷监测网提供数据：1986年1.42‰，1997年0.65‰，1998年0.66‰。临床表现为头颅增大，侧脑室扩大，脑沟变浅，脑组织变薄。脑积水可分为脑内型、脑外型和混合型三种。

（1）脑内积水　因室间孔、中脑水管或第四脑室中孔、侧孔因畸形压迫或炎症等而闭塞时，脑脊液蓄积于脑室内。

（2）脑外积水　脑脊液蓄积于蛛网膜下腔中，因蛛网膜颗粒排出脑脊液的功能障碍所致。

（3）混合性脑积水　包括脑内、脑外积水。

（二）声像图表现

1. 二维超声

（1）侧脑室无回声区增大。

（2）孕18周后，侧脑室／大脑半球比值大于0.5。

（3）少数病例可表现侧脑室枕角增宽，侧脑室／大脑半球比值正常。

（4）脉络丛强回声在脑脊液中漂浮。

（5）轻度脑积水，双顶径和头围测值可正常；重度脑积水，上述测值均大于正常。

2. 彩色及频谱多普勒

（1）胎儿颅底Willis环仍可清楚显示。

（2）重度脑积水可显示脑动脉阻力增高。

（三）临床评价

1. 孕18周侧脑室／大脑半球比值等于0.5或稍大于0.5时，应动态观察，2周后复查如该比值仍大于0.5，应考虑脑积水的诊断。

2. 勿将大脑外侧裂当作侧脑室，误诊为脑积水（图11-4）。

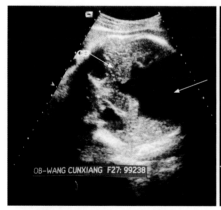 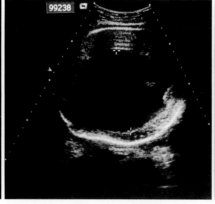 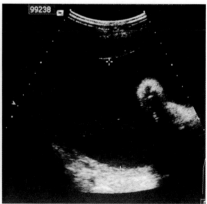

| a. 胎儿颅内为大片的液性暗区，未见脑中线结构 | b. 颅内充满了液性暗区 | c. 合并羊水多 |

图 11-4　胎儿脑积水

四、前脑无裂畸形

（一）发病机制

前脑无裂畸形是胚胎早期由3个脑泡发育到5个脑泡时的前脑发育异常所致，常伴有端脑和间脑的严重发育不良。1882年Kundrat称这种畸形为无嗅脑畸形(arhinence-phaly)，他认为这种畸形包括：①面部中轴的异常，如兔唇和腭裂；②嗅球和嗅束的缺失；③端脑单脑室。1959年Yakolev提出将这种畸形称为全端脑无裂畸形(holotelencephaly)。DeMyer和Zeman修正其命名为前脑无裂畸形，并分为三种亚型：①无叶前脑无裂畸形。单脑室、无大脑半球间裂。②半叶前脑无裂畸形。有残留脑叶，在后区有部分半球间裂。③全裂前脑无裂畸形。脑叶和大脑裂发育正常，但其额叶新大脑皮层是融合的并与双侧脑室相通。

（二）超声表现

1. 二维超声

（1）无大脑镰和大脑正中裂。

（2）脑室为单腔侧脑室或为一个融合的前角，后角可见分隔，第三脑室常不能辨认。

（3）胼胝体缺如。

（4）小脑幕上除了脑干和额叶外均为无回声暗区。

（5）脑的背侧可见囊性变，位于顶或枕区，与单腔脑室相通。

（6）脑缺损类似积水性无脑畸形。

（7）常合并小头畸形。

2. 彩色多普勒

显示颅底 Willis 动脉环畸形，常为一支大脑前动脉，一支大脑后动脉

五、小头畸形

（一）病理与临床表现

小头畸形（microencephalus）　表现大脑半球受累，为正常脑组织的 1/4～1/3，在大体上和显微镜下与正常的脑组织不能区别。颅底大小与脑的大小成比例，脊髓发育不良。发病率为 2.5/10 万。出生后大部分病例表现智力低下。病因可能与孕期接触 X 线、患风疹、巨细胞病毒感染有关。也可能与染色体的显性遗传或隐性遗传有关。

（二）声像图表现

1. 二维超声

（1）胎儿双顶径、头围小于正常值的三个标准差，而其他生长参数如 FL、AC 等与正常值相符。

（2）小头畸形的 BPD / FL，BPD / AC，HC / AC 均小于正常。

（3）可合并其他颅脑畸形。

2. 彩色多普勒及频谱多普勒　胎儿颅内血管显示及脑动脉频谱可显示正常（图 11-5）。

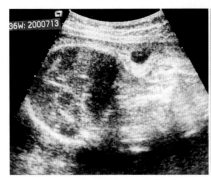
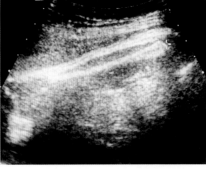
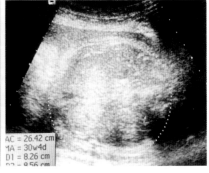

a. 孕 37 周，胎儿 BPD 6.8 cm，相当于 30 周　　b. FL7.3 cm，相当于 37 周　　c. 腹围 26 cm，相当于 30 周

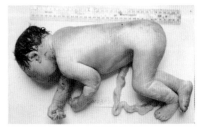

d. 胎儿各测量参数，BPD HC 相当于 26 周，胎头小于该孕周的 3 个标准差　　e. 胎儿娩出，胎头小，和躯干不成比例

图 11-5　小头畸形

（三）诊断中注意点

1. 当胎头 BPD 和 HC 测值处于临界水平时，诊断应谨慎。

2. 小头畸形常合并其他畸形，应注意观察其他脏器的解剖结构。

六、独眼畸形

（一）病理与临床表现

独眼畸形 (lydops) 胎儿有一个眼眶，其中无或有一个小眼球，或从有一个像正常人的眼球到紧靠在一起的两个较小眼球间的各种过渡状态。常合并鼻、唇及脑的发育畸形。

（二）声像图表现

1. 胎儿无正常的双眼眶结构。

2. 常与其他多发畸形并存。

七、先天性蛛网膜囊肿

先天性蛛网膜囊肿（congenital arachnoid cyst）是指一种脑组织外的良性占位性病变，囊内充满清亮或黄色液体。该囊肿发生在有蛛网膜分布的任何部位，但好发于大脑裂、大脑凸面、半球间裂、鞍上、胼胝体旁、小脑桥脑角池及小脑蚓部。

（一）发病机制

1831 年 Bright 首次报告了蛛网膜囊肿。从囊肿的发病机制看，主要有两种：①蛛网膜内囊肿。此类通常是由于蛛网膜分离和垂叠，并伴有蛛网膜下腔不通，即非交通性囊肿。②蛛网膜下囊肿。此囊肿是由于蛛网膜下腔粘连所致，继发性蛛网膜下腔扩大而形成。该囊肿合蛛网膜下腔交通，即交通性囊肿。

蛛网膜囊肿形成有三种机制：①液体的渗透作用，脑脊液进入囊内致囊肿增大；②囊壁内衬的室管膜上皮分泌作用；③囊壁的口部具有活瓣作用，可使脑脊液进入囊内。

（二）二维声像图表现

1. 蛛网膜囊肿为局限清楚的无回声肿块，囊壁光滑。

2. 中颅窝或大脑外侧裂的蛛网膜囊肿，常致同侧侧脑室萎缩，并向对侧移位，小脑后部的蛛网膜囊肿，使第四脑室向上移位，小脑幕显著抬高，幕上脑室系统扩大。

3. 囊肿壁及囊内常无血流信号显示。

（三）诊断中注意点

小脑后部囊肿须和 Dandy-Walker 综合征鉴别，Dandy-Walker 综合征有小脑形态的异常、体积的变化、第四脑室扩张。

八、脉络丛囊肿

脉络丛囊肿是胚胎发育过程中，在脉络膜丛中形成囊肿。它的发生与胎儿染色体异常，特别是18-三体有一定的关系。曾有作者认为，脉络丛囊肿一经诊断，应进行羊水穿刺，除外染色体异常。近年有作者对此提出，未合并其他异常的脉络丛囊肿对胎儿发育无重要意义。脉络丛囊肿常在中孕早期被发现，大多数在 26 周左右消失。

（一）发病率

在高危人群发生率为0.94%，统计获得的发生率常随采用超声仪器型号及操作者的经验而异，见下表11-4，表11-5。

表 11-4　不同作者报道的胎儿脉络丛囊肿检出率

作者	超声数量（例）	脉络丛囊肿（%）
Achiron	5400	30 (0.56%)
Chitakara	6288	41 (0.65%)
Clark	2820	5 (0.18%)
Deroc	2084	17 (0.82%)
Ostlere	11700	100 (0.85%)
Platt	7350	71 (0.96%)
Manuel	3247	69 (1.90%)
Howard	4765	51 (1.07%)
Twinning	4541	19 (0.42%)
Perpiganb	3769	87 (2.30%)
合计	51964	490 (0.94%)

表 11-5　脉络丛囊肿与染色体核型异常的关系

作者	脉络丛囊肿（例）	染色体异常	18-三体	21-三体	单纯脉络丛囊肿合并染色体异常
Achiron	30	2(6.7%)	2(6.7%)	0(0.0%)	1(3.3%)
Chitakara	41	1(2.4%)	1(2.4%)	0(0.0%)	0(0.0%)
Clark	5	1(20.0%)	0(0.0%)	1(20.0%)	0(0.0%)
Deroo	17	0(0.0%)	0(0.0%)	0(0.0%)	0(0.0%)
Ostlere	100	3(3.0%)	3(3.0%)	0(0.0%)	0(0.0%)
Platt	71	4(5.6%)	3(4.2%)	1(1.4%)	1(1.4%)
Manuel	69	6(9.5%)	3(4.3%)	1(1.4%)	2(2.8%)
Howard	51	1(2.0%)	1(2.0%)	0(0.0%)	0(0.0%)
Twinning	19	1(5.3%)	1(5.3%)	0(0.0%)	0(0.0%)
Perpigano	87	6(6.9%)	4(4.6%)	0(0.0%)	5(5.7%)
合计	490	25(5.0%)	18(3.8%)	3(0.6%)	9(1.8%)

（二）诊断步骤

根据文献，总结多数作者的经验，提出下列对脉络丛囊肿诊断步骤，供参考。

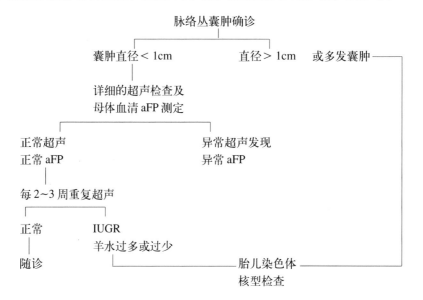

(三)超声表现

1. 脉络丛正常声像图　为侧脑室中的一个强回声结构。妊娠 12 周，脉络丛的体积占据大脑镰至颅骨内径径线的 90%，17 周时减少到 60%～70%，20 周时减少到 60%，足月时在近颅枕部形成一"八"字形较强回声带。

2. 脉络丛囊肿，在脉络丛较强回声结构中出现无回声小囊肿，单侧或双侧，以双侧较多见，单发或者多发，囊肿大小不等、形态不一，囊肿直径多在 8～18mm。

3. 可能合并多发畸形（图 11-6）。

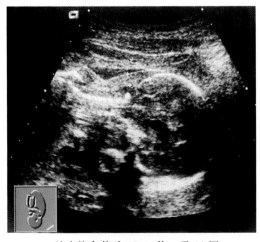

a. 羊水染色体为 18- 三体，孕 19 周
胎儿颈项皮肤增厚 7.1mm

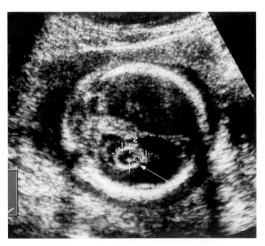

b. 胎儿双侧脉络丛囊肿，↑所指为囊肿

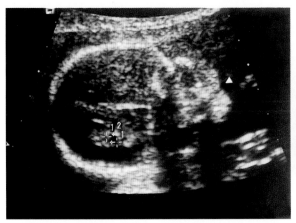

c. 另一侧的脉络丛囊肿，△所指合并有唇裂

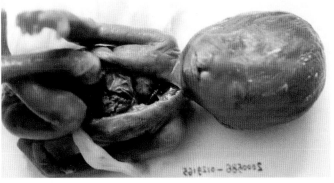

d. 胎儿娩出，可见唇裂

图 11-6　脉络丛囊肿合并唇裂 (染色体异常)

(四)临床评价

1. 超声医生应熟悉胎儿不同时期脉络丛正常声像图表现。

2. 脉络丛囊肿合并其他器官畸形可能与染色体异常有关，在中孕期发现脉络丛囊肿合并其他器官畸形者，可提示临床医生进行染色体检查。

九、丹迪－沃克综合征

Bencla 于 1954 年根据 Dandy，Taggar，Walker 的报道，提倡用丹迪－沃克综合征（Dandy-Walker畸形）来命名这类临床综合征。它由下述三联征组成：①小脑蚓部先天性萎缩或发育不全，伴小脑向前上方移位；②四脑室囊性变形；③并发脑积水。

（一）病因

发生病因仍有争议，一般认为是胚胎期第四脑室正中孔、侧孔发生闭锁，阻断了脑脊液从第四脑室到蛛网膜下腔的循环，致使囊肿形成并肿大。但有一些患儿四脑室正中孔或侧孔无闭锁。有50% Dandy-Walker畸形合并其他脑部畸形。25 %合并骨骼畸形，如并指、颅裂等；10%有面部血管瘤，还可合并心血管畸形。

（二）声像图表现

1. 胎儿后颅窝几乎均为液性暗区。

2. 脑矢状断面，小脑失去正常"板栗样"形态，而成为一弯钩状。

3. 小脑两半球分离、体积变小，因第四脑室扩张小脑半球向前外侧移位。

4. 联接两侧小脑半球的蚓部结构不显示。

5. 第四脑室明显扩大。

6. 双侧侧脑室及第3脑室对称性扩大。

7. 可合并脑膜膨出或其他脏器畸形。

（三）鉴别诊断

本病主要应与后颅窝蛛网膜囊肿相鉴别。其鉴别要点在于后颅窝蛛网膜囊肿不与第四脑室相通，第四脑室可因受压而变形移位。脑积水不如Dandy-Walker畸形明显（图11-7）。

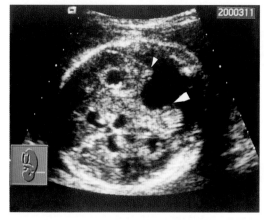 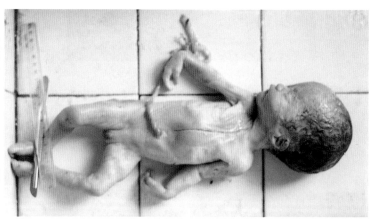

a. 箭头指为小脑分成左右两瓣，体积变小，小脑蚓部缺如，大量的后颅窝积液　　b. 胎儿娩出后，头大，与躯干不成比例

图 11-7　Dandy-Walker 畸形

（陈欣林）

第二节　呼吸系统异常

一、胎儿肺囊性腺瘤样畸形

（一）病理表现

肺脏出现多个囊肿，病变可累及肺的一叶及数叶，也可累及一侧肺。典型的病变是单侧，也可双侧发生。病变部位的组织学表现差异很大。有的所有的腔被以支气管型上皮，有的如血管化之前的正常的肺组织，由支气管、中间带及末端肺细叶相似的结构组成。Stonens称之为支气管扩张型及胚胎型。当出现高柱状分泌黏液的胃黏膜样上皮时，具有诊断意义。

病理组织学Tocker分类为三型。Ⅰ型：表现为有限数目的大囊肿，其直径大于2 cm，囊壁厚、光滑，在这些囊肿间可见正常的肺组织。Ⅱ型：由多数直径小于1cm的囊肿所组成，壁薄，在囊肿之间为不规则的肺组织。Ⅲ型：是由许多显微镜下所见的小囊肿填塞，其典型的声像图表现为非囊性的实性病变；这种病变常占据整个肺叶或肺的某一叶，湖北省妇幼保健院产前诊断的2例均为该种类型。

（二）临床表现

1. 胎儿胸腔内回声异常，胎儿水肿、腹水，常合并羊水多等。

2. 胎儿娩出后，不明原因的呼吸困难，按常规给氧抗炎治疗症状无缓解，胸片肺部显示多囊改变。

（三）声像图表现

1. 二维超声

（1）胎肺一侧或双侧呈囊性改变，囊肿数目多少不一或者呈均匀一致的强回声类似实性病变，其内可有形态不规则的无回声区。

（2）病变累及一侧肺时，常使心脏移位至胸腔的左下角或右下角，对侧肺多发育不良，显示少许肺组织回声或肺组织显示不清。

（3）横膈向下移位，且形态发生变化，向腹部突出。肿大的肺组织压迫横膈使其向反面凸出，膈肌凸面反转。

（4）常合并有胎儿腹水，胎儿水肿。这是由于胎儿心脏受挤压、下腔静脉血流回流受阻所致。

（5）同时可能合并肾脏多囊样改变。

（6）羊水多。

2. 彩色多普勒及频谱多普勒

病变侧肺血流难于显示（图11-8）。

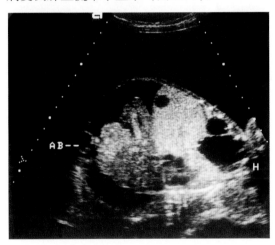 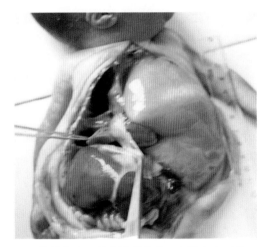

a. 胎儿肺腺瘤样畸形，胎儿肺为实质性的强光点 　　　　b. 胎儿娩出，见左肺囊性变，心脏在右下角
回声和不规则的液性暗区，心脏推至右下方，
腹腔见大片的液性暗区，内脏漂浮在液体中

图 11-8　胎儿肺腺瘤样畸形

（四）诊断中注意点

先天性胎儿肺腺瘤样畸形，因分型不同，声像图表现形式多样，可呈单纯囊性变或类似实性病变，亦可两者兼之。因肿大的肺组织压迫，使膈肌反转，反向凸出，心脏移位到对侧胸腔的下角，出现上述特征应考虑排除该病。

二、先天性肺囊肿

（一）发生率

先天性肺囊肿(congenital cyst of lung)肺内支气管囊肿，分为单发或多发。发生率各家报道不一。Walver报告，通过尸检0.03%；Willis报告，X线普查结果，发生率为（40.7~42）/10万，Branner报告，发生率为0.16%；中国医科大近年收住院病人12 140例，先天性肺囊肿63例，占0.05%。

（二）病理

大多数囊肿壁含有黏液腺、平滑肌、软骨，并有极度扩张的支气管。囊肿与支气管相通可以充气扩张，体积很大；周围肺组织受压以致误诊为气胸。囊肿充以黏稠的液体与胸膜渗液出相混。

（三）声像图表现

1. 二维超声

胸腔一侧见圆形或椭圆形一无回声包块，边界清楚，囊壁厚，填充于一侧胸腔。囊肿大。横膈区囊肿挤压而向腹腔凸出。

2. 彩色多普勒

囊肿内无血流信号，而正常的肺组织内有血流信号显示（图11-9）。

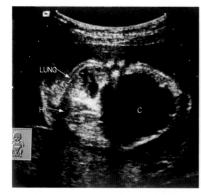 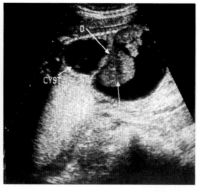 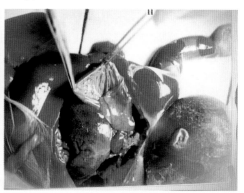

a. 胎儿右肺为一个大的囊性病灶，LUNG．肺　C.囊肿　H.心脏　　b.同时合并有腹水，内脏漂浮在腹水中　　c.胎儿娩出后见到的肺囊肿

图 11-9　胎儿肺囊肿

（四）鉴别诊断

1. 与胸腔积液相鉴别。胸腔积液可在胸腔液性暗区内见到漂浮的肺或发育不良的肺芽回声，横膈的形态多不会发生变化。

2. 应注意与肺腺瘤样囊肿样畸形鉴别。该病常为多个囊肿，多累及一侧肺。

（陈欣林）

第三节　胎儿膈疝

一、膈疝的分类

先天性膈疝包括胸腹裂孔疝、胸骨后疝及食管裂孔疝。其病因：在胚胎发育过程中，胸腔和腹腔之间的穹窿形的膈某一部分发育停止，或未连接未融合而形成"缺损"。当腹腔内压力增高和胸腔负压的影响，胃、脾、肝、肠以及其他脏器，可以通过膈肌缺损或薄弱部分进入胸腔而形成疝。疝进入胸腔可压迫心、肺以及引起纵隔移位。临床可表现为羊水多。据中国出生缺陷监测网统计，先天性膈疝发生率：1986年 0.08‰，1997年 0.04‰，1998年 0.05‰，有报道最小发生率范围 1：5000～1：2400 活产；包括死产的发生率接近 1：2200 分娩数。围产期的死亡率 ≥ 75%，主要死于继发肺发育不良和持续性肺高压的呼吸机能不全。

二、声像图表现

（一）右侧膈疝

1. 右侧胸腔见一实质性肿块回声，与右上腹肝脏回声一致，两者可有清楚的连续关系。

2. 显示肝脏血管与胸腔占位肿块的连续关系。

3. 彩色多普勒可显示胸腔内肿块与肝脏血流连续关系。

4. 有胸腔积液。

（二）左侧膈疝

1. 左侧胸腔内可见胃或肠腔的空腔脏器的回声。

2. 动态观察，可见胃及肠的蠕动，胸腔内空腔脏器可发生大小及形态的变化。

3. 心脏可能移位。

（三）食管裂孔疝

1. 见胃泡进入纵隔，与心脏并排显示。

2. 动态观察，胃泡形态及大小均发生变化（图 11-10）。

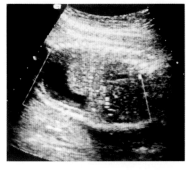 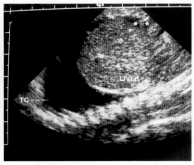 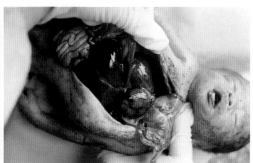

a.胎儿肝脏疝入胸腔，同时合并胸水　　b.疝入的胎儿肝脏，TC.胸　　c.胎儿娩出，见肝脏疝入胸腔
　　　　　　　　　　　　　　　　　LIVER.肝脏　**横膈

图 11-10　先天性膈疝 (右侧膈疝)

三、临床评价

Mann 报道，在 7 年中诊断 28 例先天性膈疝，其中 15 例合并多发畸形，有先心病 8 / 15 例（53%）泌尿系畸形 6 / 15 例（40%）。羊水过多 21 例（75%），胃疝入胸腔的胎儿预后差。胃胸内疝死亡率高达 84%，提示先天性膈疝死亡率高，常合并多发畸形，羊水过多。合并有多发畸形时，应提示临床医生，做染色体核型检查。

（陈欣林）

第四节　唇裂与腭裂

一、病理与临床表现

唇裂与腭裂的发病率约为 1‰。中国出生缺陷监测网提供数据唇裂 1986 年 0.55‰，1997 年 0.52‰，1998 年 0.45‰。腭裂 1986 年 0.28‰，1997 年 0.22‰，1998 年 0.23‰。总唇裂 1986 年 1.67‰、1997 年 1.35‰、1998 年 1.40‰。单纯唇裂发生率较高，唇裂兼腭裂次之，单纯腭裂少见。男性多于女性，左侧高于右侧，为多基因遗传性疾病。

1. 侧唇裂

俗称兔唇，只见于上唇，有单侧、双侧之分，完全与不完全之分。

2. 中央裂

极少见，有上、下唇之分。上唇的中央裂常为完全裂，相应的牙槽也裂开，严重者兼有鼻正中裂。下唇正中裂极少见，此种唇裂有人称鱼口畸形。

二、声像图表现

1. 二维超声

（1）孕18周以后，胎儿唇结构已可清楚显示。唇裂显示嘴唇连线回声中断，可见两个回声增强的断端，中断处为无回声。

（2）唇裂时两侧唇显示不对称，唇裂侧远远大于非裂侧。

（3）唇裂相对应的牙床回声中断时，应考虑可能合并腭裂。

（4）合并羊水少时诊断难度增大，此时应动态观察胎儿嘴唇和伸舌动作，当胎儿舌伸出时唇裂显示较清晰。

2. 彩色多普勒及频谱多普勒

唇裂处胎儿血流连续性中断（图11-11，图11-12）。

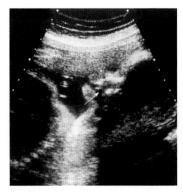
a. 胎儿左上唇回声连续中断裂

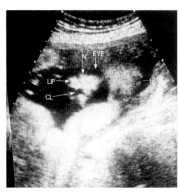
b. ↑为唇裂，LIP. 唇　CL. 唇裂

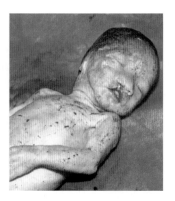
c. 胎儿娩出见到的唇

图 11-11　唇裂

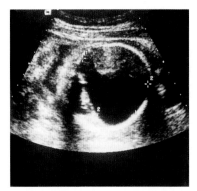
a. 13- 三体综合征，孕21周，胎儿重度脑积水，颅腔内见大片的液性暗区

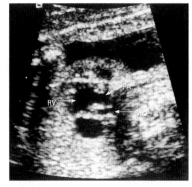
b. 示右室双出口，主、肺动脉均出自右室腔，同时有主动脉狭窄，RV. 右室　PA. 肺动脉　AO. 主动脉

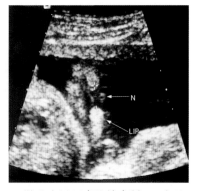
c. 胎儿上唇回声连续中断，* 上唇中断部分，LIP. 唇　N. 鼻子

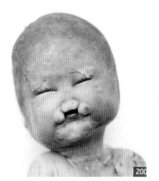
d. 胎儿娩出，见到的唇裂，羊水染色体检查为13- 三体

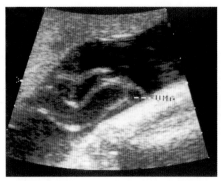
e. 合并单脐动脉，二维图像显示2根并行走向的脐血管

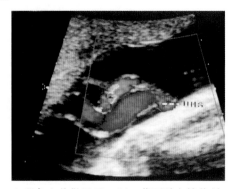
f. 彩色多普勒显示一红一蓝两种血流信号

图 11-12　唇裂

三、诊断唇裂中的注意点

1.显示胎儿唇技巧是应先找到胎儿眼眶，探头向胎儿鼻唇方向旋转90°～120°左右，即可显示胎唇的轮廓。

2.一定要同时显示胎儿鼻、唇结构，两者结构清楚，诊断的把握比较大。

3.怀疑唇裂时，最好在胎儿吸吮羊水嘴唇运动时，观察唇的结构。

4.不要把鼻唇沟误认为唇裂。此时应注意唇两侧是否对称。如对称，可能是假阳性声像图。

5.注意同时观察牙床回声是否中断。

（陈欣林）

第五节　消化系统畸形

一、先天性食管闭锁

（一）发病率

我国统计先天性食管闭锁发病人 (congenital esophaseal atresia) 数据 1986 年 0.07‰，1997 年 0.07‰，1998 年 0.06‰。

（二）病理与临床表现

（1）胚胎时喉气管褶发育异常。形成两种类型的闭锁： ① 食管本身分为上、下不连接的上、下两段，各成盲端。②食管的上端为盲端，下端与气管相通。

（2）食管空泡化受阻，管腔重建失败，闭锁呈隔膜状，为一处也可为多处。

（3）胎儿期吞咽羊水不能入肠，导致羊水过多。

（三）声像图表现

（1）胎儿上腹部找不到含液的胃泡。

（2）见不到正常充液的小肠及结肠回声，肠腔呈一团迂曲状的强回声团。

（3）腹围变小，胸围大于腹围。

（4）动态观察 72h，胃泡未显示，诊断可成立。

（四）诊断中注意点

（1）应常规观察每个胎儿胃泡结构。

（2）扫查胃泡时，应行上腹部横断及纵断面扫查，如胃泡显示仍不清楚，应沿胎儿身体长轴自左向右或自右向左水平扫查。

（3）上述检查仍未发现胃泡，则应连续观察 3 天。

（4）在全妊娠期，胎儿的胸围均应小于腹围，如腹围小于胸围，则应高度警惕上消化道畸形(图11-13)。

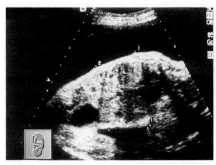 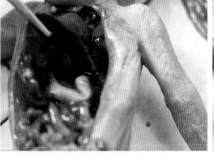 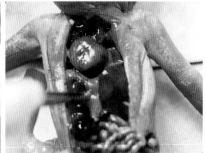

a.孕34周羊水多，胎儿腹部未显示胃泡回声　　b.胎儿娩出，食管呈梭状结构，胃泡未扩张　　c.钳夹部位为食管闭锁处

图 11-13　先天性食管闭锁

二、先天性十二指肠闭锁

(一)病理与临床表现

先天性十二指肠闭锁(congenital atresia and stenosis of the duodenum),主要由于肠管重建失败,肠空泡化受阻,或空泡化不完全导致肠腔狭窄或闭锁。也可能由于肠扭转,继发肠梗阻,临床主要表现羊水增多,因羊水进入肠腔受阻。发病率一般为1:10 000~1:40 000,在小肠闭锁中占37%~49%,国内报道较低,约占1/15。女婴略多于男婴。发生闭锁与狭窄的比例约为2:1或相等。

(二)声像图表现

(1)胎儿上腹部或中腹部见两个并行排列无回声空泡结构,又称"双泡征"。在心脏下方的空泡为胃泡,肝脏下方的空泡为扩张的十二指肠肠管。仔细扫查,两个空泡之间可以沟通。

(2)见不到充液的结肠及小肠回声,小肠呈一迂回曲状回声团。

(3)羊水过多(图11-14)。

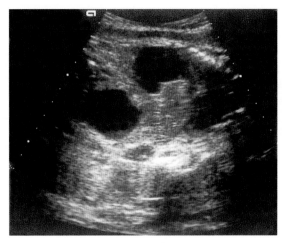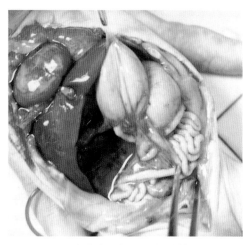

a. 显示胎儿上腹部双泡征   b. 见扩张的十二指肠和扩张的胃泡

图 11-14 胎儿十二指肠闭锁

三、先天性小肠闭锁和狭窄

(一)病因

先天性小肠闭锁和狭窄 (congenital intestinal atresia and stenosis) 是一种比较少见的畸形。以前多认为是由于胚胎早期肠道再度空化过程发生障碍所致。在胚胎第5周以前小肠是一个贯通的管腔,此后管腔内上皮细胞增殖致使管腔闭合,出现暂时性实心期。以后在闭塞的管腔内出现很多空泡,并逐渐扩大,大约12周时彼此相互融合、沟通,肠腔又完全贯通。在胚胎第2~3个月中如发育停止即形成肠闭锁或狭窄。近年来有人指出,空、回肠在胚胎发育过程中并无暂时充实期的存在,上述学说仅适用于十二指肠闭锁或狭窄的病例。

(二)发病率

小肠闭锁的发病率为1:(1 500~40 000),欧美较高,一般为1:(5 000~20 000)。男性略多于女性。有肠闭锁发生于同一家庭的报告,也有发生于孪生子女的报道。

(三)声像图表现

(1)胎儿腹围增大,胎儿腹腔内可见许多扩张充液的肠腔回声。

(2)可见肠蠕动活跃。

(3)羊水增多。

四、先天性巨结肠

（一）病因

丹麦医生 Harald Hirschsprung 在 1886 年柏林儿科学会上报告 7 个月和 11 个月 2 例病儿，详细记载了便秘症状和死后扩张结肠的肉眼所见，2 年后该文章发表，所以将该症称为赫什朋病（Hirschsprung disease，HD）。他认为病变部位在巨结肠，故先天性巨结肠（congenital megacolon）这一病名沿用至今。但是，目前有些文献已将该病称为无神经节细胞症（aganglionlsis），或无神经节细胞性巨结肠（aganglionar megacolon，AM）。

（二）发病率

先天性巨结肠的发病率较高，且有逐渐增加趋势，例如，Bodian 在 1951 年报告为 1∶（20 000～30 000），在 1963 年报告为 1∶（2000～10 000）。目前认为是 1∶（2000～5000），国内资料约为 1∶4000（0.26%）。现在已充分证明，先天性巨结肠的发病与遗传因素有关。先天性巨结肠主要表现为结肠扩张，严重者小肠也可扩张。

（三）声像图表现

胎儿结肠内径增宽，内径应大于 2～2.5 cm。

（四）诊断中的注意点

正常妊娠中有少数胎儿可能出现结肠内径大于 2 cm，应注意出生后的婴儿是否有腹胀、胎便排出延迟或便秘等临床表现，这对于先天性巨结肠的诊断是重要的。

五、结肠闭锁及狭窄

（一）病理与临床表现

结肠闭锁及狭窄（colonic atrcsia and stenosis）较为少见，约占消化道闭锁的 10%。发生率为 1∶（1500～2000）。病因可能是胚胎发育期中肠肠管管腔空化障碍或胚胎期肠系膜血液供应障碍，导致缺血、坏死、结肠闭锁。结肠闭锁及狭窄常合并其他畸形，如腹裂、脐膨出、先天性巨结肠、十二指肠及小肠闭锁。也可合并多指、并指、马蹄内翻足等骨骼畸形、眼及心血管畸形。

（二）声像图表现

（1）胎儿结肠内径增宽，内径应大于 2～2.5 cm。

（2）对腹裂、脐膨出患儿应注意胎儿结肠宽度。

六、先天性肛门闭锁

（一）病理与临床表现

据文献报道，新生儿中肛门直肠畸形的发病率为 1∶（1500～5000），占消化道畸形的第一位。国内有关本病发病率的统计不多，上海某医院妇产科统计 30 525 名新生儿，发现 11 例，平均为 1∶2800。男女发病率大致相等，男性稍多。北京儿童医院 1955 — 1970 年共收治肛门直肠畸形 939 例，男性 558 例，女性 381 例，男女之比为 1∶0.68。大肠末端与体外不相通，较肠道其他部分不通更常见。可是单纯的畸形，也可伴有体内其他部位的畸形。肛门区表面的皮肤可能平整，而看不出肛门应在的部位，也可能为一个小的浅窝。

（二）声像图表现

（1）胎儿腹部膨隆，下腹部可见一个有明显中隔回声的液性暗区。又称"双叶征"。中隔可偏向一侧，可为完全性或不完全性，直肠可见扩张。

（2）合并羊水多(图 11-15)。

七、胎粪性腹膜炎

(一) 病理与临床表现

自 1761 年由 Morgaargri 首次报告以来，欧美较少报道，我国则较常见，是新生儿及婴儿较常见的急腹症之一。到目前为止，国内共报告 500 余例。胎粪性腹膜炎（meconium peritonitis）继发于胎粪性肠梗阻、腹膜炎、肠系膜疝或肠扭转的腹膜炎。腹膜炎常由胎粪中的胆汁和其他物质刺激产生的无菌性的炎症。如果婴儿生后存活并进食，肠内立即会出现细菌，肠内容物再通过破口漏出，则迅速导致细菌性腹膜炎死亡。肠穿孔发生在出生前，肠腔内的物质可出现钙化。

(二) 声像图表现

（1）胎儿腹内可出现腹水。

（2）腹腔内可见弥漫性钙化斑或钙化点，或光环。

（3）可合并胎儿宫内发育迟缓。

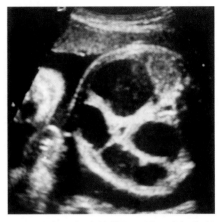

胎儿下腹部见扩张的结肠，呈双叶征表现

图 11-15　先天性肛门闭锁

（陈欣林）

第六节　胎儿腹壁缺损

一、胚胎学与发病机理

(一) 胚胎学

胚胎早期原肠是由卵黄囊发育而成，原肠中段与卵黄囊之间由卵黄管相连，卵黄管对中肠起牵拉作用，逐渐变细，闭塞呈条索或消失。胚胎 6～10 周时，消化道生长速度超过腹腔及腹壁的，此时中肠被挤到脐带底部，形成暂时性脐疝。胚胎 10 周后，腹腔生长速度增快，腹腔容积扩大，腹前壁的头褶、尾褶及两侧褶皮肤和肌肉迅速从背侧向中线靠拢、接近、折叠，此时突出体腔外的中肠逐渐向腹腔内回纳，并开始中肠的旋转，同时腹壁在中央汇合形成脐环。

(二) 发病机理

如果腹壁在上述发育阶段，胚胎受到某些因素影响，抑制或延缓胎体腹壁的关闭过程，由于四个褶中发育受抑制的不同，产生相应的内脏膨出畸形。头褶发育缺陷：脐膨出、膈疝、胸骨缺损及异位心；侧褶发育缺陷：脐膨出、腹裂；尾褶发育缺陷：脐膨出、膀胱外翻、小肠膀胱裂、肛门直肠闭锁等。

二、脐疝

(一) 临床表现

脐疝是前腹壁最常见的缺损，指先天性腹壁发育不全。脐环增大，直径 1～2 cm，外被覆正常皮肤，随着腹压增高而凸出，实际没有缺损而是腹壁发育不良。重者可出现内脏由此突入脐带，突出的内脏一般为小肠。

(二) 声像图表现

胎儿脐部皮肤完整，稍薄弱，略向外突。

三、脐膨出

(一) 病理与临床表现

由于先天性腹壁发育不全，在脐孔周围发生缺损，内脏由此突入脐带。其中突出的内脏一般为小肠，严重者肝、胰、脾均可突入脐带。突出物表面覆盖羊膜和脐带华通胶。

（二）发生率

据中国出生缺陷监测网统计 1986 年 0.15‰，1997 年 0.11‰，1998 年 0.17‰。

（三）声像图表现

1. 二维超声

（1）胎儿腹壁正中(脐部)有缺损。

（2）缺损处突出一包块，依突出成分不同疝囊内可有肠管、肝脏、脾脏、胃、心脏等。

（3）突出物外包有一层囊，囊壁薄。可呈多囊状，囊内见多种脏器回声。

（4）脐血管常附着于疝囊上，沿着疝囊表面行走。

（5）疝囊过大合并脐带过短时，常有脊柱侧弯畸形。

（6）亦可同时合并其他畸形，如单脐动脉等，羊水多。

2. 彩色多普勒及频谱多普勒

（1）在膨出的疝囊上可显示脐血管血流。

（2）合并脐带过短时，可在一个断面上观察到脐带从胎儿至胎盘的全段血流。

（3）依膨出的内脏不同，疝囊内声像图表现不同可分别显示肝脏、肠道、心脏等血流（图 11-16）。

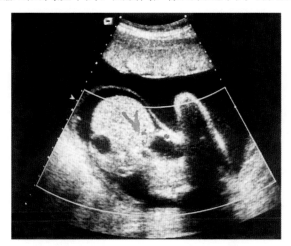 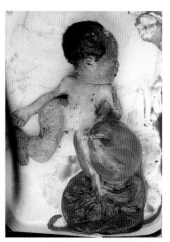

a. 声像图显示肝脏和胃泡甩出腹腔外，　　b. 胎儿娩出，见腹腔外一大
　　外有囊壁包绕　　　　　　　　　　　　　的囊性包块，囊液中见肝脏
　　　　　　　　　　　　　　　　　　　　　胃泡，合并有脐带过短

图 11-16　胎儿脐膨出

（4）生理性脐疝是胚胎早期发育的正常现象，至孕 11 周消失，应和脐膨出相区别 (图 11-17)。

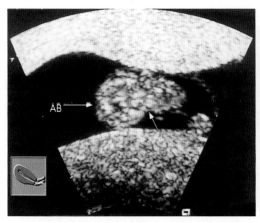 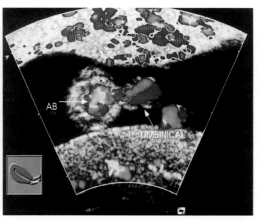

a. 孕 55 天，胎儿脐部见一膨出物　　　　　　b. 膨出物内见脐血流显示

图 11-17　生理性脐疝

四、腹裂

（一）病理与临床表现

腹裂指腹壁缺损，是腹部严重畸形。缺损处没有疝囊，脐带附在缺损的一侧，这是与脐疝的主要区别点。裂口的长短、宽窄不等，裂口小者为2~3 cm，只有肠管从裂口脱出；裂口大者，肝、胃及小肠全部脱出，由于表面无羊膜与腹膜形成的膜覆盖，内脏直接暴露于羊水中，疝出的肠管的浆膜面增厚而无光泽，肠管常缩短伴有旋转失常。

（二）发生率

据中国出生缺陷监测网统计1986年0.16‰，1997年0.23‰，1998年0.27‰。

（三）声像图表现

1. 二维超声

（1）在脐旁右侧或左侧，右侧多见，腹壁连续性中断。

（2）有肠管通过脐旁缺损处突出。

（3）脱出肠管漂浮在羊水中，没有包膜覆盖。肠管回声增强。

（4）裂口较小时，脱出的肠管可嵌顿于裂口，此时可见腹腔内的空腔脏器扩张。

（5）脐血管与腹壁连接是正常的。

2. 彩色多普勒

可显示胎儿腹壁与脐血管的血流连接关系（图11-18，图11-19）。

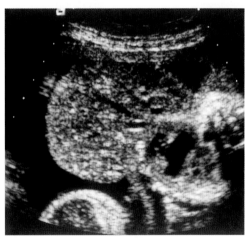
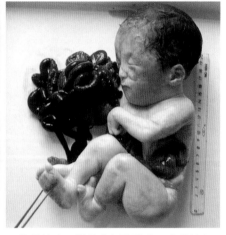

a. 显示肝脏漂浮在羊水中，甩出的内脏未见   b. 胎儿娩出，胎儿左侧腹壁有一大的缺损，
囊壁的包绕   肠管及肝脏均在腹腔外，没有囊壁的包绕

图 11-18　胎儿腹裂

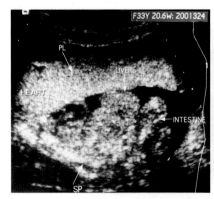
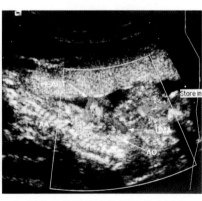
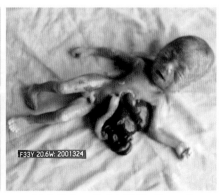

a.显示胎儿心脏、肝脏、肠管均在腹腔   b. 彩色多普勒显示胸腹腔外内脏的   c. 胎儿娩出，见左侧胸腹裂，心脏、
外漂浮在羊水中；LIVER. 肝脏   血流信号   肝脏、肠管均在胸腹腔外，
HEART. 心脏　INTESTINE. 肠腔   脐带置入腹壁处正常

图 11-19　胎儿胸腹联裂

（四）临床评价

注意脐膨出与腹裂的声像图特点，两者的发病机理及声像图表现特征均不相同。据学者调查腹裂畸形在一些国家发病呈上升趋势。我国1986—1987年调查结果，全国平均发生率为1.6/万(0.4/万～3.4/万)，低体重儿中腹裂发生率高于正常体重者，乡村高于城镇。单发腹裂畸形占29.4%，常见合并的畸形有马蹄内翻足、脊柱异常、并或缺指（趾）、直肠肛门闭锁、小肠闭锁或狭窄、唇裂及腭裂、低位耳、性别不明等。

单发腹裂畸形死亡率为82.5%，多发畸形的死亡率为95.6%，多发畸形的死亡率明显高于单发腹裂畸形。

目前，腹裂畸形产前的诊断主要是超声探测。在国外超声探测正确率可达93%，Palomaki等提出孕妇血清甲胎旦白测定可检出83%～90%的腹裂畸形。20世纪80年代末我国产前依据超声正确诊断腹裂者仅占15%，死亡率高达91.8%，因此要提高对腹裂产前超声诊断水平。产前正确诊断腹裂对选择分娩时间、方式、地点、评价膨出脏器功能损伤是非常必要的，有利于提高腹裂胎儿的存活率，降低死亡率。

（陈欣林）

第七节　骨骼系统的先天畸形

骨骼系统的先天畸形有100多种。它的病因主要为遗传因素（包括基因突变、染色体异常）和非遗传因素（如孕早期感染风疹病毒、接受X射线照射及某些药物的影响）。这些疾病有许多是在出生后或在生长发育过程中表现出来或需经X射线及在化验室检查才能确诊的畸形。而有一部分畸形由于出现形态学上的改变，可以在胎儿时期通过超声检查做出诊断。

一、胎儿骨骼系统检查程序与内容

1. 胎头

（1）外形　颅骨有无变形、凹凸不平、缺损，并应注意在胎头矢状面、冠状面扫查，观察面部、鼻部及前额有无异常。

（2）大小　常规测量双顶径，在长头型、短头型及不均称IUGR胎儿应测量头围，注意胎头与躯干比例是否正常。

（3）颅骨骨壁厚度、回声强弱、有无头皮水肿。

（4）颅内结构。

2. 脊柱

连续性、弯曲度、脊柱两条强回声线的间距、有无成角、变形。

3. 胸部

胸围测量、注意有无胸腔狭窄。

4. 腹部

腹围测量、头围腹围比值、内脏有无异常、胸腹壁有无水肿。

5. 四肢骨骼

超声检查最容易发现或者首先发现的为四肢骨骼的畸形。检查顺序应从近端到远端，直至末梢手足。在双胎时尤应注意，以免漏查。

（1）长骨　检查四肢长骨各自的长度、形态、比例、相互关系是否对称、等长。

（2）手足　注意其形态、大小，与前臂、小腿的角度。在妊娠晚期及羊水过少时，检查不满意。

（3）关节　四肢关节有无僵直、弯曲异常。

二、检查时间

检查四肢骨骼的最佳时间为孕18周之后。但骨骼异常可发生在胎儿生长的任何阶段。在妊娠前半期骨骼生长正常的胎儿在孕后期也可能发生生长停滞、骨骼变形、结构异常。另外，同一种疾病骨骼异常发生的时间，出现的早晚也不同。所以，超声对于骨骼的监测应贯穿整个孕周。

三、胎儿骨骼畸形的声像图表现

可归为以下三种类型。

（1）先天性与全身性发育异常的疾病；

（2）局部异常，如某段肢体、关节异常；

（3）全身多发畸形（多个系统、多个部位）同时合并骨骼异常。

（一）先天性全身性发育异常

国内学者提出此类疾病有33种。国外学者提出在出生时可能鉴别者及出生时和出生前可能诊断的有22种。其中重要的为先天性成骨不全。

1. 先天性成骨不全

属于先天性结缔组织疾病，发生率为1/40 000。主要病变为成骨细胞活性受损，不能从多效能细胞分化为成骨细胞或不能提供形成骨样组织的正常成分。是一种以全身多发骨折为特征的疾病。临床上分为两型。

（1）先天型成骨不全　属严重型。胎儿多宫内发生骨折，并常因颅内出血而成死胎。

（2）迟发型成骨不全　病情轻重不等。其中严重者在婴儿期发生骨折。

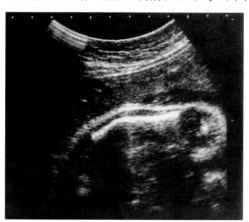

a. 右腿股骨轻度弯曲、缩短，长 4.6 cm

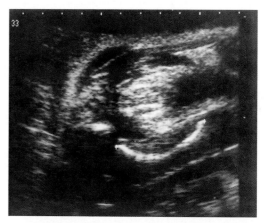

b. 左腿股骨重度弯曲、缩短，长 4.7 cm

声像图表现

根据其严重程度和发病时间而有所不同。

（1）长骨短、粗、有异常弯曲，或发生骨折是主要特征；

（2）胎头正常大小或增大，但因膜性化骨异常，严重者颅骨极薄，甚至呈膜状，常有塌陷；

（3）胸腔变形、肋骨脆、易骨折；

（4）羊水呈正常或增多。

北京门头沟妇幼保健院有一病例：其母自幼多次发生骨折，并伴有骨盆畸形。在孕34周时又发生左股骨骨折，于孕38周行剖腹产手术分娩。产后9天新生儿无诱因下肢骨折。图11-20为孕31周时的超声检查。

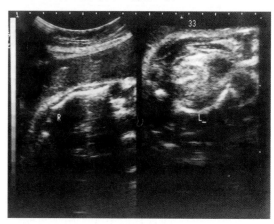

c. 双腿股骨对照

同时测量：双臂肱骨长 4.3 cm；双腿胫骨长 5.1 cm

图 11-20　先天性成骨不全

2. 软骨营养障碍

又称软骨发育不全或软骨营养障碍性侏儒，是侏儒中最多的一种，为常染色体显性遗传疾病，发病率约为 1/10000。主要病变在胎儿骺板特别是长骨骺板软骨内成骨发生障碍导致骨纵轴生长迟缓。

典型声像图表现（图 11-21）

（1）胎儿四肢异常短小，尤其是近端长骨短为主要特征；

（2）胎头增大、前额突出、有时并发脑积水；

（3）脊柱生长正常，所以躯干长度正常与四肢不成比例；

（4）胸部扁平、腹部膨隆；

（5）常合并羊水过多。

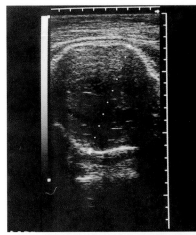
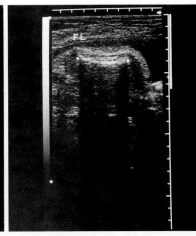
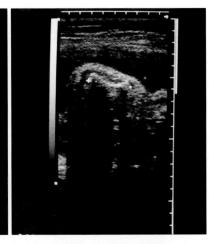

a. 孕32周,头颅增大、不平,双顶径9.2 cm　　b. 长骨明显缩短，股骨长4.3 cm　　c. 肱骨长3.7 cm，弯曲
BPD − FL = 4.9 cm

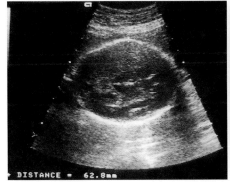
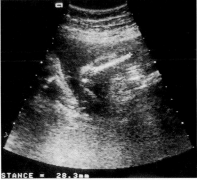
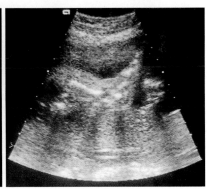

d. 孕23周，女孩，双顶径6.3 cm　　e. 股骨长2.8 cm　　f. 胫骨长2.4 cm 同时测量肱骨长2.5 cm
BPD − FL = 3.5cm

图 11-21　软骨营养障碍典型声像图表现

鉴别诊断

需与软骨营养障碍鉴别的疾病有 10 多种。下面介绍在声像图上有明显特点的疾病。

（1）成骨不全　两者均有头大及肢体短的特征。但软骨发育不全时，由于膜性化骨正常、胎儿颅骨骨化正常、头颅厚度正常。但如病情轻者，超声不能鉴别，需通过 X 线片确诊。

（2）窒息胸营养不良　有学者把其归为致死性四肢短小型侏儒。最明显特征为胸腔狭窄、四肢短小。由于肺脏不发育，胎儿出生后不能存活。

（3）软骨——头发发育不良　典型表现为腓骨过长、外翻足、手指短。

（4）软骨外胚层发育不良　四肢短小，以远端、胫腓骨、尺桡骨为主，又称离心性短肢侏儒。

（5）肢中断侏儒　主要为四肢中段骨缩短，即胫腓骨、尺桡骨短，肘关节、腕关节畸形、马蹄内翻足等。

（6）点状骨骺发育不良　不对称肢体近端短肢，肱骨弯曲。

（7）纵裂发育不良侏儒　胫骨、尺骨缩短明显，马蹄内翻足。

在实际工作中，当胎儿骨骼畸形的形态改变不十分典型或者相互雷同时，如恐怖性侏儒与软骨发育不全均表现为头很大、四肢极短，加之超声的局限性，不可能逐一区分提示疾病的诊断。笔者赞同某些学者的观点，在超声诊断中将以上疾病统归于四肢短小性侏儒。

（二）局限性异常

胎儿局限性肢体畸形可表现为双侧或单侧对称性和不对称性上肢、下肢或上下肢均受累。病因可能为遗传环境因素或者两者共同作用的结果，或在宫内发育时期机械性因素引起。

1. 长骨发育迟缓

国外学者将此异常归为小肢畸形，即肢体各段俱全，从异常短小到长骨稍短均可见到。与软骨发育不全的区别在于身体没有其他畸形。长骨骨端有正常骨化的软骨带。在肢体明显缩短小于正常2/3时，超声无法与全身性疾患即四肢短小性侏儒相区别。

在此只讨论长骨中度 - 轻度缩短，即在妊娠周数明确情况下，股骨长度小于正常两个标准差，并且出现进行性生长迟缓，甚至停滞，而又无其他异常（指声像图表现，图11-22）。笔者认为，可以提示长骨发育迟缓。

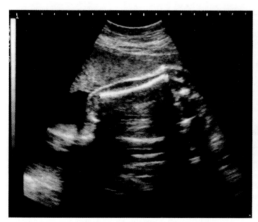
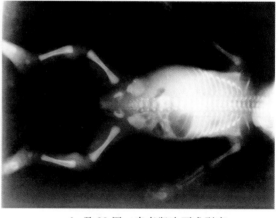

a. 男孩，孕28周测量：双顶径6.9 cm，股骨长
4.2 cm，BPD – FL = 2.7 cm
股骨长度小于正常孕周2个标准差
孕29周[+4]测量：双顶径7.3 cm，股骨长4.5 cm，
BPD – FL = 2.8 cm
股骨生长缓慢，长度小于正常孕周2个标准差

b. 孕30周，患者坚决要求引产
X线片骨测量：股骨长 4.5 cm　胫骨长 3.5 cm
肱骨长 3.8 cm　尺骨长 3.5 cm

图11-22　长骨发育迟缓

说明

在妊娠中期（18周后）、晚期超声检查时，强调测量股骨、肱骨，并应检查胫腓骨、尺桡骨的长度、形态、相互关系，必要时进行测量。

（1）股骨　在妊娠中，胎儿股骨随着孕周不断增长，其增长速度与正常值，可查表或参考生长趋势图。

股骨（FL）与双顶径（BPD）之间的关系　BPD与FL密切正相关。北京积水潭医院统计了1000例出生正常的新生儿在孕期超声测量BPD与FL之差（不计孕周的随机抽查）。

BPD – FL = 1.5 ～ 2.5 cm，占91.1%

＞1.0＜1.5 cm，占4.2%　其中74%为32周前胎儿

＞2.5＜3.0 cm，占4.7%　其中79%为36周后胎儿

以上统计表明，胎儿越小，其 BPD 与 FL 差值越小。如 32 周之前 BPD－FL>2.5 cm，或孕晚期 BPD－FL > 3.0 cm，则应注意：

a. 除外颅内异常，尤其是脑积水；

b. 参考父母身高及头颅大小，妊娠晚期胎儿受父母遗传因素影响较大；

c. 监测胎儿股骨增长情况。

只要胎儿股骨增长速度正常，长度在正常增长曲线两个标准差之内均为正常。不可轻易做出短肢畸形的诊断。

BPD－FL<1.0 cm 罕见。北京积水潭医院仅有一例，生后证实为小头畸形。在产前检查时，要注意胎儿头形，测量双顶径、头围，观察头颅增长程度与股骨的关系。

<u>股骨（FL）与肱骨（HL）之间的关系</u>

FL 与 HL 在妊娠 20 周之前增长速度相同，长度相等。20 周后，股骨增长速度加快。

20~22 周　　FL－HL = 0 ~0.2 cm

22~28 周　　FL－HL = 99.5% 为 0.1~0.3 cm

28～38 周　　FL－HL = 99.2% 为 0.3～0.8 cm

38 周后　　FL－HL = 100% >0.6 cm　　　　　　在 0.6~1.2 cm 之间

无负数。

（2）肱骨、胫骨的关系　在妊娠各期生长基本相同，故长度基本相等。

在孕 32 周前：大多数胎儿肱骨略长于胫骨 0.1~0.4 cm

在孕 32 周后：大多数胎儿胫骨等于或长于肱骨 0.1~0.3 cm

在股骨、胫骨、肱骨和尺骨中，尺骨最短。

胫骨与腓骨的识别：胫骨其近端粗大、关节面高于腓骨。

尺骨、桡骨的识别：尺骨长，上端高于桡骨。

2. 先天性上肢畸形

超声能够发现或诊断的疾病有：

（1）上肢海豹肢　是肢体的严重发育缺陷。

<u>声像图表现</u>　肱骨、尺骨、桡骨缺如，仅仅残存一段骨块，手直接连在肩上。

（2）先天性肱骨缺如　肱骨部分或全部缺损，常合并上肢其他部位的先天畸形。

（3）先天性肘关节强直　肱骨与桡骨，肱骨与尺骨或肱骨与尺、桡骨融合。

<u>声像图表现</u>　为上肢弯曲度及活动度异常，骨骼出现异常连接。常合并其他畸形，如远端骨的缺如。

（4）先天性桡、尺关节融合　单侧或双侧，发生于近端（图 11-23）。

<u>说明</u>

正常胎儿上肢肱骨、桡骨、尺骨均独立存在，无异常连接，前臂尺桡骨在胎儿活动时，可出现旋转交叉，但活动后可恢复正常位置。

（5）先天性桡骨或尺骨缺如　单侧或者双侧、完全或部分。有时，因形态改变无法确定为桡骨或尺骨，但反复寻找只见到一根骨骼回声，并常伴有腕关节及手部畸形（图 11-24）。

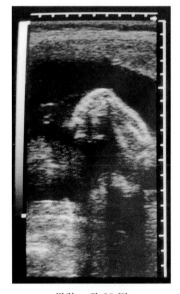

男孩，孕 38 周
双手与前臂角度异常，呈
屈曲状，活动后不改变

图 11-23　双手内翻畸形

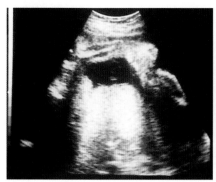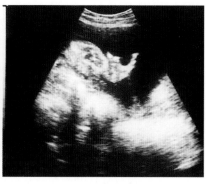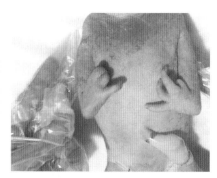

男孩，孕28周双上肢前臂短，仅可见一根骨骼，双手异常屈曲　　　引产后所见：双上肢前臂畸形，脐带

根部增粗（华顿胶增多）

图 11-24　先天性桡骨或尺骨缺如

3.先天性下肢畸形

超声能够发现或诊断的疾病有：

（1）下肢海豹肢　大腿、小腿完全缺如，是直接连在躯干上，可单侧或双侧。双侧占20%～30%。

（2）先天性股骨缺如。

（3）股骨近端局限性缺陷及先天性短股骨　虽为两种不同的疾病，但声像图表现大致相同。两侧股骨不等长，患侧股骨缩短，前者常合并同一肢体的其他畸形。

（4）先天性胫骨缺如　是肢体缺如中惟一有家族遗传的畸形，常合并同一肢体其他畸形。

（5）先天性腓骨缺如　在较严重的部分缺如和完全缺如，声像图可以表现出来。男女比例为2：1。同上肢一样，有时超声不能区分是胫骨或是腓骨缺如。但可找到一根骨骼，常伴有踝关节、足趾异常。

在上下肢检查中，还有以下畸形：

胎儿肢体的横向缺如，如无肢、半肢、部分半肢、完全性无手、无足诊断不困难。完全性无指、趾的检查要求具备的条件：孕18～30周最佳，羊水量适中，胎儿活动好。多指、趾的检查要求条件同上，但是否作为必须及常规检查待探讨。

4.先天性足畸形

先天性马蹄内翻足，发病率为1‰。男女发病比例为2：1，双侧多见，可单独发生，也可并发其他畸形。

病因：

　　a.遗传因素——有家族遗传；b.发育因素；c.神经因素；d.机械因素。

声像图表现为胎足与小腿角度异常，活动后不能改变。如羊水过少，超声诊断困难。

（三）全身多发畸形同时伴有骨骼畸形

常见于以各种综合征命名的先天畸形胎儿。其中包括我们熟悉的Down综合征（21－三体综合征），Edward综合征（18－三体综合征），Turner综合征（原发性卵巢功能不全综合征）。胎儿出生后外观多种多样，有的面容丑陋，可见头部、颜面部、五官、毛发、皮肤等多种异常改变。同时合并神经管、心血管、消化系统、泌尿系统等脏器畸形，或代谢、内分泌异常、智力障碍，合并骨骼异常：常表现为小头、尖头、四肢末梢骨骼异常，如多指（趾）、缺指（趾）、并指、关节挛缩、马蹄内翻足等。

声像图表现　可分为两类。

1.胎儿表现为严重的对称性IUGR，临床找不到明显病因，治疗无效。

（1）长骨短小，同时伴有对称性全身缩小。

（2）胎儿一般状况差，生物物理评分低，肌张力低，体重明显小于孕周，甚至足月不足2000g。

（3）胎儿常伴有智力低下及一些发生在颜面、五官、皮肤、毛发、四肢末梢等畸形。超声一般不宜查出。如认真仔细，一些四肢、关节等畸形可以查出。

（4）羊水过多或过少。

（5）可见单脐动脉。

2. 典型的各系统畸形合并骨骼异常

此类胎儿大小与孕月相等。常见典型的各系统脏器畸形。

（1）神经系统畸形合并骨骼异常　脑积水，合并上肢畸形（图11-25）。

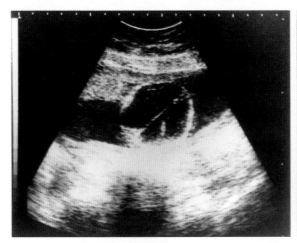

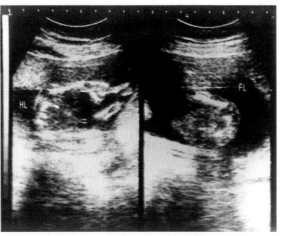

a. 女孩，孕18周，脑室积水　　　　　　b. 右上肢：肱骨正常，前臂仅见一根骨骼，短，
　　　　　　　　　　　　　　　　　　　　　　　　手异常屈曲

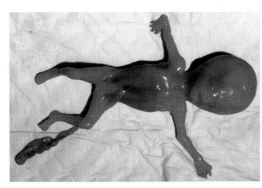

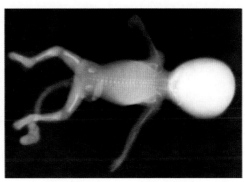

c. 引产后可见右上肢畸形　　　　　　　　d. X线片显示：右前臂桡骨缺如

图 11-25　脑积水合并上肢畸形

（2）泌尿系统畸形合并骨骼异常　左肾积水，右肾多囊性改变，合并右下肢畸形（图11-26）。

（3）胎儿淋巴系统异常合并骨骼畸形　胎儿颈部淋巴囊肿、全身水肿合并上肢畸形。

（4）罕见的先天性异常——骨内骨疣　胎儿长骨缩短，出现节段性改变，伴肝脾肿大（图11-27）。

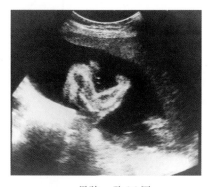
a. 男孩，孕 26 周
右下肢弯曲度异常，不能伸直
引产后证实：右下肢屈曲内旋，
足内翻，较左下肢短 10 cm

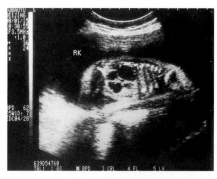
b. 同时合并肾脏畸形
右肾为多房性肾囊性变

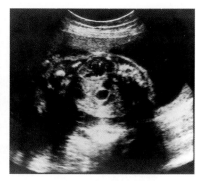
c. 左肾：肾盂增宽，1.1 cm

图 11-26　左肾积水，右肾多囊性改变，合并右下肢畸形

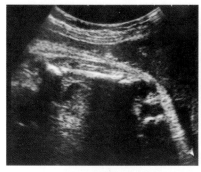
a. 男孩，孕 37 周 双顶径 8.3 cm，
四肢长骨短，以近端骨明显
测量：股骨 4.1 cm　胫骨 5.1 cm
肱骨 4.4 cm　尺骨 4.9 cm
长骨两侧有缺损

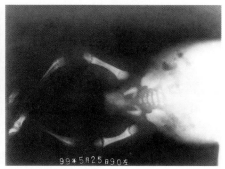
b. X 线片显示四肢长骨两端有缺损

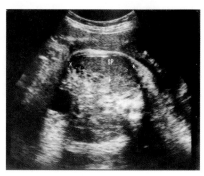
c. 同时伴有肝、脾增大，以脾大明显
脾：长 7.0cm，厚 2.7cm
羊水量正常

图 11-27　胎儿骨缩短，出现节段性改变，伴肝脾肿大

说明

（1）以上病例提醒超声科医生在诊断了胎儿明显的脏器畸形外，还要注意其他脏器系统包括骨骼的检查，以提高胎儿畸形诊断符合率。

（2）声像图诊断与尸检诊断并不完全一致。经过尸检能发现更多异常。故超声检查只能做出形态学异常的诊断，无法确定为何种综合征或是否属于这一类疾病范畴。

（曹少曼）

第八节　胎儿泌尿系统畸形

一、肾数目发育异常

（一）双肾不发育

此种畸形非常少见。由于在胚胎期生肾组织或输尿管等发育障碍所致。占死产或生后短时间内死于肾功能衰竭或呼吸障碍尸解病例的 0.2%～0.4%。此类胎儿多伴有肺发育不良、下肢变形、关节拘缩及颜面部特征性改变称Potter综合征。男性几乎占75%。

肾脏一般为完全性缺如，偶尔可能有一小的间质组织肿块，罕有原始肾小球成分。输尿管可完全或部分缺如。膀胱多缺如或发育不良。

临床表现

（1）羊水过少　尿液是羊水的主要来源。双肾不发育时羊水量减少甚至缺如。

（2）胎儿宫内发育迟缓，宫高、腹围均小于孕月。

临床往往因为以上述原因而行超声检查。

声像图表现

（1）在正常情况下，胎儿肾脏14~15周可以显示，孕18周后清晰显示，在脊柱两侧可以看到椭圆形肾脏。胎儿肾缺如则找不到正常肾脏结构及膀胱暗区。

（2）羊水量极少，一般最大厚径小于2 cm，有时几乎无羊水暗区，胎儿被紧紧包裹在羊膜腔内无法活动（图11-28）。

（3）常合并胎儿宫内发育迟缓及其他多发畸形，50%合并心血管和肠道系统畸形，但因羊水极少图像辨认不清，超声诊断困难。

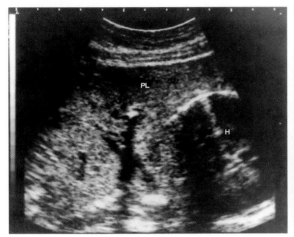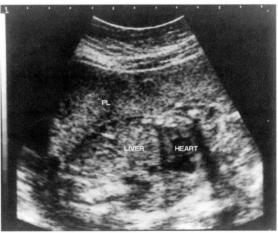

男孩，孕23周

羊水极少，最大厚径2.0 cm，双肾、膀胱均不显示

图11-28　胎儿双肾缺如

（二）单侧肾不发育

发生几率高于双肾不发育，占活产婴的1/1000。由于胚胎一侧生肾组织或输尿管等生长发育障碍引起不发育而致病侧肾缺如。本症发生男女比为1.8∶1，左侧多见，有家族倾向，半数以上有同侧输尿管缺如或常伴输尿管闭锁，膀胱三角区一侧不发育或不对称。

1.临床一般无异常表现。

2.声像图表现

（1）脊柱两侧仅能找到一个肾脏（图11-29），结构正常，可代偿性增大，但一般不超过正常值高限。如合并输尿管狭窄，晚期可发生肾积水。有充盈的膀胱暗区。

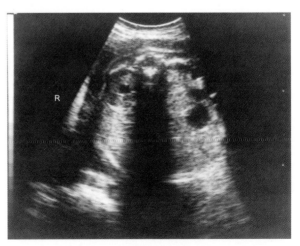

女孩，孕30周　左肾缺如

图11-29　胎儿左肾缺如

（2）羊水量正常。

说明

单侧肾不发育的胎儿10%～15%的男性和25%～50%的女性合并生殖道畸形。其他系统的畸形：心血管系统占30%，胃肠道占25%，骨骼肌肉系统占14%。也可发生在Turner综合征（先天性卵巢发育不全综合征）病人中。所以在产前超声检查应仔细辨认有无其他畸形存在。注意对侧肾脏异位，在正常位置找不到时应注意在盆腹腔寻找并应产后追访。

二、肾发育不全

本症无遗传、无性别差异。表现为肾单位及导管发育分化正常，仅肾单位数目减少。

声像图表现

（1）肾外形正常，但体积小于正常肾的50%以上（表11-6）。

（2）小于1～2cm的小肾超声不宜辨认，有时与双侧或单侧肾不发育不能区别。

说明

发育不全肾可于正常位置或异位于盆腔，应仔细寻找；膀胱是否充盈、羊水量的多少有助于诊断。

表11-6 胎儿双肾与孕周的关系（孕22～40周）

孕周	左肾						右肾					
	长(cm)	± S	宽(cm)	± S	厚(cm)	± S	长(cm)	± S	宽(cm)	± S	厚(cm)	± S
22	2.47	0.25	1.49	0.13	1.36	0.16	2.47	0.28	1.48	0.15	1.34	0.19
23	2.61	0.20	1.58	0.10	1.43	0.11	2.59	0.21	1.57	0.09	1.43	0.12
24	2.76	0.17	1.63	0.15	1.46	0.13	2.76	0.20	1.64	0.12	1.46	0.14
25	2.88	0.25	1.74	0.17	1.56	0.13	2.87	0.22	1.79	0.25	1.55	0.14
26	3.04	0.22	1.79	0.11	1.61	0.15	2.99	0.16	1.78	0.12	1.61	0.15
27	3.19	0.24	1.90	0.15	1.71	0.17	3.22	0.30	1.90	0.16	1.71	0.16
28	3.28	0.26	2.00	0.19	1.73	0.15	3.26	0.29	2.02	0.21	1.70	0.25
29	3.41	0.28	2.05	0.19	1.83	0.21	3.37	0.26	1.94	0.75	1.88	0.19
30	3.50	0.26	2.09	0.20	1.87	0.24	3.46	0.25	2.08	0.24	1.87	0.16
31	3.67	0.21	2.20	0.16	1.89	0.27	3.63	0.27	2.25	0.15	1.97	0.20
32	3.76	0.29	2.20	0.19	1.95	0.15	3.75	0.35	2.25	0.19	1.99	0.16
33	3.89	0.31	2.32	0.16	2.03	0.17	3.89	0.30	2.28	0.16	2.06	0.18
34	3.97	0.26	2.39	0.15	2.09	0.23	3.97	0.29	2.38	0.19	2.13	0.23
35	4.15	0.27	2.41	0.24	2.09	0.22	4.16	0.33	2.46	0.17	2.12	0.22
36	4.16	0.26	2.46	0.21	2.11	0.22	4.12	0.28	2.48	0.24	2.18	0.26
37	4.11	0.32	2.48	0.20	2.20	0.23	4.10	0.31	2.45	0.24	2.13	0.18
38	4.41	0.65	2.48	0.21	2.24	0.22	4.24	0.28	2.56	0.23	2.27	0.18
39	4.34	0.34	2.48	0.20	2.16	0.24	4.26	0.35	2.54	0.18	2.21	0.23
40	4.26	0.31	2.50	0.20	2.40	0.18	4.25	0.32	2.50	0.24	2.17	0.20

三、肾囊肿性疾病

肾囊肿性疾病是一种不同原因疾病，多数系遗传所致。其共同特点为肾脏出现覆有上皮细胞的囊肿。原因不同时，形态学特征不同。

肾囊性疾病常见类型（图11-30）：

胎儿肾脏囊肿性疾病见于后三种，即（4）、（5）、（6）。

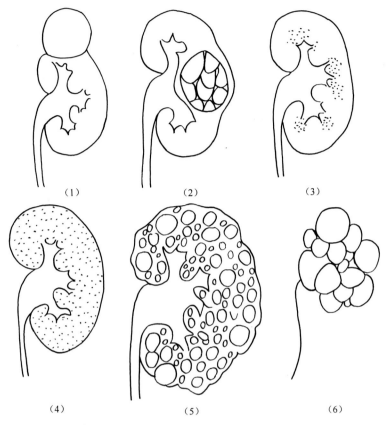

（1）单纯性肾囊肿　　（2）肾多房性囊肿　　（3）髓质海绵肾
（4）婴儿型多囊肾　　（5）成人型多囊肾　　（6）多房性肾囊性变
图 11-30　肾囊性疾病常见类型

（一）婴儿型多囊肾

本病属常染色体隐性遗传，有学者统计发病率约为 1/10000，男女比例为 2：1。但根据北京积水潭医院 1985—2000 年底，经超声检查分娩或引产的 16 510 个胎儿中，共有 6 例婴儿型多囊肾，大约为 1/2751 例，男女比例为 3：3。说明由于超声诊断技术在产科的应用，大大提高了胎儿泌尿系畸形的检出率。也说明婴儿型多囊肾发病率是较高的，应引起超声医师的高度重视。

临床表现一般无异常。

声像图表现

（1）妊娠各期均可发生。肾脏可正常大小、中度增大或极度增大，而回声增强为最主要特征。轻者，肾脏皮质及集合系统比例正常。重者，肾皮质异常增厚，呈均匀一致的强回声，肾窦变窄，异常增大的肾脏可占据整个腹腔。

（2）羊水量根据病情轻重可正常或减少，重者找不到膀胱暗区，羊水量极少。

（3）胎儿可合并其他畸形，应注意检查。正常胎儿肾脏声像图见图 11-31，婴儿型多囊肾见图 11-32～图 11-36。

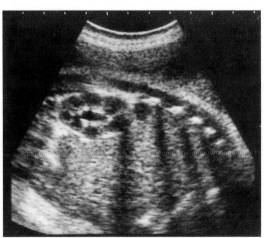

孕 30 周正常肾脏，肾实质回声低于周围脏器，肾锥体相对较大，排列整齐，显示清楚
图 11-31　胎儿正常肾脏声像图

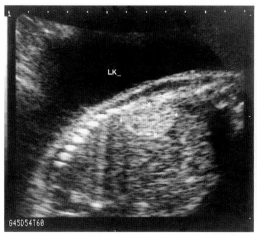
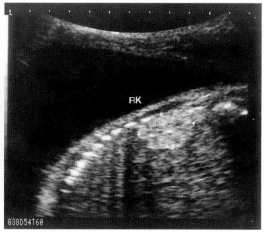

女孩，孕 27 周

双肾大小正常，显著特征为：双肾回声增强，明显强于周围脏器，肾锥体及肾集合系统均显示不清

图 11-32　婴儿型多囊肾

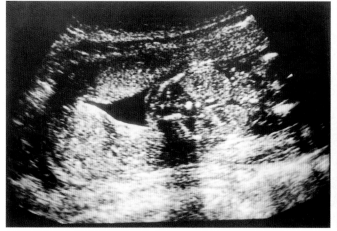
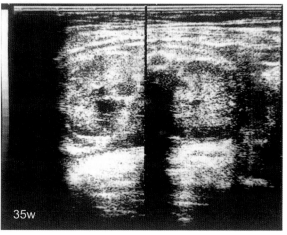

男孩，孕 18 周　双肾增大、回声增强伴唇腭裂、
颈部淋巴囊肿及右上肢畸形，羊水厚径 2.4 cm

图 11-33　婴儿型多囊肾

女孩，孕 35 周　双肾明显增大，左肾 7.2 cm × 6.0 cm
× 4.0 cm，右肾 7.3 cm × 6.1 cm × 5.8 cm　回声增强，
正常结构消失，羊水厚径 3.0 cm，出生 5 分钟后死亡
尸解证实为　婴儿型多囊肾，双侧肺不张

图 11-34　婴儿型多囊肾

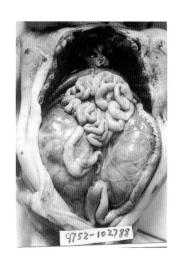

男孩，孕 35 周　双肾明显增大，左肾 11.7 cm
× 10.6 cm × 6.8 cm，右肾 10.2 cm × 8.6 cm
× 6.4 cm　回声增强，正常结构消失，羊水厚
径 6.8 cm

尸解证实为　婴儿型多囊肾，肝大，主动脉
轻度狭窄

图 11-35　婴儿型多囊肾

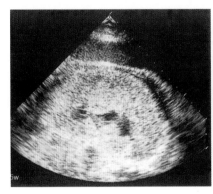
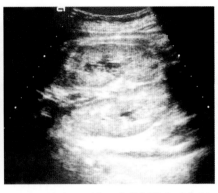
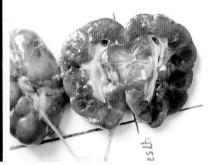

a.胎儿腹腔见两个巨大的肾脏，
回声增强　　　　　　　　b.胎儿娩出，两个巨大的肾脏几乎占据
全腹，小肠推至上腹部，结肠明显变细　　　　c.剖开的肾脏标本

图 11-36　婴儿型多囊肾　[由湖北省妇幼保健院提供]

说明

（1）根据病理改变，将婴儿型多囊肾分为四型：

a.围产期型：肾脏显著增大，90%以上肾小管囊状扩张，伴轻度门脉周围纤维化，生后6~8周死于肾功能衰竭。

b.新生儿型：约60%的肾小管受累，肝的变化明显，1岁以内死于肾功能衰竭。

c.婴儿型：25%肾小管扩张，严重门脉周围纤维化，可存活到青春期。

d.少年型：以肝病变为主，门静脉纤维化，少于10%的肾小管扩张，5岁时出现症状，有的可活到30岁。

以上病理改变及婴儿型多囊肾的声像图分析说明，肾脏增大的程度与孕周不成正比，而与病情轻重有关。肾脏增大程度越重，预后越差。此种胎儿应属于围产期型。肾脏增大程度轻者，则远期预后差。如不终止妊娠，则应进行长期追访。

（2）婴儿型多囊肾患儿肾脏尸解　肾脏外观增大、表面光滑、手感似海绵状，切开剖面较一般肾脏颜色略淡，一般肉眼见不到明显囊状结构，需病理做出诊断。

（二）成人型多囊肾

属常染色体显性遗传的肾多囊性病变，是以肾囊肿的发生、发展和数目增加为特征。人群发生率1/200~1/1000，无性别差异。

声像图表现

（1）病变为双侧，呈大小不等囊状，可不对称（图 11-37）。

（2）病变轻者，膀胱及羊水量正常。

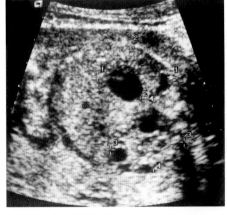
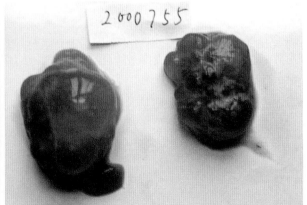

a.胎儿双侧肾脏增大，呈多囊样改变　　　　　　b.胎儿双肾标本

图 11-37　成人型多囊肾　[由湖北省妇幼保健院提供]

说明

胎儿较小或早期病变较轻者，超声可能漏诊。

（三）多房性肾囊性变

在胚胎早期输尿管或上尿路狭窄、梗阻所致。无家族倾向、无性别差异，多为单侧发病，临床无异常。

声像图表现

（1）患侧肾脏失去正常结构，被大小不等、数目不同的囊所代替。看不到正常肾组织，无中心性肾盂结构。

（2）另一侧肾大小结构正常或代偿性增大。

（3）羊水量正常，如双侧严重病变，可发生羊水过少（图11-38）。

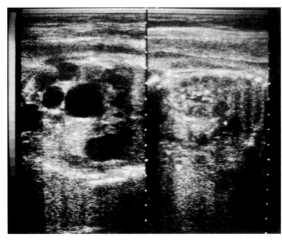

a. 男孩，孕38周
左肾大小结构正常，右肾增大，内呈大小不等囊状结构

b. 胎儿右肾长短轴断面

图11-38　多房性肾囊性变声像图

说明

与肾多房性囊肿鉴别：肾多房性囊肿为肾内多房性肿块，外观有完整包膜，肿块呈膨胀性生长，正常肾组织受压，推移或萎缩。

特点

患侧肾脏除有囊肿外，还有正常肾的轮廓及结构；单侧和双侧均可发生；各种年龄均可发生。

上述两种病变如果发生在双侧，超声不宜区别，与成人型多囊肾不易区别。

四、肾盂积水

胎儿肾集合系统扩张的绝大多数（可高达80%）源于肾盂、输尿管连接部梗阻。本症多见于男性胎儿，发生部位一般为左肾。

病因为多方面：

（1）肾盂、输尿管连接部狭窄及高位输尿管开口；

（2）肾盂、输尿管连接部瓣膜；

（3）肾盂、输尿管连接部息肉；

（4）肾动脉主干或直接来自腹主动脉供应肾下级的迷走血管或副血管跨越输尿管使之受压。

临床一般无异常表现。

声像图表现

（1）常为男性胎儿，多发生在左肾；

（2）肾集合系统扩张，厚径 ≥ 1.5 cm;

（3）膀胱正常，羊水量正常（图 11-39～图 11-41）。

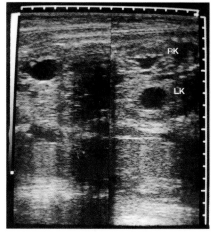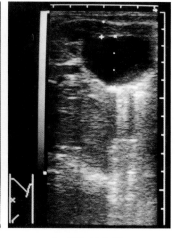

a. 男孩，孕 30 周
左肾盂增宽，内径 2.0 cm
右肾盂增宽，内径 1.3 cm
羊水厚径 7.5 cm

b. 出生后 1 天
左肾盂积水，厚径 3.0 cm，
右肾正常，已手术

图 11-39 胎儿左肾盂积水

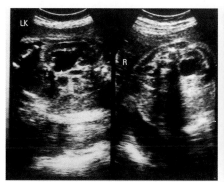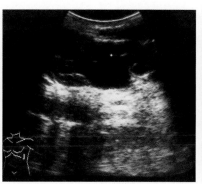

男孩，孕 29 周
左肾盂增宽，内径 1.9 cm，右肾正常

出生后 24 天复查
左肾积水，厚径 2.1 cm，右肾正常

图 11-40 胎儿左肾盂积水

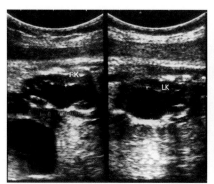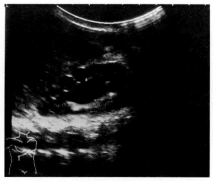

男孩，孕 40 周
左肾盂增宽，内径 1.9 cm，
右肾盂增宽，内径 1.4 cm

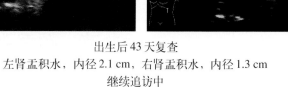出生后 43 天复查
左肾盂积水，内径 2.1 cm，右肾盂积水，内径 1.3 cm
继续追访中

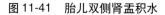**图 11-41 胎儿双侧肾盂积水**

说明

（1）胎儿在发育过程中，肾盂可以轻度分离。分离的宽度可以不同，左右肾盂可以不对称，属正常。分离宽度小于 1.0 cm 以下，不做诊断，产前追访。

分离宽度 1.0～1.4 cm, 可不做诊断,产后追访。追访时间为 1 个月，3 个月，6 个月。

分离宽度 ≥ 1.5 cm，超声诊断为胎儿肾盂积水，必须产后追访。病情加重者，应及时进行手术治疗。

（2）不排除显性遗传，故对患肾盂、输尿管连接部位梗阻的子代应强调胎儿的超声检查。

五、尿道梗阻

由于尿道缺如及先天性尿道闭锁所致。

临床表现

羊水过少，宫高、腹围小于孕月。

声像图表现

（1）胎儿膀胱异常增大，充满整个盆腹腔，其他脏器受压、移位；

（2）羊水极少或无羊水暗区；

（3）根据病情轻重，双肾可积水或萎缩。见图 11-42。

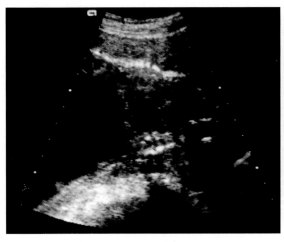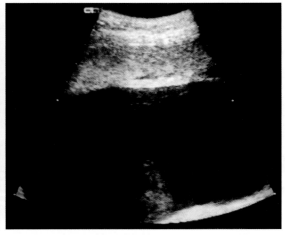

男孩，孕 22 周　　　　　　　宫腔内巨大膀胱暗区，腹腔脏器显示不清，四肢模糊，
腹部膨隆，巨大膀胱挤压胸腔　　　　　　　　　　　　　无羊水
　　　　　　　　　　　　　　　尸解证实为：尿道闭锁，巨膀胱，双肾如蚕豆大小

图 11-42　胎儿尿道闭锁

说明

（1）正常胎儿如膀胱过度充盈，也可能明显增大，甚至膀胱底部抵达肝脏下方，但此时双肾结构及羊水量正常。应 30～40 min 后复查（正常时，胎儿膀胱每 60～90 min 排空一次）。

（2）需与胎儿腹腔内巨大囊肿相鉴别，注意双肾结构、羊水量及寻找充盈膀胱。

（曹少曼）

第九节　颜面部先天畸形

颌面部由于遗传因素或胚胎在母体内的环境因素而发生各种先天性发育畸形。唇腭裂为最常见的先天畸形，据国内外报告发病率平均为1‰左右，男略多于女。这与一些消化道、中枢神经系统、泌尿系统畸形发病率大致相同，并有上升趋势。所以应将胎儿颜面部列为超声常规检查内容之一。

此种畸形对生后吮吸、吞咽和发育、呼吸等造成困难。从优生优育独生子女这一角度来说，会对其家庭造成精神上和心理上的负担。所以应尽早明确诊断，严重者在孕28周之前终止妊娠，以减少围产期新生儿死亡率，降低我国先天性畸形人口发病率，降低口腔颌面外科手术难度。另外，这对于临床产科医师决定分娩方式也是至关重要的。

一、病因

唇腭裂是由于胚胎在发育5~11周时面部和腭部结构融合失败所造成的。

1. 遗传因素

据统计，唇腭裂患者有家族史的占40%。

2. 母体因素

母体在孕11周之前，由于以下因素可使胎儿发生唇裂和腭裂。

（1）孕早期缺乏钙、磷、铁和维生素B族、C、D等；

（2）孕妇甲状腺机能减退、基础代谢过低、糖尿病等；

（3）孕妇在孕3个月内受到病毒感染，特别是风疹病毒、流感病毒的感染；

（4）某些化学药品，如使用安眠药、抗麻风药等；

（5）精神创伤或机体外伤造成孕妇精神过度恐惧等。

具有以上病史或家族史的孕妇应为重点检查对象。

二、唇腭裂分型

唇腭裂的分型见图11-43和图11-44。

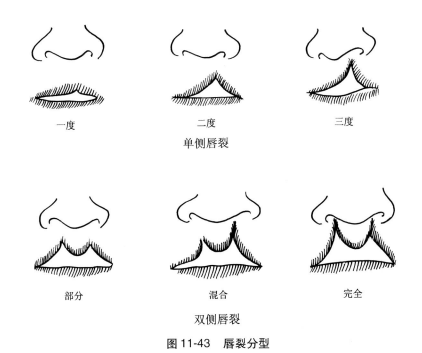

一度　　　　二度　　　　三度
单侧唇裂

部分　　　　混合　　　　完全
双侧唇裂

图 11-43　唇裂分型

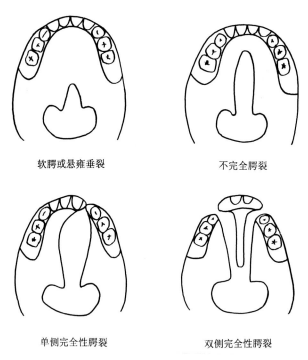

软腭或悬雍垂裂   不完全腭裂

单侧完全性腭裂   双侧完全性腭裂

图 11-44　腭裂分型

三、超声检查的时间

最佳时期为孕 24~27 周。因此时胎儿口唇发育已较丰满、羊水相对较多、胎儿活动度大、图像最为清晰。

四、检查与胎儿体位的关系

各种胎位均能检查。最佳姿势为胎儿侧卧位，面部无肢体或脐带遮掩。当胎儿处于正枕前位、正枕后位、头过度仰伸或过度俯屈时，可让孕妇外出活动后再检查。

五、超声检查的方法

在胎儿头部找到眼眶后，转动探头做颜面部的冠状面扫查。依次显示眼眶、鼻口、下颏，观察结构是否正常。然后将探头在胎儿口唇下方略向胎儿头顶部做横断（轴平面）扫查，显示上颌骨的牙槽嵴回声。

六、声像图表现

（一）正常声像图

胎儿口唇有闭嘴及张嘴两种形态。闭嘴时口唇呈扁圆形，轮廓完整无缺损，上下唇中间有微小的裂隙。张嘴时有羊水衬托可清晰地显示上下唇各自的结构，唇组织无缺损，唇缘连续无断裂。口唇上方显示鼻尖、鼻翼及双侧鼻孔形成的三角形结构，鼻、唇的关系正常（图 11-45~图 11-47）。

正常上牙槽嵴呈一"C"型强回声曲线，自然弯曲连续（图 11-48）。在"C"型曲线下方为一略呈"V"型曲线结构为下颌骨下齿槽嵴回声（此线不重要，因目前尚无下齿槽嵴裂报告）。

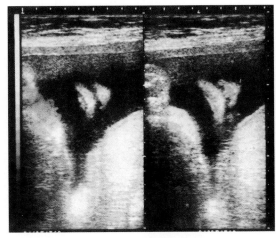

图 11-45　正常鼻，上唇

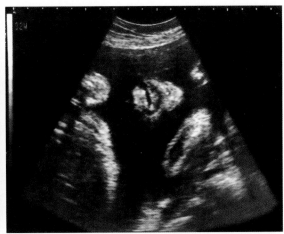

图 11-46　正常上、下唇，嘴微张

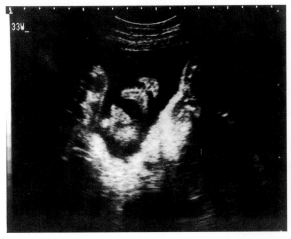

图 11-47　正常鼻，上、下唇有羊水衬托，显示清晰

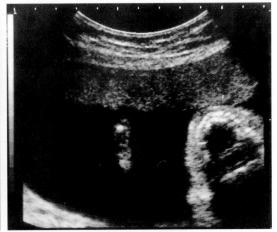

图 11-48　正常牙槽嵴

（二）异常声像图

根据唇腭裂的部位及程度不同分为：

1. 轻度唇裂

见于临床的单侧不完全唇裂（图 11-49）。

　声像图所见　鼻结构正常、仅上唇一侧有不全缺损，即缺损底部未达到鼻腔、裂隙小。

2. 中度唇裂及唇腭裂

见于临床的单侧完全唇裂或单侧完全性唇腭裂（图 11-50）。

　声像图所见　鼻结构正常或鼻翼轻度塌陷，上唇单侧完全缺损，底部深达鼻腔，裂隙较大。

如羊水量正常、胎儿位置好，应尽可能检查牙槽嵴曲线。

牙槽嵴曲线正常，一般无腭裂。

牙槽嵴曲线异常，有两种情况：

a. 单侧完全唇裂合并牙槽嵴裂（图 11-51，图 11-52）；

b. 单侧完全唇裂合并牙槽嵴裂及腭裂（图 11-53）。

因为双侧单纯唇裂较单侧少见，故未在此文中叙述。

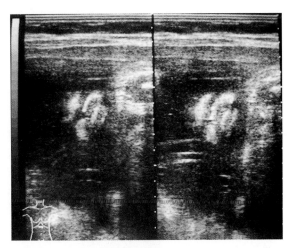

男孩，孕 38 周
鼻结构正常，上唇一侧轻度缺损
出生后证实为：单侧唇裂二度

图 11-49　单侧唇裂二度声像图

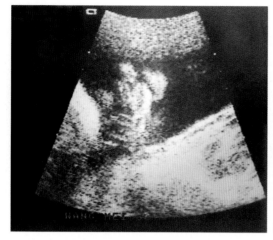

图 11-50　鼻结构正常，上唇一侧缺损声像图

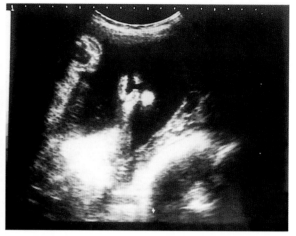

此切面鼻未完全显示，上唇一侧有较大缺损
出生后证实为：单侧唇裂三度
图 11-51　单侧上唇缺损声像图

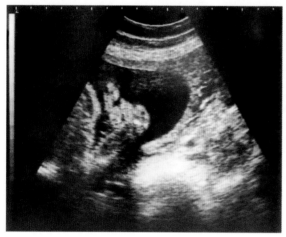

男孩，孕 27 周

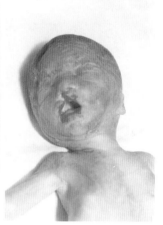

引产后证实为：单侧唇裂三度

图 11-52　上唇偏右侧有较大缺损，右侧鼻翼塌陷声像及标本

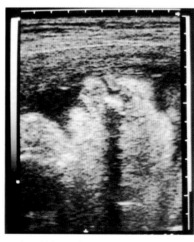

a.鼻唇结构严重紊乱，上唇大部分缺损
男孩，孕 38 周
可见翻出的上牙槽嵴强回声伴声影

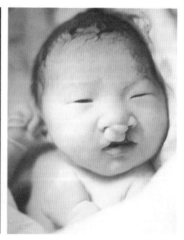

b.出生后证实为：双侧完全性唇裂
上牙槽嵴裂
双侧完全性腭裂

图 11-53　重度唇腭裂

3.重度唇腭裂

见于临床的完全唇裂合并腭裂。

声像图所见　鼻翼、鼻骨塌陷或严重变形，鼻唇正常解剖关系消失，上唇双侧缺损延至鼻腔，牙槽嵴曲线缺损变形。双侧完全唇腭裂时，可见断裂后孤立于中央的上颌骨牙槽嵴翻出，呈强回声块伴声影，常可见胎儿舌头由断裂缺口处达鼻腔（图11-54）。

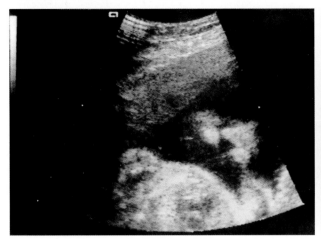 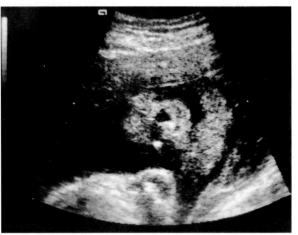

a.鼻结构紊乱，上唇双侧完全裂开，有较大缺损　　　　b.上颌骨牙槽嵴翻出，呈不规则强回声块
　　　　男孩，孕24周　　　　　　　　　　　　　　　　产后证实为：双侧完全性唇裂　上牙槽嵴裂
　　　　　　　　　　　　　　　　　　　　　　　　　　　　　　　双侧完全性腭裂

图11-54　重度唇腭裂

（三）羊水量

羊水量一般正常。

七、检查时应注意的问题

（1）孕24周之前只检查，不做诊断，以免因胎儿口唇小造成漏诊、误诊。

（2）浅Ⅰ度唇裂，即唇红裂因缺损小可造成漏诊。

（3）有的胎儿上唇的唇峰较高，而两唇峰中间的人中凹相对较深。此时如果探头位置偏高，极易把人中凹误认为缺损。此时应将探头转成从下颏向头顶部做冠状面扫查。最好在胎儿张口时观察上唇人中凹对应的唇红下缘是否完整，以免误诊。

（4）唇腭裂患者中的0.6%～6.3%并发其他畸形。并发身体其他部位的畸形一般有大脑发育不全、五官发育异常、四肢骨骼异常、先天愚型、先天性心脏病等多种。北京积水潭医院1例单侧完全唇腭裂胎儿同时伴有颈部淋巴囊肿、上肢部分缺失婴儿型多囊肾等多发畸形。在检查中应注意此点。

（5）胎儿的唇裂、牙槽嵴裂、腭裂几种情况可单独发生，也可部分或全部联合发生。唇裂合并牙槽嵴裂时，可以不伴有腭裂。在鼻结构变化不明显时，超声判断是否同时合并腭裂较困难。羊水过少时，检查较困难。

国外学者报道，在孕16周后，用实时超声扫查可以看到胎儿吞咽活动。彩色多普勒血流显像做头部前冠状面扫查可看到吞咽的羊水为缓慢流动的液体进入鼻腔或口腔。进入口腔的液体通常在腭平面以下显示向外流动（呈蓝色）。并且羊水的流动只单独在口腔或鼻腔出现，而不同时出现。这样就可以排除伴有两腔相同的腭裂。如果在口腔、鼻腔同时出现就可确定有腭缺损。

（曹少曼）

第十节　胎儿宫内发育迟缓

胎儿宫内发育迟缓（IUGR）是产科重要的并发症之一。占妊娠总数的3%～10%，其围产儿的发病率和死亡率均很高。其结果不仅影响儿童期、青春期体格和智力的发育，甚至与成年后的某些疾病的发生亦有一定的关系。故越来越受到人们的重视。

长期以来，IUGR的临床诊断一直是以胎儿出生体重小于等于相应胎龄正常体重的第10百分位数或是小于2个标准差作为标准。而近年来，人们更多地发现，有些被临床诊断为IUGR的胎儿，虽然结构小，但无营养不良的表现，也无不良的围产后果。而那些超声或临床估计体重在正常范围内的小儿，却表现营养不良以及不良的围产结局。使人们意识到单纯用出生体重或估计的体重的高低来判断为发育迟缓不甚可靠。新的研究认为：IUGR应该是指那些因受多种不良外界因素的影响，生长发育未达到其遗传生长潜能所决定的生长趋势者。从这个意义上讲，IUGR与小于孕龄儿不是一个概念。所以对该病的诊断不能只停留在测几个参数，估计出大约体重就能得出结论的简单方法。这里还应包括对胎儿营养状况、生长速率以及个体遗传因素等多方位的综合分析结果。

一、病因

胎儿宫内生长发育迟缓有以下原因：

1. 母亲因素

（1）母亲某些疾病，妊高征、肾病等导致胎盘血管病变而影响胎盘功能，这是最主要的原因。

（2）营养不良、身体短小，某些结构及功能异常，将通过遗传信息传给子代。

（3）经济情况差、不良生活及饮食习惯，以及服用抗代谢及免疫抑制药物。

2. 胎盘因素

主要包括胎盘及脐带结构异常，胎盘纤维化及梗塞影响血流供应和输送。

3. 胎儿因素

主要为宫内感染，染色体异常及多胎等。

二、超声诊断

IUGR的超声诊断除了生物学测量、估计胎儿体重外，还包括胎儿成熟度及营养的评估和彩色多普勒超声对子宫—胎盘、胎儿—胎盘的血流动力学检测。

（一）生物学测量

1. 头臀长度（CRL）

头臀长度是孕6～14周时最常用的指标。其测量结果比测量胎囊的可信度高，误差仅为±3d。生长正常时，CRL从孕7周的1cm，增长到孕14周的8cm。CRL与孕周的关系可查表11-7迅速获得。

表 11-7　胎儿 CRL 测值与孕龄的关系（cm）

孕周 +d	CRL	孕周 +d	CRL	孕周 +d	CRL	孕周 +d	CRL
6+2	0.55	8+0	1.47	10+0	3.05	12+0	5.17
3	0.61	1	1.57	1	3.18	1	5.34
4	0.68	2	1.66	2	3.32	2	5.52
5	0.75	3	1.76	3	3.46	3	5.70

续表

孕周+d	CRL	孕周+d	CRL	孕周+d	CRL	孕周+d	CRL
6	0.81	4	1.87	4	3.60	4	5.88
7+0	0.89	5	1.97	5	3.74	5	6.06
1	0.96	6	2.08	6	3.89	6	6.25
2	1.04	9+0	2.19	11+0	4.04	13+0	6.43
3	1.12	1	2.31	1	4.19	1	6.63
4	1.20	2	2.42	2	4.35	2	6.82
5	1.29	3	2.54	3	4.51	3	7.02
6	1.38	4	2.67	4	4.67	4	7.22
		5	2.79	5	4.83	5	7.42
		6	2.92	6	5.00	6	7.63
						14+0	7.83

2. 双顶径（BPD）头围（HC）

双顶径和头围代表胎头生长指标。正常胎儿在孕 14～30 周时，其生长曲线近似直线，故在此期间测量 BPD，估计孕龄最为准确。但如果胎儿为长头型，即枕额径大，双顶径小，可能会引起 IUGR 的假阳性结果，这时需要参考头围测值来判断。

HC（头围）=BPD（双顶径）+OFD（枕额径）× 1.57

根据结果可查看有关参数，判断是否符合孕周。

3. 腹围（AC）

在众多的估计胎儿体重，判断胎儿生长的参数中 Harding 等认为超声测量胎儿腹围是产前诊断 IUGR 的更恰当的方法。他把腹围 ≤ 29 cm 作为确诊 IUGR 的标准。这主要因为：测量胎儿腹围时，选择胎儿上腹部，肝脏水平切面。肝脏体积的大小，腹壁软组织层和脂肪层的薄厚，直接关系到腹围的测值，也可以很好地反映出胎儿的营养状况。尤其在孕 36 周以后，腹围应大于头围。

4. 股骨长度（FL）

胎儿股骨长度是预测胎儿体重，估计孕周的又一个很重要的参数。因为股骨不像 BPD 那样受体位的影响，尤其在孕末期，所测得的数值比测量头径估计孕周更有意义。

5. 小脑横径（CTD）

从理论上讲，小脑和后颅窝比侧颅骨更能承受住外界的压力，可以较好地反映胎儿发育情况，故小脑横径比双顶径更能精确地代表孕周（表 11-8）。

测量方法　在双顶径平面中先找到丘脑、透明隔、第三脑室标志，然后在丘脑水平旋转探头，即可显示后颅窝，其内有蝴蝶状特征的为小脑回声。测量时，取小脑的最大横径（图 11-55）。

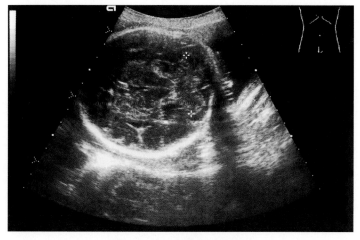

图 11-55　小脑横径的测量

研究表明，当 IUGR 时，即使胎儿血流量减少，胎儿通过循环调节的代偿机制，仍能保证脑组织的血供，而且小脑是最迟受到影响的器官。但当胎儿血流量显著减少时，胎儿调节失代偿，此时小脑生长会受到影响。所以可认为小脑小 IUGR 比小脑正常的 IUGR 其病情及预后要差。

表 11-8   正常胎儿小脑横径（mm）

孕龄（周）	CTD（mm）	孕龄（周）	CTD（mm）
20	21.4 ± 0.9	32	40.7 ± 1.1
21	23.1 ± 1.3	33	42.0 ± 0.8
22	23.6 ± 0.7	34	42.9 ± 1.1
23	25.6 ± 0.7	35	45.1 ± 1.6
24	27.1 ± 2.0	36	46.4 ± 2.1
25	28.3 ± 2.2	37	49.0 ± 3.4
26	30.8 ± 1.6	38	49.9 ± 1.8
27	32.1 ± 1.6	39	51.7 ± 1.9
28	33.3 ± 2.2	40	52.1 ± 2.0
29	35.8 ± 1.4	41	52.1 ± 1.8
30	37.9 ± 1.7	42	52.8 ± 1.8
31	39.2 ± 2.4		

[摘自关步云，等. 1992]

（二）胎儿体重

用超声测量胎儿某些部位的参数，计算胎儿体重有许多公式。1987 年 Shinozuka 等首次把胎头和躯干视为两个椭圆体，分别计算其重量，求和即为胎儿体重。用这种方法估计的胎儿体重与出生时体重误差仅 >15%，不仅适用于小于孕龄儿（SGA），同时还适用于大于孕龄儿（LGA）和适龄儿（AGA）。1993 年 Combs 等又利用这个体积模式，将 HC、AC、FL 联合计算得出的预测胎儿体重的新公式：

胎儿体重 = $0.23718 \times AC^2 \times FL + 0.03312 \times HC^3$

此公式误差更小，尤其适用于 SGA。

胎儿肝脏大小与胎儿体重的关系日益受到人们的注意。肝脏是胎儿物质转化及代谢的中心。当营养过剩或不足时，营养物质在肝细胞的转化、储存均受到影响，肝脏体积大小可反映胎儿发育的情况。有人报道孕末期胎儿 BPD、FL 等生长率明显下降，而肝脏仍继续增长（表 11-9）。1997 年常才等报道胎儿肝长与体重有密切关系，相关系数高达 0.95，而且发现巨大儿肝长大于相应孕周胎儿肝长平均值 2SD，而 IUGR 的肝长小于相应孕周胎儿肝长平均值 2SD。

表 11-9   妊娠 20 周后胎儿肝脏正常值

孕龄（周）	平均值（mm）	± 2SD(mm)	孕龄（周）	平均值（mm）	± 2SD(mm)
20	27.3	6.4	31	39.6	5.7
21	28.0	1.5	32	42.7	7.5
22	30.6	6.7	33	43.8	6.6
23	30.9	4.5	34	44.8	7.1
24	32.9	6.7	35	47.8	9.1
25	33.6	5.3	36	49.0	8.4
26	35.7	6.3	37	52.0	6.8
27	36.6	3.3	38	52.9	4.2
28	38.4	4.0	39	55.4	6.7
29	39.1	5.0	40	59.0	
30	38.7	5.0	41	49.3	2.4

[摘自 Vintzileos，等. 1985]

（三）胎儿生长速率

最近，有关判断IUGR 的观点是重视胎儿的发育而不只限于胎儿体格大小。他们认为，那些匀称型IUGR的胎儿与结构小的正常胎儿在整个孕期中处于低指数生长。而真正IUGR 是指胎儿生长速率（growth rate）的病理减慢。未能达到遗传决定的生长潜能。呈低速率生长的胎儿，其病死率才明显增加。故动态地观察胎儿生长情况才有助于对真正发育落后的胎儿进行监控。

CRL 孕 7~9 周时，每日增长 1 mm

9~14 周时，每日增长 1.6 mm

双顶径 在孕 30 周前，平均每周增长 3 mm

31~36 周，平均每周增长 1.6 mm

6 周以后，平均每周增长 1 mm

股骨长 在孕 30 周前，平均每周增长 2.7 mm

31~36 周，平均每周增长 2.0 mm

36 周以后，平均每周增长 1 mm

若连续观察 3 周，增长速度低于此标准，可提示IUGR，但 Halpern 强调超声检查时间如果间隔太短，可能因测量上的误差和胎儿生物学变异对生长速率判断有影响，故建议以间隔8~10周最为恰当。

（四）超声对胎儿成熟度及营养状况的评价

胎儿的各项生物指标可以反映胎儿的生长现状，而一些脏器的大小及表现出来的功能变化，仍能作为判断成熟度的重要观察项目。

1. 胎儿双面颊间径（CCD）

胎儿的面颊部是胎儿脂肪堆积较多的部位，这些脂肪主要是白色脂肪，对营养的变化非常敏感。营养不良时，胎儿面颊会凹陷。Abramowitz 通过测量正常及 IUGR 的胎儿CCD，发现胎儿 CCD 不仅随孕周增长，而且CCD/BPD 几乎是恒定的，孕 20 周时 CCD/BPD = 0.6，到 41 周CCD/BPD = 0.7，当胎儿 IUGR 时，CCD 也相对减小(表11-10)。

测量部位 选胎儿口、唇、鼻水平，冠状断面两颊部即可（图11-56）。

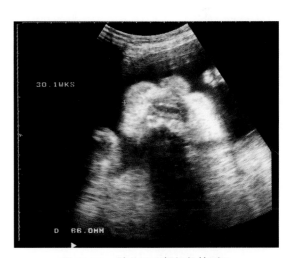

图 11-56 胎儿双面颊间径的测量

表 11-10 胎儿双面颊间径与孕周的关系

孕龄（周）	CCD（mm）			孕龄（周）	CCD（mm）		
	－2SD	均值	+2SD		－2SD	均值	+2SD
20	2.0	3.0	4.0	31	4.1	5.1	6.2
21	2.2	3.2	4.2	32	4.3	5.3	6.4
22	2.3	3.4	4.4	33	4.5	5.5	6.6
23	2.5	3.6	4.6	34	4.7	5.7	6.8
24	2.7	3.8	4.8	35	4.9	5.9	6.9
25	2.9	4.0	5.0	36	5.1	6.1	7.1
26	3.1	4.2	5.2	37	5.3	6.3	7.3
27	3.3	4.4	5.4	38	5.5	6.5	7.5
28	3.5	4.6	5.6	39	5.7	6.7	7.7
29	3.7	4.7	5.8	40	5.9	6.9	7.9
30	3.9	4.9	6.0	41	6.1	7.1	8.1

[摘自 Abramowicz，等. 1991]

2. 胎儿股骨皮下组织厚度（FSTT）

FSTT 也是观察胎儿脂肪发育的重要指标。

测量选股骨干中点处，自股骨干表面到皮肤外表的垂直距离。表示皮下组织的厚度。临界值为 15 mm，在孕末期测量这一径线对正常胎儿体重的预测敏感性可高达 87%。

3. 胎儿肠成熟度的观察

胎儿小肠、结肠在整个孕期中，其回声是有变化的。1992年谢玉娴把观察到的这些变化根据声特点进行了分级。认为Ⅳ级的结肠回声为成熟胎儿的标志。超声显示为：结肠增宽，厚径可达 2~2.5 cm，肠蠕动存在。根据肠内容物成分不同可为低回声或等回声。

4. 胎儿肺回声及肺形态

随着孕周的进展，胎儿肺逐渐成熟，回声也有改变，比如在超声同等条件下，胎儿肝脏回声在整个孕周保持一种回声，把胎儿肝脏作为参照器官，就可以发现孕早期胎肺回声等于或低于肝回声，而在孕末期，胎儿肺回声增强。以胎儿肝/肺回声之比来判断胎儿肺成熟度，是近年来判断胎儿成熟的又一个指标（图11-57）。

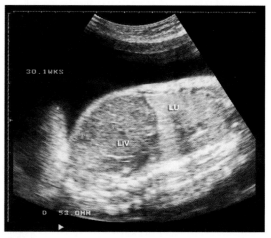

图11-57　胎儿躯干纵断面显示膈肌、肝/肺回声
LIV. 肝　LU. 肺

5. 彩色多普勒超声在 IUGR 的应用

（略）参见第十四节。

（谢玉娴）

第十一节　妊娠高血压综合征

简称妊高征。指妊娠 20 周以后，孕妇有高血压、蛋白尿、水肿三个主要症状者。严重者有自觉症状，如头疼、眼花等，甚至拌有抽搐及昏迷。临床根据高血压的水平和蛋白尿的多少，分为轻、中、重度妊高征。

妊高征是威胁母婴安全最常见的并发症之一。本文着重介绍妊高征引起胎儿、胎盘的病理、生理改变及超声在诊断上的应用。

一、病因

引起妊高征的原因有许多假说。从最新研究进展看其发病机制与下列因素有关：

（1）与母体低血钙有关。母体血钙低，使细胞内自由钙浓度上升，它在血管平滑肌中起重要作用，是导致妊高征的关键因素。

（2）血浆内皮素（ET）升高。ET 具有强烈、持久的收缩血管作用。

（3）免疫遗传因素。早有报道先兆子痫和子痫为一种免疫失调疾病。母亲有子痫史女儿易发妊高征。母亲单隐性基因决定了子痫前期易感性，而胎儿基因的作用并不很大。

二、妊高征病、生理改变

妊高征主要病变为全身小动脉痉挛、血容量减少，血液浓缩及全身脏器供血不足。重症妊高征的病理改变已从小动脉痉挛收缩发展为血管内皮受损，毛细血管渗漏，导致大量蛋白丢失，从而使母亲重要器官缺血、缺氧，胎盘灌注量不足，胎儿营养供给发生障碍，导致胎儿宫内发育迟缓。

三、超声检查所见及病理改变

1. 胎儿宫内生长发育迟缓

妊高征引起 IUGR 常为外因性不对称性 IUGR。即头身不成比例。尤其在孕末期 HC/AC 常加大。

2. 羊水减少

妊高征引起胎盘功能不全时，由于物质交换发生障碍，胎儿器官因为慢性缺血缺氧，使胎儿心排出量重新分配，胎儿肾血流显著下降，肺血流也几乎停止，胎儿尿生成和肺内液体减少，而使羊水减少。

3. 胎儿颅内出血

是重度妊高征胎儿表现的一种严重并发症。超声检查可见胎儿侧脑室增宽，脑室腔内见形状不同的强回声，如有大量出血，可使脑室结构消失、脉络丛延长，回声增强并失去搏动。

4. 胎盘面积缩小、过早表现为 III 级回声改变。

5. 胎盘早剥

由于胎盘种植处的子宫壁小动脉痉挛，一旦痉挛松懈后，动脉血会突然涌入，导致血管破裂，而引起局部胎盘与宫壁分离。超声显示，胎盘基底部与宫壁界限消失，呈条状低回声，或胎盘局限性增厚，与其他胎盘小叶回声不同。

6. 胎死宫内。

7. 孕妇可出现胸、腹水。

（谢玉娴）

第十二节　妊娠期糖尿病

妊娠期糖尿病是指在妊娠期才出现的或发现的糖尿病。

一、病因

绝对或相对胰岛素分泌不足，胰高血糖素过多引起糖代谢紊乱，使血糖浓度增高。

临床分胰岛素依赖型和非胰岛素依赖型两种。

（1）胰岛素依赖型　发病早，病情重。主要是体循环内很少或缺乏胰岛素，必须依赖胰岛素治疗。

（2）非胰岛素依赖型　发病晚，病情轻，此型可以通过饮食或降糖药控制。

二、对妊娠的影响及病、生理改变

妊娠期糖尿病对胎儿和新生儿的负性影响与显性糖尿病是一样的。易造成胎儿畸形、巨大儿和死胎。

1. 胎儿畸形

以心血管、神经管、泌尿系统和消化道畸形最多见。

正常妊娠的胎儿胰岛β细胞在孕11周开始分泌胰岛素，而糖尿病孕妇的高血糖持续经胎盘到达胎儿体内。刺激胰岛β细胞增生、肥大，使胰岛素分泌增多。孕早期高血糖，可使胚胎卵黄囊发育受损，从而影响营养物质传递，引起多种畸形。高浓度的葡萄糖还可诱导胚胎神经管畸形的发生。但一些学者认为，胎儿器官的形成一般常在孕12周内，而妊娠期糖尿病常在孕晚期出现。故孕妇中因糖尿病引起胎儿畸形发生率很低。

2. 巨大儿

一般妊娠巨大儿发生率为 8%~14%，糖尿病时可高达 25%~40%。妊娠糖尿病性巨大儿表现为对胰岛素敏感的组织器官如脂肪、肌肉、肝脏及心脏等体积增大。而对胰岛素不敏感的脑、肾等体积变化小，故可测量和观察这些器官的大小来协助判断糖尿病性巨大儿。

3. 胎死宫内发生率增加

高血糖和高胰岛素本身可使胎儿代谢增加，机体耗氧加大，致胎儿宫内慢性缺氧、酸中毒。最终导致胎儿死亡。

4. 胎儿肺发育成熟晚

高胰血症可使胎儿肺表面物质产生减少，使胎肺成熟推迟。故新生儿常发生 RDS（呼吸窘迫综合征）。

三、超声监测的内容

1. 常规检查，除外胎儿畸形。

2. 测量各项参数，推断孕周，估计胎儿体重。

由于妊娠期糖尿病与非糖尿病性巨大儿相同，均以出生体重 >4000g 为标准，故在预测胎儿体重时，以体重 ≥ 相应孕周的第 90 百分位数时，才考虑为糖尿病性巨大儿的可能。

3. 测量和观察测量肝脏大小

（1）了解肝脏与腹围的关系，可按下列公式计算：$Y=192.9+3.2X$。Y 为胎儿腹围，X 为肝脏长度。

（2）胎儿体重与肝脏长度关系：$Y=81.4X-82.8$。Y 为胎儿出生体重，X 为胎儿肝脏长度，研究结果表明，如胎儿肝脏长度在 41~50 cm 之间，新生儿出生体重在 3200~4000g，肝脏长度在 51~59 cm 时，新生儿出生体重在 4000~4700 g。

4. 测量胎儿股骨皮下组织(FSTT)的厚度。如 FSTT 超过 20mm 时，预测胎儿巨大儿的敏感性可达 92% 以上。

5. 测量胎儿双面颊间径(BSD)预测巨大儿。糖尿病性巨大儿及无糖尿病性的巨大儿其 BPD 及 BSD 均比正常儿大。但两组胎儿的 FL/AC 并无明显差异。

6. 测量胎儿双肩间径，如果双肩径>双顶径，可考虑巨大儿。

7. 测量胎盘面积及厚度。妊娠期糖尿病孕妇的胎盘常增厚，厚度可大于 5 cm。

（谢玉娴）

第十三节　母儿血型不合

母儿血型不合是一种由于孕妇和胎儿间血型不合而产生的同族免疫性疾病。因其发病与免疫遗传有关，故可以数胎均发病，本病对孕妇无不良影响，而对胎儿和新生儿可因严重贫血、心衰而死亡。

一、病理生理

胎儿红细胞携带来自父亲的抗原进入母体，使缺乏相同抗原的母体发生同种免疫反应，产生相同的抗体，通过胎盘到达胎儿循环，致胎儿红细胞凝集破坏而致溶血。宫内溶血可致胎儿贫血、心衰，出现胎儿水肿，甚至死亡。

母儿血型不合主要有 ABO 血型不和、RH 血型不合两大类。ABO 溶血常发生在第一胎。而 RH 溶血多发生在第二胎以上的婴儿。主要由于ABO血型中抗原的产生可以从广泛存在于自然物质中得到，而不必像RH血型那样由输血或从胎盘破坏处渗血，经不同血型的红细胞刺激产生。

二、主要症状

胎儿（新生儿）水肿，黄疸和肝脏肿大。

三、超声检查所见

1.胎儿周身水肿

所谓胎儿水肿，是指胎儿至少有两个浆膜腔

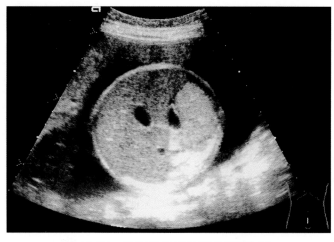

图11-58　胎儿腹平面显示胎儿脾脏回声

（包括羊膜腔）中有大量液体积存。按严重程度常将水肿划为轻、中、重度。①轻: 有少量腹水,(肠间液晕)伴或不伴少量心包渗出。②中: 明显腹水，心肌肥大，羊水过多。③重: 大量腹水，皮肤水肿大于5mm。

2.胎儿肝脾肿大

孕16周后超声即可探到胎儿脾脏，呈均匀的等回声（图11-58）。

胎儿脾脏周长按公式（纵径＋横径）× 1.57 计算。当胎儿贫血时，脾脏均显示增大。即使无水肿时，根据脾脏增大来预测贫血，其敏感性可达100%。但有水肿的胎儿并不都表现有脾肿大。主要是由于胎儿出现脾肿大，说明胎儿红细胞破坏增加，是疾病早期表现。但如果红细胞几乎被破坏贻尽时，脾脏反而缩小。

3.胎盘增厚，厚度可达 5 cm。

4.胎儿脐静脉肝内部分扩张，血流速度加大。

（谢玉娴）

第十四节　彩色多普勒超声在高危妊娠的应用范围及临床价值

彩色多普勒超声（彩超）在高危妊娠的应用主要围绕可能的原因及造成损害的胎儿某些脏器等方面进行观察。

一、脐动脉血流改变，反映胎盘血管阻力情况

脐动脉是记录血流速度理想血管，因其大小固定，无分支，且走行于羊水池中，上游为胎儿心脏，下游是胎盘血管床。脐动脉血流反映了脐—胎盘的血液循环情况及血管床情况。故目前研究的比较多。

1.脐动脉收缩期峰值和舒张末期流速之比（S/D），S 代表收缩期峰值流速，反映血流量，D 代表舒张末期流速，反映胎盘血管阻力。正常妊娠的脐动脉血流 S/D 随孕周增大而逐渐降低，S/D 从孕早期大于4，随着孕周增长可以降到小于3，甚至是2以下，这表明胎盘逐渐成熟，胎盘内血管包括母体妊娠子宫血液循环那部分的动脉、静脉逐渐增多、增粗，胎盘外周阻力下降。使脐动脉在舒张期时仍维持足够的血流，以满足胎儿血供。

2.脐动脉 S/D 升高，常见于妊高征等引起的胎盘功能不全。由于胎盘小叶动脉变细分支少，而这些细小的小叶动脉又多位于小叶边缘，绒毛表面积及绒毛毛细血管表面积均减少，这样的血管结构导致了胎盘血流阻力增大。因而出现 S/D 比值升高。由于单位时间里注入胎盘绒毛间隙的血量减少。母体与胎儿间的

物质交换减少，最终影响胎儿宫内生长。故脐动脉S/D是预测重症妊高征胎儿宫内情况及预后的可靠指标。同样对预测IUGR灵敏度也非常高。

3. 脐动脉S/D比值其他异常见于：①脐动脉扭曲；②母亲糖尿病。靠近胎儿侧段脐动脉的S/D比值比靠胎盘一侧的S/D比值偏高，故应尽量选靠近胎盘侧的脐动脉进行测量。

二、子宫动脉血流变化，反映母体和胎盘间循环情况

在子宫颈两侧作斜切或纵切可以获得子宫动脉血流。子宫动脉是妊娠子宫的血液供应主要来源。

1. 测量子宫动脉的S/D、RI、PI数值

非孕期和妊娠早期子宫动脉血流基本一致，为高阻低舒张期血流。RI = 0.80左右，S/D=8，但从孕中期以后(约20周)子宫动脉舒张末期血流明显增大，S/D、RI、PI会不断降低。这主要是由于子宫的弓形动脉和胎盘血管床的血管在孕中期开始不断扩张，以满足胎儿生长的血供需求，显示为低阻及丰富的舒张期血流。

2. 测量子宫动脉的TAV及Q

子宫动脉的S/D、RI、PI只能反映血管功能，不能反映器官实际灌流量情况。而测量子宫动脉的TAV(时间平均血流速度)及Q(血流量)，发现正常孕晚期子宫动脉TAV ＝（37.38 ± 17.09）cm/s，Q ＝（337.42 ± 155.79）mL/min，脐动脉的TAV ＝（21.02 ± 6.72）cm/s，Q ＝（229.50 ± 96.93）mL/min。妊高征病人子宫动脉的TAV及Q均明显低于正常孕妇。重症妊高征孕妇的子宫动脉TAV及Q更低，经治疗症状改善后，子宫动脉和脐动脉的TAV及Q均见升高，其临床意义明显优于S/D，而且高危妊娠时，子宫动脉和脐动脉的这种异常波形高于其他生物物理现象，故应用彩色多普勒超声测量子宫动脉血流，了解妊高征母亲动脉血流量，对于判断母体与胎盘间循环情况及预后很有意义。

三、 胎盘血管床血流变化，反映胎盘绒毛间的血供情况

胎盘血管床指的是胎盘与宫壁之间的那部分血管，主要包括子宫螺旋动脉和弓状动脉。测量时靠近子宫浆膜层为弓形动脉。

1. 正常妊娠的胎盘血管床血管随着妊娠孕周增加呈生理样改变，即管壁变薄、管腔增大。多普勒超声显示为低阻动脉血流。

2. 妊高征胎盘血管床动脉明显缺乏这种生理改变。表现为动脉管壁增厚、纤维素样坏死和急性粥样硬化。管腔狭窄，因此明显增加了胎盘血管床末梢的阻力，使阻力指数(RI)升高，说明母体循环发生障碍。此种病理改变还见于慢性高血压、糖尿病等合并症。胎盘血管床RI正常值见表11-11。

表11-11　胎盘血管床RI正常值

孕龄（周）	5th%	均值	95th%	孕龄（周）	5th%	均值	95th%
16	0.39	0.54	0.68	29	0.29	0.39	0.54
17	0.38	0.48	0.66	30	0.29	0.39	0.54
18	0.36	0.47	0.63	31	0.29	0.39	0.54
19	0.35	0.45	0.61	32	0.29	0.39	0.54
20	0.33	0.44	0.60	33	0.29	0.39	0.54
21	0.32	0.43	0.59	34	0.29	0.39	0.54
22	0.30	0.41	0.57	35	0.29	0.39	0.54
23	0.30	0.40	0.56	36	0.29	0.39	0.54
24	0.30	0.40	0.54	37	0.29	0.39	0.54
25	0.29	0.39	0.54	38	0.29	0.39	0.54
26	0.29	0.39	0.54	39	0.29	0.38	0.54
27	0.29	0.39	0.54	40	0.28	0.36	0.53
28	0.29	0.39	0.54				

[摘自常才 . 1996]

四、胎儿血循环的改变

(一)大脑中动脉、肾动脉血流变化反映胎儿宫内损害的程度

正常妊娠时，大脑中动脉、肾动脉舒张期流速随着妊娠的增长逐渐增加。S/D 比值随胎龄增加逐渐下降，提示脑血管和肾动脉阻力随着胎儿的长大而减低，血流量随之增加。但是当胎儿宫内缺氧时，胎儿肾动脉反应最早，表现为动脉收缩，阻力升高，S/D 升高。而大脑对缺氧的反应是大脑中动脉扩张，阻力下降。S/D 比值下降，反映出机体内血流再分配、脑保护的存在。但如果缺氧严重，出现酸中毒，大脑中动脉阻力指标下降到一定程度则不会再下降，反而会回升，这是脑组织不可逆的损伤标志，是胎儿失代偿的表现。故测量大脑中动脉和胎儿肾动脉血流可以判断 IUGR 的胎儿预后。正常胎儿大脑中动脉 PI 见表 11-12。

表 11-12　正常胎儿大脑中动脉 PI

孕龄（周）	5th%	中位数	95th%	孕龄（周）	5th%	中位数	95th%
20	1.30	2.10	2.90	31	1.35	2.05	2.95
21	1.30	2.10	2.90	32	1.30	2.05	2.90
22	1.35	2.15	2.90	33	1.25	2.05	2.80
23	1.40	2.20	2.95	34	1.15	1.95	2.75
24	1.45	2.25	3.00	35	1.10	1.90	2.70
25	1.45	2.25	3.05	36	1.00	1.80	2.60
26	1.45	2.25	3.05	37	0.95	1.75	2.55
27	1.45	2.25	3.05	38	0.80	1.60	2.45
28	1.40	2.25	3.05	39	0.75	1.55	2.30
29	1.35	2.20	3.00	40	0.60	1.40	2.20
30	1.35	2.20	3.00				

[摘自常才. 1996]

(二)胎儿腹主动脉(ABA)血流变化，反映胎儿—胎盘及胎儿循环状态

正常胎儿 ABA 与脐动脉(UA)一样，S/D、RI、PI 均随孕周增大呈明显下降趋势，主要由于随妊娠进展，ABA 血管腔增粗，阻力减少，因为胎儿腹主动脉的血 40%~60% 将分配给脐血循环以保证胎儿生长发育血供需要（表 11-13）。

妊高征合并 IUGR 时除了脐动脉 S/D 升高外，胎儿的 ABA 血流 S/D 也会升高。胎盘功能不全时，胎盘血管阻力增高，必然导致胎儿 ABA 血流阻力加大，当 ABA、UA 两血管 S/D 均呈逆流波型时，反映血管阻力指标极度上升，表示胎儿宫内缺氧严重。其预测胎儿宫内窘迫比临床常用的 NST 监护更敏感，更准确(表11-14)。

表 11-13　妊高征胎儿脐动脉、腹主动脉 S/D、PI、RI 值

| | 20~27 周 | | 28~36 周 | | 37~41 周 | |
	UA	ABA	UA	ABA	UA	ABA
S/D	3.17 ± 0.31	3.47 ± 0.34	3.21 ± 0.33	3.74 ± 0.34	3.44 ± 0.33	4.09 ± 0.34
PI	1.57 ± 0.22	1.74 ± 0.21	1.67 ± 0.24	1.77 ± 0.24	1.71 ± 0.24	1.78 ± 0.24
RI	0.62 ± 0.01	0.75 ± 0.01	0.66 ± 0.01	0.78 ± 0.01	0.75 ± 0.01	0.81 ± 0.01

[摘自杨玉英，等. 1996]

表 11-14　合并妊高征、IUGR 胎儿脐动脉、腹主动脉 S/D、PI、RI 值

| | 20~27 周 | | 28~36 周 | | 37~41 周 | |
	UA	ABA	UA	ABA	UA	ABA
S/D	3.16 ± 0.31	3.51 ± 0.32	3.43 ± 0.33	3.82 ± 0.31	3.45 ± 0.33	4.12 ± 0.31
PI	1.56 ± 0.22	1.75 ± 0.22	1.68 ± 0.24	1.79 ± 0.23	1.78 ± 0.23	1.81 ± 10.24
RI	0.64 ± 0.01	0.76 ± 0.01	0.71 ± 0.01	0.85 ± 0.01	0.79 ± 0.01	0.80 ± 0.01

[摘自杨玉英，等.1996]

（三）胎肺血流，判断肺成熟度

胎肺血流与胎肺发育密切相关，随着胎肺成熟血管逐级分化，肺血管阻力会降低。曾有报道多普勒研究结果发现胎肺动脉PI、RI在整个孕期保持稳定，正常胎儿肺动脉RI=0.80 ± 0.03，PI=2.46 ± 0.34，而IUGR的胎儿肺动脉PI=2.71 ± 0.33，高于正常发育的胎儿。但两者RI无明显不同。

（谢玉娴）

第十五节　双胎妊娠

双胎妊娠是指一次妊娠宫腔内有两个胎儿共同孕育。由于双胎妊娠在孕期给孕妇和胎儿造成极多的并发症，故目前已列入高危妊娠的范畴。

一、双胎的类型

双胎妊娠分双卵双胎（dizygotic twins）和单卵双胎（monzygotic twins）。

双卵双胎占双胎的70%，它是由2个卵子分别受精而形成。其性别不同或可以相同，遗传学相似。单卵双胎占双胎的30%，是由一个受精卵分裂而产生。它们的性别相同，遗传学相同。

二、双胎形成的原因

1. 双卵双胎

（1）可能与母亲的遗传有关。

（2）与卵泡刺激素过高有关。特别是用促排卵药治疗临床不孕及助孕技术治疗（如试管婴儿），使双胎发生率有增加的趋势。

2. 单卵双胎

（1）与遗传无关，它属于一种发育异常现象，和先天性畸形病因相似。

（2）也可能是对环境有害因素的反应。

三、双胎胎盘的形成

1. 双卵双胎两个卵子在宫内着床部位如有一定距离，则形成2个分开的胎盘。如果着床的部位靠近，则可能形成一个融合的胎盘。

2. 单卵双胎其胎盘的形成与受精卵分裂时期有直接的关系，可以为一个胎盘，也可以是2个胎盘。

四、双胎的超声诊断

（一）孕早期

1. 要点

（1）子宫与孕周相等或稍大。

（2）宫腔内探及2个羊膜囊腔或1个羊膜囊腔（图11-59，图11-60）。

（3）并分别探及2个胎芽，如能分别探及有血管搏动则更有诊断意义。

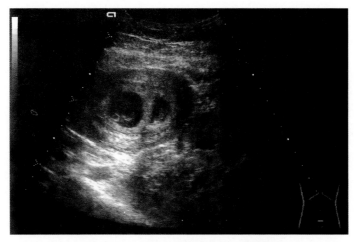

图 11-59 早孕，双卵双胎，羊膜膈厚

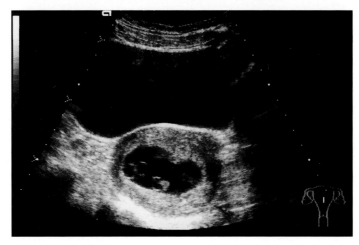

图 11-60 单卵单绒毛膜性双胎，一个羊膜腔

2. 鉴别点

（1）一个羊膜囊腔，只探及一个胎芽，另一胎芽枯萎，贴于宫腔内一侧，误认为单胎。

（2）有先兆流产、阴道出血史，宫腔内胎囊旁另见一液性暗区，误认为双胎胎囊。

（3）孕早期，羊膜囊与宫腔未充分贴紧，使宫腔一侧留出不规则或条状缝隙，误认为另一胎囊。

（二）孕中期

1. 要点

（1）子宫大于孕周。

（2）宫腔内分别探及 2 个成形的胎儿。

（3）1 个或 2 个胎盘。

（4）羊膜腔内见线样分隔（羊膜膈），根据羊膜膈薄厚，可辨别单卵或双卵双胎（图 11-61，图 11-62）。

2. 鉴别点

（1）性别不同有助于确诊双卵双胎。

（2）羊膜膈薄，如头发样细，有助于确定单绒毛膜性双胎。

（3）分别附着于不同宫壁上的胎盘，有助于确定双卵双胎。

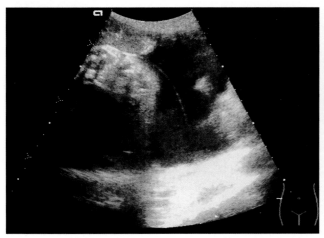 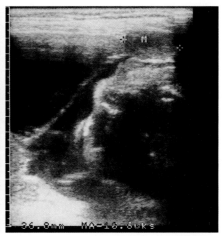

图 11-61   单卵双胎 孕中期羊膜膈如线样   图 11-62   双卵双胎 孕中期羊膜膈较厚

（谢玉娴）

第十六节　双胎输血综合征

双胎输血综合征（twins-twins transfusion syndrome，TTTS）指单卵单绒毛膜性双胎在宫腔内一个胎儿的血液通过胎盘吻合血管输送给另外一个胎儿。由于双胎间存在着明显的血液动力学差别，从而可引发一系列病理、生理变化及临床表现。

一、病理生理

单卵双胎胎盘间有血管吻合，吻合形式有三种：动－动脉、静－静脉，以及动－静脉吻合。以往曾认为只有动－静脉吻合才能发生 TTTS；目前认为，只要有不同压力的血管吻合情况就会发生 TTTS。单位时间里，甲胎儿向乙胎儿的血液流量增多，甲胎儿成为供血儿，乙胎儿成为受血儿，血量不平衡，导致一系列病理变化，这就是 TTTS 的病理学基础。

双胎间血循环不平衡，又由于分流发生的时间范围、方式不同，临床表现的严重程度也会有不同。

如发生在早孕期，可引起双胎消失征（vanishing twins syndrome）。发生在孕中期，随着双胎间逐渐输血，供血儿出现贫血，由于循环血量不足，胎儿可能出现宫内发育迟缓，严重者可死亡。而受血儿则因循环血量负荷过重，血液浓缩，出现高输出量性心衰，并可出现周身水肿，及胸腹水，最终导致胎儿死亡。

供血儿体重低、胎儿小、入量不足，使得排出量不足而表现为羊水过少。羊水少使胎儿被羊膜囊包裹，固定悬挂于子宫腔一侧，称为贴附儿，这是 TTTS 一种严重的表现。受血儿血量多，体重重，由于从母体中吸收的液体相对增多，而造成尿多，而使羊水过多。

孕晚期或分娩期发生的常常是急性 TTTS，主要是由于当第一胎儿经产道挤压后，循环动脉的压力增高，血液通过吻合支迅速输给第二胎儿。轻者只表现双胎儿血红蛋白的差异，体重差异不大。这种 TTTS 预后好。但超声检查十分困难。

二、超声诊断

1.二维超声

（1）同性别，两胎儿大小明显差异，至少相差 1.5 孕周，双顶径相差 ≥ 5mm，头围相差>5%，腹围相

差 ≥ 20%，股骨长相差 ≥ 5mm。

（2）两羊膜囊大小明显差异。

（3）一个胎盘，两根脐带附着。

（4）两胎儿间有丝样细的线样分隔。其中一胎儿水肿，或有胸腹水。

（5）其中一胎儿为贴附儿。

（6）其中一胎儿为死胎或为双死胎。

2. 彩色多普勒

彩色多普勒用于产前宫内诊断 TTTS，目前尚处于观察、研究阶段，没有统一的标准。但已有人报道有 TTTS 存在时，其双胎间脐动脉 S/D 比值有差异，如 Pretorious 报道其 S/D 比值差异大于 0.4；国内张惠琴等观察的结果，也显示 TTTS 胎儿组的 S/D 及 PI 均比正常胎儿组偏高。Yamada 等观察 7 例 TTTS 的 PI，结果其 PI 在双胎间差异大于 0.05 的 7 例中有 6 例最后证实为 TTTS。并认为出现明显的体重差异及 PI 差异时，应考虑 TTTS 的存在。

应用彩色超声显像还可观察 TTTS 胎盘血管交通支的情况。国外有报道发现胎盘中间胎膜附着处供血儿的血流传向受血儿一方。经激光治疗后，这种现象消失，均说明彩色超声在 TTTS 的应用方面已引起广泛的关注。

（谢玉娴）

第十七节　胎盘病变与超声检查

胎盘是介于母体与胎儿间的重要器官，虽然形态和结构看起来似乎比较简单，但超声所显示出来的声像图特点与胎盘病生理改变及组织学改变关系密切。在做超声检查时，必须作为一项重要的器官来观察。

本节着重介绍异常胎盘回声特点与临床的关系。

一、正常胎盘解剖、组织学

（一）胎盘解剖学

正常足月胎盘为盘状，呈圆形、卵圆形，直径 15~20 cm，厚 1~4 cm，重 500~600g。贴于宫壁一侧的称胎盘母面，朝向胎儿一侧的称胎盘子面。胎盘实质部可分出 10~20 个小叶，各小叶间可见深沟，称胎盘隔。

（二）胎盘组织学

胎盘的组织学结构，自胎儿面到母体面，依次为羊膜、绒毛膜板、胎盘实质及蜕膜。

1. 羊膜

薄、透明，由一层立方或扁平的羊膜上皮及羊膜间质构成。厚约 0.5 mm，富有水分，与下面的绒毛膜结合的非常松、很易分开。

2. 绒毛膜板

主要是绒毛膜结缔组织。胎儿的血管走行于其中。下面衬有滋养细胞。

3. 胎盘实质

主要是绒毛。各胎盘小叶间有自母体蜕膜向绒毛板方向延伸的胎盘隔，高度不超过胎盘实质的 2/3。主要为纤维结缔组织。

4. 蜕膜（又称底板）

主要是蜕膜（子宫内膜在妊娠后称蜕膜）的致密层构成。

二、正常胎盘回声与组织学关系

目前普遍采用的超声胎盘分级标准，分别从胎盘的绒毛板、胎盘实质及胎盘基底部结构变化作为分级的依据（具体分级见正常篇）。实际上反映了胎盘的组织学从幼稚到成熟的变化。胎盘实质的绒毛从数量少、体积小，到数量大、直径大，间质和毛细血管也从疏松、幼稚到成熟而密集。超声显示早期胎盘回声均匀，绒毛板光滑，胎盘基底部与子宫壁界限清楚。随着胎盘逐渐成熟，胎盘实质开始回声不均，绒毛膜板呈波浪状，胎盘小叶间、胎盘隔及胎盘基底部出现大而融合的粗线条状强回声（Ⅲ级表现）。其组织学改变主要是纤维蛋白持续增加积聚，特别在绒毛膜板下、胎盘母面、钙盐沉积增加，绒毛内毛细血管与绒毛间隙之间距离越来越缩小。这是胎盘成熟衰老的正常现象，无病理意义。但这种生理衰老的现象如果过早出现或加剧表现，则与胎盘病理有密切的关系。应注意鉴别。

三、胎盘病理与超声特征

（一）形态异常

胎盘形态异常是在妊娠早期即孕卵着床时或胎盘发育的最初阶段就已形成。胎盘形态不正常种类很多，见图 11-63。

其中以副胎盘、膜样胎盘超声检查最有特点，临床均有产前不规则阴道出血，检查时要注意观察。

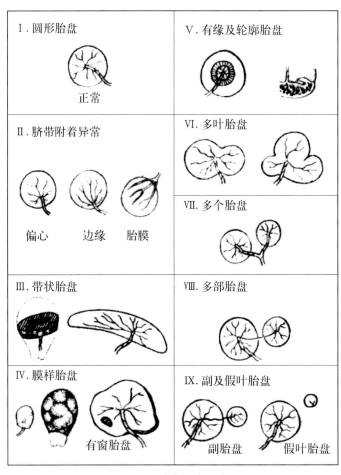

图 11-63　胎盘形态示意图

[引自陈忠年·病理学]

1. 副胎盘

与主要胎盘分开，又有一个或几个不等的副叶，以狭窄的部分与胎盘相连称副胎盘。

（1）临床意义 其副叶胎盘本身无临床意义，但如果副叶胎盘附着子宫下段或宫颈内口，成为前置胎盘。如产后滞留于宫腔内，造成子宫复旧不全。

（2）超声检查 距正常胎盘外，另见一胎盘样的回声。如不仔细探查，容易遗漏。故特别强调做胎盘检查时，一定要在膀胱充盈的情况下进行，应充分显示宫颈内口，以免遗漏附着于内口处的副胎盘。

2. 膜样胎盘

膜样胎盘是一种异性生长的胎盘。妊娠早期绒毛发育丰富，但随着妊娠的进展，只有着床部位的绒毛发育成叶状绒毛膜最终成为胎盘，而其他部位的绒毛相继萎缩成平滑绒毛膜。如果其他部位的绒毛不萎缩则形成膜样胎盘。其特点：面积大，直径可达 35 cm，而厚径却仅 0.5 cm。非常罕见。

(1)临床意义 孕早期开始即反复阴道出血。

(2)超声检查 显示胎盘面积大、薄，可一直延伸到子宫下段，成为前置胎盘。检查时有时会辨别不出哪儿为宫壁、哪儿是胎盘，为诊断的特点。

3. 轮廓胎盘

又称绒毛膜外胎盘。主要是绒毛板比胎盘底板小。胎膜不像正常的移行到胎盘边缘，而与胎盘边缘有一定的距离。如果胎膜折叠形成一个隆起的嵴，即为轮廓胎盘。可以是部分的或是完全性的轮廓胎盘。

(1)临床意义 易造成流血、流产，孕期阴道流水及早产。

(2)超声表现 胎盘边缘的一侧或两侧可见向羊膜腔内掀起的线样回声，可以是粗线样回声，也可以是较明显的带样回声。

（二）位置异常

根据附着的部位分为低位、边缘性、部分性和中央性前置胎盘。超声明确的显示宫颈内口与胎盘下缘的关系是诊断前置胎盘的技术要点。

1. 低位胎盘

胎盘下缘与宫颈内口的距离等于 5 cm 定为低位胎盘。

2. 边缘性前置胎盘

胎盘下缘距宫颈内口小于 5 cm，但未盖住宫颈内口。

3. 部分性前置胎盘

胎盘下缘盖住部分宫颈内口。

4. 中央性前置胎盘

胎盘完全盖住宫颈内口并经内口向另侧壁卷曲。

但提醒注意：①以上标准适宜孕 36 周以后，因为此时子宫下段已经形成，不会有太大的变化；②探查时膀胱要适度充盈；③即使正常部位的胎盘下缘不低，也必须清楚地显示宫颈内口，避免遗漏副叶胎盘附着的前置胎盘；④勿将子宫峡部错当宫颈内口。

（三）胎盘早剥

在胎儿娩出前，胎盘部分或全部从子宫分离，引起局部出血或形成血肿为胎盘早剥。常发生在有外伤史和有妊高征或原发高血压病史的孕妇。

1. 病生理

由于胎盘种植处子宫壁小动脉痉挛，当痉挛松懈后，小动脉血会突然涌入，导致血管破裂，引起胎盘与子宫壁分离。

2. 临床症状

出血、子宫强直收缩，触诊子宫如板状硬。

3. 超声检查

如出血不多，剥离面积小，剥离处的胎盘基底与宫壁之间见条状或局限性暗区。无血流显示。局部胎盘厚度可能增厚。如为大面积的胎盘剥离，除了上述表现外，超声检查可见胎盘实质回声不均，有不规则的暗区，剥离处的胎盘小叶与其他小叶回声明显不同，胎盘基底与宫壁界限不清。胎盘明显增厚，回声密度增高，类似水肿样胎盘。主要是由于血液渗到小叶间隙造成的结果。常常与胎盘绒毛病变混淆。此时必须结合病史分析（图 11-64）。

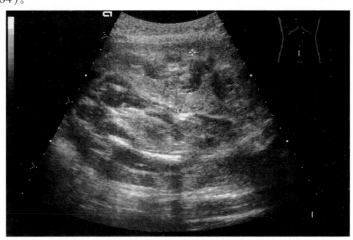

图 11-64　孕 29 周前壁胎盘早剥

（四）胎盘边缘蜕膜血肿

胎盘边缘部有三种蜕膜（底、包、真蜕膜）汇合而成。此处血管比较多。有特异性的病变则为胎盘边缘蜕膜血肿破裂（以前错误地称为胎盘边缘血窦破裂）。

1. 血肿形成的机制

（1）继发于胎盘边缘部的胎盘异常，如有缘胎盘或轮廓胎盘，由于边缘结构不正常，外力牵拉后引起出血；

（2）侧方前置胎盘边缘部剥离。

2. 临床表现

产前无痛性出血，类似前置胎盘。对母亲的影响很轻。主要由于不合并子宫胎盘动脉破裂及血栓形成，故一般不会造成子宫过强收缩。

3. 超声表现

胎盘下缘（指胎盘实质下缘）与宫颈内口之间可见条状暗区，暗区的宽度与出血多少、血肿的面积有关。

（五）胎盘植入

胎盘植入是产科严重的并发症。指胎盘绒毛直接植入到子宫肌层内，程度从仅与子宫肌层相接触至深入到子宫肌层间，直至穿透子宫浆膜层。分别称为愈着（accreta），植入（increta），穿通（percreta）。

1. 临床表现

严重的出血、子宫穿孔及继发感染是本病的三大特点。

2. 超声检查

目前二维超声检查胎盘植入其准确性远不如对前置胎盘的诊断，而应用彩超可通过观察胎盘基底部与宫壁之间的回声来判断有无胎盘植入的可能（此区称为胎盘血管床的母体血循环区）。文献报道有以下四项超声特征：①胎盘基底与子宫肌层之间可见异常血流；②胎盘实质区、绒毛间隙可见血流湍急的血池；③胎盘基底部后方突出的静脉丛，并无血流信号；④膀胱子宫之间腹膜反折处可见丰富的血供。

另有报道，中央性前置胎盘发生胎盘植入的超声特征为胎盘突向母体膀胱，膀胱壁间可引出子宫弓形动脉频谱。

非前置胎盘如有胎盘粘连，超声表现为：①胎盘种植区的血管直接位于胎盘之下；②胎盘好像浮在扩张的血管之上；③该部位的蜕膜层由于缺如，使回声中断。

（六）胎盘肿瘤

包括原发肿瘤和继发肿瘤两种。原发包括绒毛膜血管瘤或胎盘血管瘤、滋养层细胞肿瘤和畸胎瘤。虽然目前超声检查不能达到与病理符合，但是根据其组织学特点，仍能找出一些声像图特点。

1. 血管瘤组织特点

有三种类型：以无数毛细血管为主，称毛细血管瘤；以血窦为主，称海绵状血管瘤；以纤维组织为主，称纤维血管瘤。

2. 临床意义

胎盘血管瘤是良性肿瘤，一般无临床意义。但有一些并发症应引起注意，如羊水过多或合并胎儿心脏增大、心衰。

3. 超声表现

如以毛细血管增生为主的血管瘤，超声见胎盘实质为实性稍强回声。有包膜，以血窦为主的海绵状血管瘤，则超声显示胎盘小叶以低回声为主。间隔一些不规则的线隔样回声。以大量血管内皮细胞和不成熟的间叶组织组成，则超声可见不均质等回声。但有时一个肿瘤内有几种细胞结构同时存在，故超声表现各异（图11-65）。

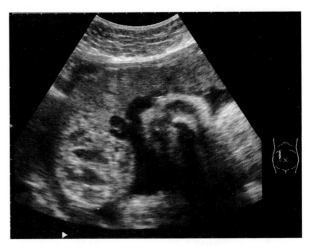

图 11-65 孕35周胎盘血管瘤

四、脐带病变

脐带是胎儿的生命线，它连接于胎儿腹部表面和胎盘的胎儿面。脐带是由包埋于华通胶中一对动脉一条静脉组成。直径1~2.5 cm，其粗细主要取决于华通胶量的多少。由于脐血管比脐带本身长，所以脐带呈螺旋状。正常脐带附着于胎盘的中心。

（一）脐带附着异常

1. 球拍状胎盘

脐带附着胎盘边缘。超声检查时见脐带附着处距胎盘边缘小于2cm。

2. 帆状胎盘

脐带附着胎膜上的胎盘称作帆状胎盘。

（1）临床表现 孕期有阴道出血。

（2）超声所见 绒毛膜板区均可见不均质条状暗区。彩色多普勒可引出与脐动脉相同的频谱。

（二）脐带其他异常

1. 单脐动脉

超声检查只见一条脐动脉。染色体异常胎儿，低体重儿多见。早产儿率高。

2. 脐带肿物及脐带内尿囊、卵黄囊、肠系膜管残迹引发的异常表现。

超声表现 常常在脐根部、脐带胶质区内见不均质的回声。如果有不均质的、类似肠蠕动样的回声时，可考虑为脐带内肠系膜管残迹引发的异常表现。此时须与脐膨出鉴别。

3. 脐带水肿

常见于母儿溶血的胎儿及双胎输血综合征之一的受血儿。

五、羊膜、绒毛膜病变

在超声检查时常在胎盘绒毛膜板下及胎盘实质内见到不规则的暗区或小圆形暗区。

（一）绒毛膜板下血栓

1. 发病机理

此种血栓系来自母血循环障碍。由于突发缓慢的血流流经绒毛间隙，使静脉回流受阻而导致血栓形成。

2. 超声检查

常在胎盘子面，绒毛膜板下可见不规则的液性或低回声。有时可见暗区内有流动。彩色多普勒超声探查无明显的血流信号。

（二）绒毛间隙血栓

1. 发病机理及临床意义

绒毛间隙血栓系绒毛间隙内凝血灶，没有绒毛成分。主要预示胎儿红细胞从胎儿血液循环中漏出。血液在该区域不能及时地参与血液循环，血液中的纤维蛋白沉积，形成血栓。其临床意义主要取决于病灶对胎盘绒毛挤压的范围，凝血灶小即单发，则影响不大；范围大、多发病灶，则会影响循环血量，直接影响胎儿宫内的发育。

2. 超声所见

胎盘的实质间可见数个大小不等的囊性无回声，直径几毫米至几厘米不等。彩色多普勒超声探不到血流信号(图11-66)。

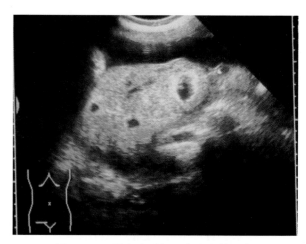

图 11-66　胎盘实质间见多发囊性回声

（三）羊膜带综合征

指由于羊膜带缠绕或粘连胎儿躯体某一部分而引起胎儿变形或肢体截断、缺如。

1. 病因

妊娠早期羊膜囊破裂而引起羊膜从绒毛膜分离，收缩后形成带状，如包绕在胎肢、手指、足趾等处卷入使之断指（趾）。如与头、面部粘连，可至无脑儿或面部畸形。与腹壁粘连，可造成腹壁缺损、腹裂及脏器外翻。

2. 超声诊断

以羊膜腔内见漂浮的带样回声伴胎儿某部位回声异常为特征。见图11-67，图11-68。

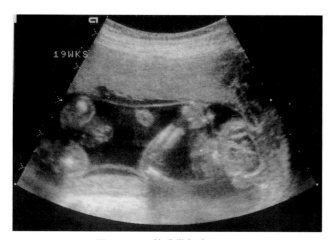

图 11-67　羊膜带超声所见

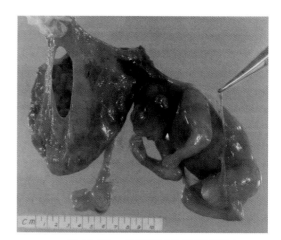

图 11-68　羊膜带胎儿引产后标本

3.鉴别诊断

（1）胚外体腔 在胚胎发育过程中，胚胎突出于羊膜腔中，其周围可见一薄膜。此时宫腔与包裹在胚胎周围的薄膜间有一空隙称为胚外体腔。此时在胎芽周围超声仍见一线样回声（图11-69）。随着羊膜腔逐渐长大，胚外体腔缩小，大约孕10周后，胚外体腔应该消失。

（2）早孕、双胎之一发生胎停育，超声可见的线样回声为双胎间的羊膜分隔。

（3）宫腔粘连 即往有宫腔手术操作史，或宫腔炎等病史的病人。当妊娠时，由于羊膜腔的衬托，可以见到粘连的带样回声。

（4）不全纵隔子宫 妊娠后羊膜腔内可见线样回声。

（5）轮廓胎盘 见胎盘病变一节。

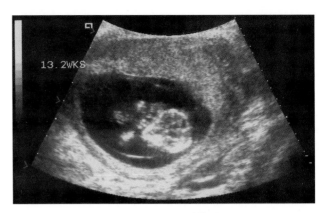

图11-69 胚外体腔

（谢玉娴）

第十八节 羊水的超声监测

充满于羊膜腔的液体称为羊水。通过放射性同位素测定，证明羊水不是静止的，而是在母体和胎儿间不断进行交换来维持动态平衡。

一、羊水监测的生理基础

羊水的来源

妊娠早期：羊膜上皮或平滑绒毛膜能分泌羊水，胎儿形成后，部分胎儿体液可经皮肤渗入到羊膜囊中。

妊娠后半期：羊水的交换，运转主要通过胎儿尿的排出和胎儿吞咽两条途径。孕26周时，胎儿肺泡形成，胎肺也可以吸收一定量的羊水，但量不大。

1.羊水量

羊水量随妊娠发展而不断增加，孕8周时羊水量5~10mL，孕20周时约400mL，孕34~38周时约1000mL或更多，以后则又逐渐减少，约800mL。目前，教科书仍以300mL作为羊水量最低值；超过2000mL作为羊水过多的诊断。

2.羊水的内容

羊水内容物十分丰富，除水以外，还含有电解质、碳水化合物、脂质、蛋白及各种酶等。

二、羊水过多的常见原因

（一）胎儿畸形

1.神经管畸形

无脑儿，因无吞咽反射及缺乏抗利尿素，以致于不能吞咽羊水而造成羊水过多。脊柱裂、脊膜膨出等，由于全部脑脊膜裸露，脉络丛组织增生，渗出液增多可导致羊水过多。

2. 消化道畸形

食管闭锁、脐疝、腹裂、肺发育不全等影响羊水吞咽及吸收，造成羊水过多。

3. 多发畸形

心脏病、泌尿系统畸形，如多囊肾、肾盂积水及肿瘤等常合并羊水过多。

（二）双胎

尤其是单卵双胎有双胎输血综合征时，其受血胎儿循环血量增多，心脏、肾脏等肥大，尿量增多导致羊水增多。

（三）孕妇及胎儿患有各种疾病

如胎儿染色体异常、母儿血型不合，母亲患妊娠期糖尿病、妊高征等，均可使羊水增多。孕妇血糖高，胎儿血糖也会增高，引起胎儿多尿，排入羊水中。胎儿及胎盘水肿影响液体交换导致羊水增多。

三、羊水过少的常见原因

（一）过期妊娠

胎盘老化或过度成熟，使羊水通过胎盘进入母体增多，而使羊水减少。

（二）胎儿宫内发育迟缓

当胎盘功能不全时，常使 IUGR 的发生率增多。胎儿在宫内慢性缺氧，使得心排出量重新分配，肾血流量下降，胎儿肺血流几乎停止，从而使胎儿尿生成及肺内液体减少，而羊水减少。

（三）胎儿泌尿系统畸形

胎儿肾发育不全及尿路梗阻，使尿生成、排泄均减少。

（四）胎膜早破

羊水过度流失，使羊水减少。

（五）某些药物的作用

消炎痛为前列腺素合成抑制剂，是治疗先兆早产的有效药物。但因能增加抗利尿激素的作用而使胎儿尿量减少。

四、羊水量的超声测量及评价

目前超声常采用的测量羊水的方法有两种：最大羊水暗区法（MVP）和羊水指数法（AFI）。

（一）最大羊水暗区

测量时选择单一的最深羊水池，测其最大深度。羊水厚径<3 cm 为羊水过少，≥8 cm 为羊水过多。这种方法虽然简单，但是该项检查的正常标准尚未得到严格的确立，随意性很强。比如同样一个最大羊水深度为 3 cm 的羊水池其范围为 3 cm × 4 cm 和 3 cm × 1 cm 所代表的实际羊水量显然不同。尤其是在孕末期只测一个羊水池深度所反应的实际羊水量就很不准确。故目前基本不太主张使用此方法。

（二）羊水指数

此方法是当孕妇平卧时，超声探头与孕妇腹壁垂直，把子宫划四个象限。分别测量四个象限最清楚的羊水池深度。四个象限羊水池的深度总和为羊水指数，正常妊娠羊水指数见表11-15。AFI ≤ 5cm 为羊水过少，= 8cm 为羊水偏少的临界值，≥ 25 cm 为羊水过多。AFI 测量时应注意以下几点：①如羊水池正处于标志线两侧，应归于一侧，另一象限的羊水池应重新取定；②测量时应避开存有肢体或脐带的羊水池；③探头始终应与水平面垂直。此方法优于MVP测量法的，原因在于胎儿在宫内是呈复杂的几何图形，并且有胎动影响，MVP所测得的局部羊水深度不能较好的代表子宫腔内羊水整体分布，而AFI是测量四个象限，对测量误差和主观因素均有一定的限制。

（三）超声所测的羊水指数值与实际羊水量的关系

有人做过实验，对胎膜早破，宫腔内几乎测不到羊水的孕妇经注入宫腔内250 mL生理盐水后，AFI升高到5.8 cm，在近预产期时平均AFI在14 cm时羊水量相当于700 mL。由于羊水分布于三维空间，而超声检查结果均来自二维图像。B超测量羊水量只是一种中度敏感的羊水测量技术。与实际的羊水量有一定的出入。

五、羊水的性状及临床意义

随着超声仪分辨率不断地提高，在做产科超声检查时常会见到有多量散在增强、致密颗粒悬浮于羊水中，这些颗粒称游离漂浮颗粒(FFBS)(图11-70)，尤其在胎儿活动时，其外观犹如暴风雪样，但随着胎儿安静下来，这些悬浮物会逐渐发生沉淀。这种现象在孕末期见到的机会更多。有两种解释：一种认为这些悬浮物是胎儿的脂类物或毳毛；同时预示着胎儿胃肠道功能成熟。另一种认为是胎儿宫内窘迫造成的羊水胎粪污染。但近年来医生们发现许多超声提示有羊水胎粪污染的胎儿并不一定处于高危状态，而且其新生儿结局也是好的。故提醒注意在对羊水进行监测时，发现FFBS，同时胎心率低于110次/min，则可以考虑胎儿有窘迫。若只见FFBS，而胎心无改变或心率不低于110次/min，则不能提示胎儿宫内窘迫及羊水有污染。

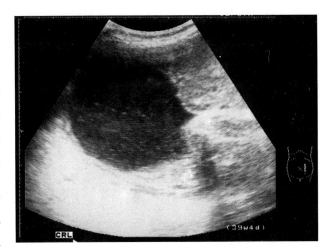

图11-70 羊水游离漂浮颗粒

表11-15 正常妊娠羊水指数 (mm)

孕龄（周）	AFI百分位数			孕龄（周）	AFI百分位数		
	5%	中位数	95%		5%	中位数	95%
16	79	121	185	30	90	145	239
17	83	127	194	31	88	144	238
18	87	133	202	32	86	144	242
19	90	137	207	33	83	143	245
20	93	141	212	34	81	142	248
21	95	143	214	35	79	140	249
22	97	145	216	36	77	138	249
23	98	146	218	37	75	135	244
24	98	147	219	38	73	132	239
25	97	147	221	39	72	127	226
26	97	147	223	40	71	123	214
27	95	146	226	41	70	116	194
28	94	146	228	42	69	110	175
29	92	145	231				

[摘自 Moore T R, 等. 1990]

（谢玉娴）

第十二章　胎儿心血管超声检查

近二十年来，超声心动图已成为胎儿心血管疾病最主要的非侵入性诊断技术。对于先天性心血管畸形及胎儿心脏疾患的形成、发展和胎儿循环生理的研究有了更深刻的认识。在胎儿期诊断胎儿心血管畸形及其他心脏疾患，对于早期正确处理和优生优育具有重大意义。

1972年Winsberg最早报告宫内胎儿心脏超声心动图。虽然多普勒超声最早应用于胎盘血流的检测，M型超声对胎儿心脏的研究已有许多年，但是直到二维超声影像和彩色多普勒超声系统的出现，才使胎儿心血管超声检查进入一个崭新的领域，并有了突飞猛进的发展。这些技术的应用，对于胎儿心血管结构、血流和功能的确认能够得到清晰的显示，并且可以同时获得胎儿心血管解剖形态和血流动力学改变的独特诊断信息，为基础和临床研究以及胎儿心血管疾病治疗学研究提供了重要依据。

第一节　胎儿心血管超声检查基础

正确认识胎儿心血管系统的影像解剖和多普勒血流的意义，就必须认识以下几点：①胎儿循环系统的发育过程；②在整个妊娠期间胎儿循环的特征；③出生后胎儿循环所发生的改变。这些方面多年来已经进行了大量的试验研究，包括人类胎儿及动物胎儿。但是在子宫内的胎儿心血管系统的研究却受到限制。自从无创性方式应用于宫内胎儿检查后，使得对胎儿循环系统的结构和功能有了更深入的认识。

一、胎儿心血管的胚胎发育

胎儿心血管系统不是胚胎期首先出现的系统，约在妊娠20天，胚胎的中胚层分化形成原始心管以后，经过心管的分段扭转及分隔才逐渐形成完整的心脏。

（一）心管形成

在孕期20天左右，原始心管形成，其外形先后发生四个收缩环，把心管分成四个局部膨大部分，从头至尾依次为心球、心室、心房和静脉窦。心球头端连动脉干，与腹主动脉相连。而胚胎的总主静脉、脐静脉和卵黄静脉等注入静脉窦。心管在心包腔中由直管变成曲管，最初变为U型弯曲，心室段及心球近段的右侧部分显著向右前下方弯曲，称心室右袢，是心脏正常发育的重要标志（图12-1）。继而变成S形，心房及静脉窦向左上方移动，心室降至心房水平之下。29天左右，心房、心室在外表已能分辨，并向两侧扩大。心房和心室仍有孔道相连，称房室管。

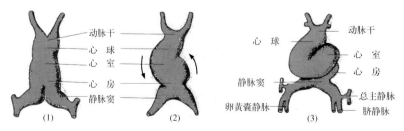

图 12-1　妊娠 20 天心管演变示意图

（二）心脏内分隔

1. 房室管分隔

房室管是原心管的孔道，此孔道内皮下方有较厚的疏松间充质。在第 4 周时，由腹侧和背侧分别开始增生突起，称心内膜垫。心内膜垫逐渐突入房室管中，在中线合拢、融合，称中间隔。中间隔将房室管分隔为左右房室孔，每个房室孔周边心内膜垫组成房室瓣，即二尖瓣和三尖瓣。房室管是心脏内部最早出现分隔的部分。心内膜垫的发育、融合异常即可产生心内膜垫缺损、房室瓣裂、共同房室瓣等复杂畸形。

2. 心房分隔

心房分隔约在胚胎第 4 周末。心房顶壁发生一镰状隔膜，称原发隔。原发隔自上而下向房室管方向生长，在原发隔下缘与房室管内膜垫之间留一孔，称第一房间孔（原发孔）。原发隔继续生长与房室管内膜垫完全融合，原发孔封闭。封闭前原发隔的顶部被吸收，出现一孔称第二房间孔，使左右心房相通。约在胚胎第 7 周，原发隔下方发生一相似的镰状隔膜，称继发隔，呈新月形，其下缘围成一孔，称卵圆孔（图 12-2）。原发隔与继发隔平行，相互贴近。继发隔从右侧盖住第一房间隔，原发隔从左侧盖住卵圆孔。右心房的血液通过卵圆孔推开第一房间隔，穿过第二房间孔进入左房。故第一房间隔又起到卵圆孔瓣膜的作用，故称卵圆孔瓣。此活瓣阻挡血液从左心房进入右心房。直到出生后，肺开始呼吸、左心房内压力升高，将原发隔紧贴于继发隔上，使卵圆孔关闭。一般胎儿于出生后 1 年内卵圆孔完全愈合，但也有 25%～30% 的成人卵圆孔未实现解剖闭合，称卵圆孔未闭。第一房间孔未及时封闭称房间隔缺损原发孔型，第二房间孔未闭合称房间隔缺损继发孔型。

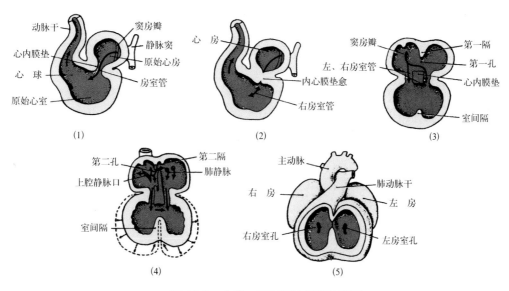

图 12-2　心房、房室管的分隔示意图

3. 心球的演变和分隔

心球分近段和远段两部分。远段为动脉干，呈管状；近段呈锥形，与原心室之间的球室沟变浅后，内腔扩大，并入心室。第 5 周时，动脉干内的皮下间充质增厚，沿动脉干的两侧壁上各形成一条内膜嵴，称动脉干嵴，它们位置相对，呈平行排列并各自朝向对方生长。第 6 周时，二嵴生长合拢，在心球及动脉干内形成一螺旋形中隔，称主动脉肺动脉隔。心球近侧部分的管壁间充质增生、膨大形成 4 个内膜垫，左右内膜垫汇合形成远侧的心球隔。心球隔与主动脉肺动脉隔将心球远侧部分及动脉干分为前后交叉的两个管子，即肺动脉和主动脉。肺动脉起始部在主动脉的前方，远端则居主动脉的左右后方。心球隔分隔肺动脉口和主动脉口，使肺动脉开口于右心室，主动脉开口于左心室（图 12-3）。口处内膜垫突向管腔，构成袋状，成为主动脉和肺动脉瓣膜，即半月瓣。若演变中分隔不当，可造成主动脉肺动脉间隔缺损、半月瓣缺如、狭窄等畸形。

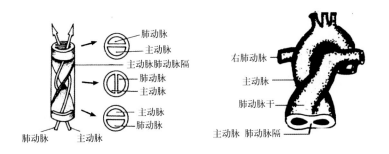

图12-3　心球及动脉干的分隔示意图

4. 心室分隔

左右心室分隔开始于胚胎第4~5周。原心室扩大吸入心球的近段后，形成有宽广交通口的大腔。其心肌层发育较厚，呈小梁状。由心室底壁中央发生一矢状位半月形隔膜，其心肌比较致密，即肌性室间隔。肌性室间隔从原心室底壁向心内膜垫方向生长，前后两端与房室前后心内膜垫相融合。第7周以前室间隔游离缘与心内膜垫之间暂留有一缺口，称室间孔。该孔使左右心室相通，此后被膜性室间隔所封闭（图12-4）。室间隔被封闭后，左右心室完全分开，右心室与肺动脉相通，左心室与主动脉相通。

室间隔畸形可发生于室间隔的任何部位，而以室间隔膜部最常见，其次为室上嵴上方或肌部室间隔缺损。

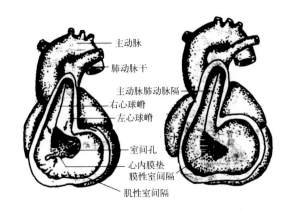

图12-4　膜性室间隔的形成及室间孔的封闭

（三）心内膜垫和房室瓣的胚胎发育

1. 心内膜垫的发育

原始心管的心室与心房两个膨大之间为一凹陷的共同房室环，由三层组织构成，外层为心外膜，内层为心内膜，中间为心肌层。共同房室环构成房室共同管。在胚胎4周末，心内膜增生、突起，与心外膜直接融合。此突起即为心内膜垫。共同房室管内有6个内膜垫，即背侧左右内膜垫（2个），腹侧左右内膜垫（2个），左侧内膜垫（1个）和右侧内膜垫（1个）。心内膜垫参与房室分隔、房室孔和房室瓣的形成。胚胎6周时，背侧内膜垫与腹侧内膜垫相互融合，成为房室环的中间间隔。此间隔除形成房室分隔外，还将房室管分为左右两半，即左侧房室孔与右侧房室孔。

2. 房室瓣的形成

三尖瓣由右侧的3个内膜垫组成。其中三尖瓣隔瓣由腹侧、背侧及右侧内膜垫的一部分组成；三尖瓣后瓣由右侧内膜垫组成；三尖瓣前瓣由部分圆锥隔组成。

二尖瓣由左侧3个内膜垫组成。前瓣的前外部由腹侧内膜垫组成，后内部由背侧内膜垫组成。后内联合由背侧垫及左侧垫共同组成，而前外联合由腹侧垫及左侧垫共同组成。后中瓣由内侧垫组成。若构成二尖瓣前瓣的腹、背内膜垫融合障碍，可出现二尖瓣前叶裂；如腹侧与背侧的左右内膜垫相互联合，与上方的房间隔原发隔和下方的膜部室间隔不发生融合时，即形成共同房室瓣，构成心内膜垫缺损。

二、胎儿血液循环特点

（一）结构特点

胎儿由于肺无呼吸功能，其呼吸和代谢功能全部由胎盘执行，因此胎儿血液循环与成人有许多不同并有其自身特点。由于肺无呼吸，其代谢主要由下列特殊通道完成。

1. 卵圆孔

胎儿心脏胚胎发育时，房间隔由原发隔和继发隔融合而形成。继发隔在形成时留有一孔，即卵圆孔。原发隔与继发隔平行生长，继发隔从右侧盖住原发隔，而原发隔的尾侧遮住卵圆孔，由于结构薄所以具有活瓣的作用，称卵圆孔瓣。右房的血液可冲开活瓣进入左房，左房的血液由于左房压力使活瓣紧贴在右侧房间隔上，而不能流入右房。

2. 动脉导管

胎儿的肺动脉与主动脉之间有一较短的动脉相连，即动脉导管。动脉导管在整个胎儿期处于开放状态，是躯干、内脏及下肢的重要供血通道，右室的血液经动脉导管进入降主动脉。

3. 脐动脉

由胎儿髂总动脉发出，共有两条，经胎儿脐部进入胎盘。

4. 脐静脉

脐静脉有一条，起自胎盘经胎儿脐部进入胎儿体内，穿过肝脏，并在肝内形成静脉导管直接进入下腔静脉。脐静脉还有分支与肝窦相通。

（二）血液循环途径

维持胎儿生长所需的营养物质和氧通过胎盘进入脐静脉。脐静脉通过脐部进入胎儿体内，沿前腹壁上升至肝，分出分支。一部分通过静脉导管直接进入下腔静脉，一部分灌注肝脏。下腔静脉的血包括静脉导管、门静脉及下肢来的混合血，其含氧量丰富。下腔静脉与右心房的连接近似90°角，正对卵圆孔。在下腔静脉流体静压驱使下，含氧量高的下腔静脉血液优先经卵圆孔进入左心房。经卵圆孔进入左心房的血液和肺静脉回心血液一起进入左心室，射入主动脉，分布于头、颈和上肢。由上腔静脉回流的血液与下腔静脉留在右心房的血液混合，入右心室，到肺动脉，经肺循环（无气体交换）由肺静脉回流至左心房。右心室到肺动脉的大部分血液约80%通过动脉导管进入降主动脉，沿降主动脉及分支分布于躯干、内脏和下肢。最后腹主动脉血液经两侧髂总动脉至脐动脉达胎盘，与母体进行物质交换（图12-5）。

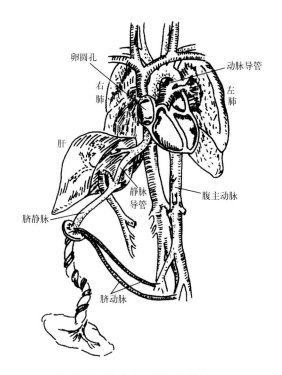

图12-5　胎儿血液循环途径示意图

（三）胎儿心排血量分布

胎儿心排血量分布状况与胎龄、胎儿各器官代谢活动、器官生长和特性有关。在胎儿心脏联合排血量中，右心约占65%，左心约占35%。右心排血量分布到胎儿未膨胀肺部为4%~15%。通过卵圆孔的血流量约为总排血量的44%。静脉导管的血流约为全部回流到心脏的静脉血流的70%。降主动脉总血流量的60%经双侧髂总动脉到脐动脉。这部分血流占心脏联合排血量的40%~50%回到胎盘进行物质交换。

（四）胎儿出生后的血液循环变化

胎儿循环的显著和骤然改变是发生在出生后最初的几分钟内，胎儿突然暴露在空气中，体内气体交换功能从胎盘转移到肺。夹闭脐带去除了低阻力的血管床，胎儿只接受40%的联合心排血量，这种变化使循环系统血管阻力猛然增加，下腔静脉血流减少，其承担的由胎盘输入的血流转移到心脏。在停止脐胎盘血流的同时肺血管阻力迅速减低，伴随呼吸的开始和肺脏因空气膨胀，标志着肺血流增加。

肺血流增加使肺静脉回流左房的血流增加，从而提高了左房压。下腔静脉血流减少及压力降低与左房压力增加的同时，产生的静脉压使并列的卵圆孔瓣贴紧房间隔嵴边缘，在功能上关闭了卵圆孔。经过数月，卵圆孔瓣粘连到房间隔边缘实现持久关闭。在出生初期，任何障碍使右房比左房压高的结果，都可使卵圆孔重新开放，血流从右房分流到左房。进入成人期约20%的正常人，卵圆孔保持非粘连状态和开放的能力。

胎儿期，动脉导管是一个具有较厚中膜肌肉层的大管道并具有收缩能力。关闭内腔的完成，在P_{O_2}增加的环境下动脉导管收缩。收缩期动脉P_{O_2}升高是胎儿出生后动脉导管关闭的主要因素。如果出生后动脉血由于肺没有充分扩张或在吸入的空气中含氧较低P_{O_2}没有升高，动脉导管可以开放较长时间。在正常自然情况下，出生后10~15h内动脉导管实现生理关闭。这主要是初期动脉导管肌肉收缩实现关闭，在以后的几天中血管内膜出现小的出血，形成血栓并纤维性变，此情况亦发生在血管中层，其结果是动脉导管持久性关闭。新生儿出生后动脉导管完全关闭为10~20天。初期动脉导管关闭后，如果动脉系统P_{O_2}降低，它可以重新开放。由于某些因素影响，动脉导管也可因没有发生收缩反应而持续开放。

新生儿由胎盘到脐的循环被切断，血液从门静脉进入肝脏，起到从胎盘静脉到肝循环的作用。静脉导管血液瞬间减少，使其就像卵圆孔和动脉导管一样，也在出生3~7天内关闭。

第二节　胎儿超声心动图检查

一、胎儿超声心动图检查适应证

先天性心脏病的出生率为8％~11%，在宫内被诊断出的严重或可能是先天性心脏病的胎儿据国外报道仅有25%，国内未见这方面的统计，但能做出诊断的极少。由于现实情况不能保证所有胎儿常规检查都进行胎儿心血管检查，但至少应对下列有确切指征的胎儿进行心血管超声检查。明确引起胎儿心血管疾病的危险因素主要有三个方面。

（一）胎儿因素

1. 常规胎儿超声检查

发现胎儿心尖四腔心可疑或异常。应进一步进行胎儿心血管超声检查。

2. 胎儿某些脏器发育异常

包括脑积水，食管闭锁，十二直肠闭锁，空肠闭锁，脐膨出，肠膨出，肾盂积水或发育不全，膈疝等。

3. 染色体异常

染色体异常的胎儿心血管发育异常的发生率很高，平均在30%~50%。如21-三体综合征，先心病的发生率为50%；13-三体综合征的先心病发生率为84%；18-三体综合征的先心病发生率可高达99%。另外还有农内综合征等。

4. 胎儿心律失常

胎儿心动过速（心率大于200次/min）、心动过缓（心率低于100次/min）和持续心律不齐。发生心脏传导阻滞合并先天性心脏病可高达40%。

5. 胎儿宫内发育受限。

6. 胎儿水肿

指非特异性胎儿水肿。可由于胎儿心血管异常所致心功能不全引起。

7. 胎儿羊水过多、过少，多胎妊娠，单脐动脉，宫内胎盘异常等。

（二）母亲因素

1. 各种类型糖尿病、胶原性血管疾病。

2. 结缔组织病

如系统性红斑狼疮，Rh溶血病。风湿性病变，如风湿性心脏病等。

3. 妊娠期感染

如早期妊娠风疹病毒感染，流感，腮腺炎、弓形体病感染等。胎儿心血管异常发生率10%左右。

4. 母亲用药

妊娠早期心血管系统发生发育阶段使用某些药物可导致胎儿心脏畸形。酒精中毒导致胎儿酒精综合征，易发生先心病。

5. 高龄孕妇

孕妇年龄在35岁以上时，胎儿心血管发育异常的发生率增高。

6. 既往异常妊娠史，如胎死宫内、流产等。

7. 妊娠高血压。

（三）其他因素

1. 家族遗传史

包括父母本身为先天性心脏病患者，曾生育过先天性心脏病子女的历史，较近的旁系亲属中患先天性心血管病者。此组患者先天性心脏病发生率为3%~5%。

2. 接触放射线或有害化学物质的历史等(包括胎儿父亲)。

3. 环境因素

各种情况下的污染，如水、空气、土壤等。另外吸烟与被动吸烟。

即使以上列出可能引起胎儿心血管发育异常的各种因素，但是在已出生的患有心血管畸形的新生儿中仍有绝大多数找不到确切的原因。因此，常规胎儿体检中在孕18周以后应把检测胎儿心血管是否异常作为常规检查项目。作为产科超声检查的医生应能够识别胎儿心尖四腔心切面是否异常，因为80%的心脏结构发育异常可在此切面有所表现，一旦发现异常再做进一步的检查。这样才能最大限度减少严重心血管异常的胎儿出生。

二、胎儿心脏位置判定

胎儿心脏在胸腔中的位置与出生后不尽相同。首先，由于胎儿肝脏发育较大，尤其是肝左叶使心尖的位置被抬高，呈水平位，右心室完全位于前方更加贴近胸壁。其次，胎儿肺是无气体、充满液体的实质器官，对心脏无遮盖作用。心脏占据胸腔的1/3。由于上述原因，二维超声心动图可以很容易地通过胸腔进行横切、纵切和侧切，从而获得较探查成人更多的心脏断面图像。胎儿位置除妊娠晚期相对稳定外，在子宫内变动较大，给心脏解剖结构位置的判定带来一定困难。因此，胎儿心脏位置的判定非常重要，是做出正确诊断、避免错误判断的基础。

（一）胎位与母体及超声屏幕方位的关系

1. 胎儿头位

沿胎儿脊柱纵向扫查，探头标记朝向母亲头侧，胎头出现在屏幕的左侧，枕前位胎儿脊柱朝前，胎儿心尖部朝向后方；枕后位胎儿脊柱位于后，胎儿心尖部朝向前方。沿胎儿脊柱横向扫查，探头标记位于母体左侧。胎儿头枕前位时胎儿左侧对应屏幕左侧，枕后位时胎儿左侧对应屏幕右侧。

2. 胎儿臀位

沿胎儿脊柱纵向扫查，探头标记朝向母亲头侧，胎儿头出现在屏幕的右侧。胎儿脊柱朝前（骶前位），胎儿心尖部朝向后方；胎儿脊柱位于后（骶后位），胎儿心尖部朝向前方。沿胎儿脊柱横向扫查，探头标记位于母体左侧。骶前位时胎儿左侧对应屏幕右侧，骶后位时胎儿左侧对应屏幕左侧。

3. 胎儿横位

声束标记朝向母亲左侧垂直纵轴做横向扫查，即声束方向与胎儿脊柱平行。左横位时，胎儿头位于母体左侧，显示于屏幕左侧。右横位时，胎儿头位于母体右侧，显示于屏幕右侧。声束方向垂直脊柱扫查（声束标记朝向母体足侧）。胎儿腹部朝前（肩后位），其左右位置与屏幕左右方位对应；胎儿脊柱朝前（肩前位），其左右位置与屏幕左右方位相反，即胎儿左侧位于屏幕的右侧，右侧位于屏幕的左侧。

胎儿在宫内的位置变化较多，应随时调整声束方向以确立胎儿体位方向，这对于判断胎儿心脏是否转位、移位非常重要。

（二）胎儿心脏在胸腔中的位置关系

胎儿在宫内位置确定后，即可明确胎儿心脏在胸腔中的位置。胎儿心脏方位有以下几个标志。

（1）心尖与胃泡的关系　明确胎儿左右位置，正常胃泡位于腹腔左侧，胎儿心尖的方向朝向左侧与胃泡方向一致。

（2）降主动脉与脊柱的关系　正常胎儿降主动脉位于脊柱前偏左侧。横向扫查胸腔，降主动脉横断面位于脊柱回声前方偏左侧，左房位于降主动脉前。

（3）下腔静脉与脊柱的关系　下腔静脉位于脊柱前偏右侧，较降主动脉位置靠前。

三、正常胎儿心脏二维超声图像

胎儿心脏位置在宫腔内变异较大，与探查成人有很大不同。因此，无论胎儿位置怎样变化，超声探头声束扫查应以胎儿脊柱为参照。与脊柱平行扫查胎儿心脏为长轴平面，与脊柱垂直扫查胎儿心脏为横轴平面。由于心脏的长轴并非与脊柱平行，而与右肩至左髂连线平行，因此，横轴平面所显示胎儿心脏断面有可能为长轴断面（图12-6 a）。

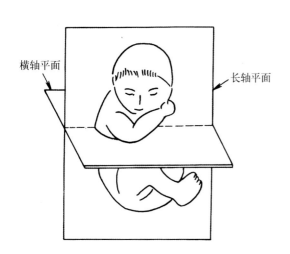

图12-6 a　胎儿横轴和长轴平面示意图

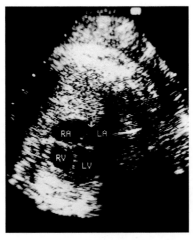

12-6 b　二维超声心动图示心尖四腔心切面

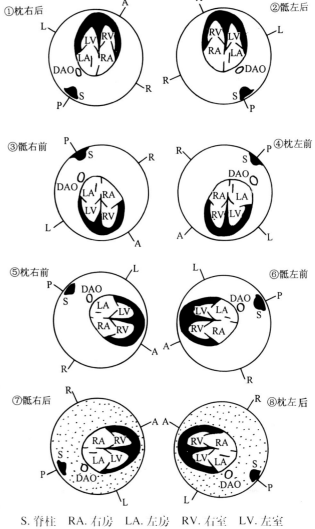

S.脊柱　RA.右房　LA.左房　RV.右室　LV.左室
DAO.降主动脉　P.后　A.前　L.左　R.右

12-6 c　心尖四腔心切面在不同胎位时的方位示意图

（一）横轴平面

沿胎儿胸腔横向扫查。

1. 心尖四腔心切面

最重要的首选断面。探头声束在胸腔做水平横向扫查，与脊柱近似90°角，可获得此断面。其特征为：显示左右房室四个心腔，左房位于降主动脉结构前，靠近脊柱。左右心房间可见房间隔及开放的卵圆孔，卵圆孔左房侧见卵圆孔瓣结构，随血流活动。上下腔静脉入右心房。两组房室瓣，右侧三尖瓣位置略低于左侧二尖瓣。三尖瓣与解剖右心室相连，并可见右心室近心尖部调节束（图12-6 b）。由于胎儿在宫腔内位置多变，因此心尖四腔心断面的方位亦有多种形式（图12-6 c）。正常四腔心切面左右心房、左右心室大小比例近似，是测量心胸和房室比例的常规位置。许多心血管病变及发育畸形均可在此断面显示，提供诊断信息，如心内膜垫缺损、左或右心室发育不良、房室瓣闭锁、单心室、三尖瓣下移畸形、大室间隔缺损、心脏占位性病变等；心脏位置变异、心房或心室转位在此切面有重要诊断价值。

2. 心尖五腔心切面和左室流出道长轴切面

在心尖四腔心切面基础上，声束略向胎头侧倾斜。此切面可见主动脉由左心室发出，朝向心底的右侧。是判断大动脉起源和大动脉关系的主要切面。此切面略向左倾斜通常显示为左室流出道长轴切面（图12-7）。

3. 右室流出道切面

上述切面基础上，声束再略向胎头侧横切。显示右室流出道、主肺动脉。主肺动脉与主动脉起始部呈交叉关系，朝向心底左侧。此切面主要观察右室流出道、肺动脉，是判定上述结构是否狭窄、扩张或闭锁的主要切面。在此切面测量正常肺动脉内径略宽于主动脉内径（图12-8）。

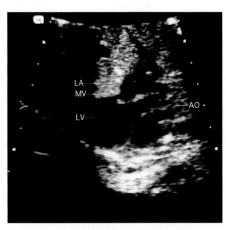

图12-7 二维超声心动图示左室流出道长轴切面

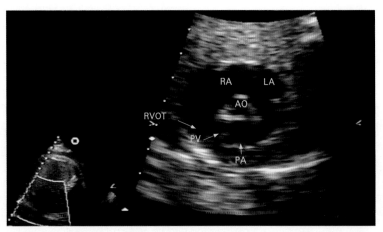

图12-8 二维超声心动图示右室流出道长轴切面

4. 主动脉短轴、肺动脉长轴切面

此切面主动脉呈短轴横切，肺动脉呈长轴纵切并位于主动脉的左侧。肺动脉主干延伸见肺动脉分支及动脉导管。右肺动脉紧靠主动脉向右侧走行，左肺动脉向左后走行，与右肺动脉几乎呈90°角，因不处于同一平面，很少能与右肺动脉同时显示。较多见右肺动脉与动脉导管同时显示。动脉导管由肺动脉主干延续与降主动脉相连（图 12-9）。此切面亦是判定大血管关系及是否异常的主要切面。

5. 左、右心室短轴切面

显示左右心室横断切面，右心室靠近胸壁（图 12-10）。此切面主要观察心室大小、室壁厚度。

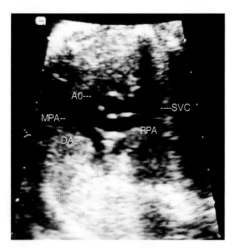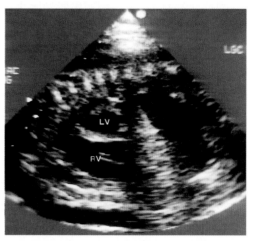

图 12-9　二维超声心动图示主动脉短轴　　　　　图 12-10　二维超声心动图示左、右心室短轴切面
　　　　　肺动脉长轴切面

6. 双房切面

显示左右心房及房间隔。重点观察房间隔及卵圆孔。此切面显示卵圆孔瓣位于左房侧。

（二）纵轴平面

沿胎儿脊柱纵向扫查。

1. 左室长轴切面

在四腔心切面的基础上，声束方向旋转 90°，朝向胎儿肩部。显示左室、左室流出道，并连接主动脉。二尖瓣前叶与主动脉后壁呈纤维连续（图 12-11）。主动脉前方为右室流出道，室间隔前方为右心室。由于胎儿体位变化大，此切面显示成功率较心尖四腔心低。

2. 左室两腔心切面

此切面纵切更偏向心脏左侧。显示左心房、左心室和二尖瓣，不显示主动脉。

3. 右室两腔心切面

纵切更偏向心脏右侧。显示上下腔静脉、右心房和右房室口以及三尖瓣和右心室（图 12-12）。

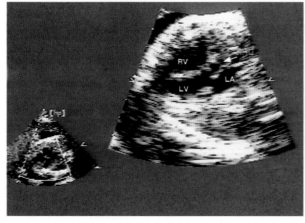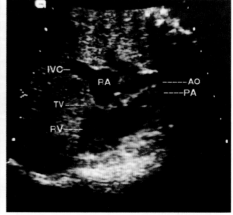

图 12-11　二维超声心动图示左室长轴切面　　　　图 12-12　二维超声心动图示右室两腔心切面

4. 主动脉弓长轴切面

可完整显示主动脉升、弓、降部。主动脉弓部发出三支头臂动脉（图 12-13）。

5. 动脉导管降主动脉长轴切面

动脉导管由肺动脉主干延续，直接与降主动脉相连，形似一弓状，即动脉导管降主动脉弓。此弓小于主动脉弓且在其下方（图 12-14）。

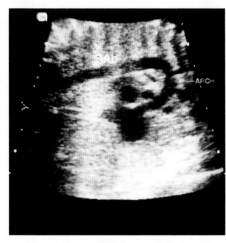 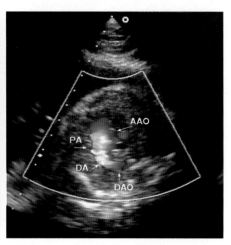

图 12-13 二维超声心动图示主动脉 弓长轴切面　　图 12-14 二维超声心动图示动脉导管 降主动脉长轴切面

四、正常胎儿心脏 M 型超声心动图

M 型超声心动图对研究胎儿心脏结构、胎儿心律和心功能起重要作用。M 型超声可以标定时限测定胎儿心腔及大血管的内径、室壁厚度、心内膜和心包厚度。还可精确显示瓣膜开放关闭在心动周期不同时限的运动轨迹等。常用 M 型超声心动图图像选择如下。

（一）心室活动曲线图

选择二维超声心动图双室切面或心尖四腔心切面，M 型声束扫描线垂直通过双心室腔和室间隔，形成心室活动曲线图。由于胎儿心脏位置随胎儿体位而变动，故声束扫描线所通过的心脏结构顺序不同。如右室在前，左室在后，则曲线显示的结构顺序为右室壁、右室腔、室间隔、左室腔和左室壁；如左室在前，则首先显示左室壁、左室腔（图 12-15）。

此曲线图可以检测不同时限的心室壁厚度、运动方向、运动幅度和心室腔内径，亦可测量心包积液厚度。

（二）房室瓣活动曲线图

选择二维超声心动图心尖四腔心切面或双房室瓣口短轴切面。M 型声束扫描线垂直通过双房室瓣口，获得二尖瓣和三尖瓣活动曲线图。房室瓣活动曲线特点：舒张期瓣膜开放，形成两个峰。舒

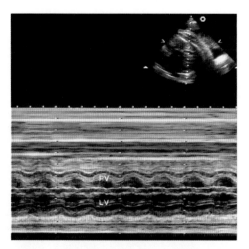

图 12-15 M 型超声心动图示心室活动曲线图

张早期为 E 峰，舒张晚期为 A 峰。与成人不同，正常胎儿心脏 A 峰峰值大于 E 峰。前后瓣叶开放曲线呈反向。收缩期瓣叶关闭，前后瓣叶曲线闭合（图 12-16）。此活动曲线图观察瓣叶结构、心功能状态等。还可根据瓣叶曲线活动时限改变，判断胎儿心律失常。

（三）主动脉根部活动曲线图

选择二维超声心动图主动脉短轴切面图或左室长轴切面图。M 型声束扫描线垂直通过主动脉根部和左房，获得主动脉根部活动曲线图。其特点收缩期主动脉前后壁呈同向运动，朝向前胸壁，舒张期向后运

动（图12-17）。有时在主动脉前后壁之间见主动脉瓣运动曲线，据此可观察主动脉瓣的结构、发育状况和功能状态。

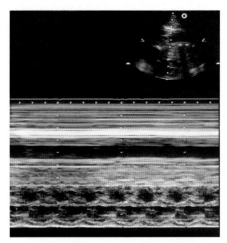
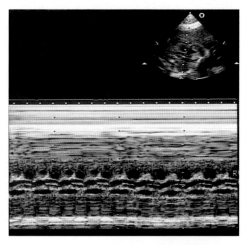

图12-16　房室瓣活动曲线图　　　　　　　图12-17　主动脉根部活动曲线图

（四）双房活动曲线图

选择心尖四腔心、双房断面。M型声束扫描线垂直通过双房壁，心房腔以及双房之间的房间隔或卵圆孔。获得左右心房壁和卵圆孔瓣的活动曲线图。卵圆孔瓣活动曲线呈不规则的双线，舒张期朝向左房侧运动，即开放；收缩期运动至卵圆孔，即关闭。

五、正常胎儿心脏多普勒超声心动图

多普勒超声心动图对研究胎儿血液循环和血流动力学有重要价值。多普勒超声心动图包括脉冲式、连续式和彩色多普勒血流显像。胎儿心血管检测一般仅用脉冲式和彩色多普勒血流显像。连续式多普勒仅用于胎儿心血管异常，血流速度异常增快的情况。无论哪种方式，都要求多普勒超声声束与所测血流方向的夹角尽量小，不大于20°，否则影响血流速度的真实显示。

（一）房室瓣口血流

在心尖四腔心切面、左室两腔心切面和右室两腔心切面，脉冲式多普勒超声取样容积置于二尖瓣或三尖瓣口，可检测到二尖瓣或三尖瓣舒张期血流频谱(图12-18)。房室瓣口血流频谱呈双峰状（三尖瓣有时为

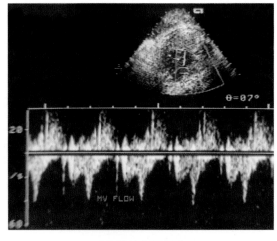
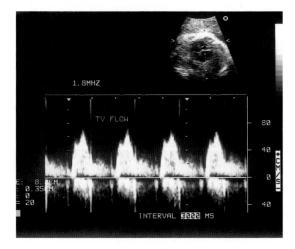

a. 二尖瓣口血流频谱　　　　　　　　　　b. 三尖瓣口血流频谱

图12-18　脉冲式多普勒超声检测房室瓣口血流

单峰）即心室舒张早期充盈形成过瓣血流，峰值流速称E峰，舒张晚期充盈形成过瓣血流，峰值流速称A峰。与成人不同的是在整个孕期，胎儿房室瓣口血流频谱A峰均高于E峰。充盈时间舒张早期与晚期大致相同，而充盈量则舒张晚期大于早期。这种特点与胎儿心室舒张早期主动松弛功能有关。二、三尖瓣血流略有差别。三尖瓣血流速度及充盈右心室的血流量大于二尖瓣。三尖瓣血流频谱呈单峰较多见，二尖瓣则很少。

彩色多普勒血流频谱显示房室瓣血流的色彩，随胎位不同而异。在心尖四腔心，心尖朝向探头方向，房室瓣过瓣血流为红色；心尖背离探头方向，房室瓣过瓣血流为蓝色（图12-19）。

（二）主动脉、肺动脉血流

于心尖五腔心切面、左右室流出道长轴切面，脉冲式多普勒超声取样容积置于主动脉瓣或肺动脉瓣口。主动脉血流频谱呈层流单峰，上升支速率与下降支速率基本对称。在主动脉弓处血流速度可较升主动脉略增快，且舒张期出现一较低的较平缓波峰。肺动脉血流频谱亦呈层流单峰。与主动脉血流频谱不同的是上升支速率明显快于下降支，孕早期几乎呈"直角三角形"，随孕周增加，上升支速率可有所减慢，但仍快于下降支。肺动脉血流速度低于主动脉血流。主动脉和肺动脉血流频谱在基线的方向，随胎位不同而有所变化（图12-20）。

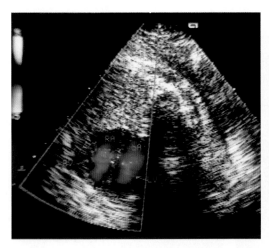

图12-19　彩色多普勒血流显像示房室瓣口血流

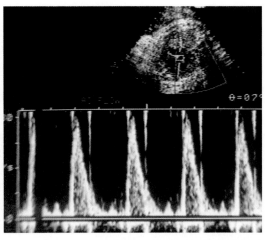

图12-20　脉冲多普勒超声检测主动脉血流频谱

彩色多普勒血流显像显示，因血流方向朝向或背离探头而不同。四腔心切面心尖在上、心底在下时（通常胎儿腹壁在上，脊柱在下），主动脉、肺动脉血流方向背离探头为蓝色，并呈交叉状，主动脉血流朝向心底偏向胎体右侧，肺动脉血流朝向心底偏向胎体左侧。四腔心切面心尖在下、心底在上时，显示血流朝向探头方向色彩为红色。四腔心切面横置，心尖朝向左或右侧，两大动脉血流显色正好因血流与声束角度不同而异（图12-21）。

（三）上、下腔静脉血流

脉冲式多普勒超声取样容积置于上腔或下腔静脉心房入口处、记录上、下腔静脉血流频谱。上、下腔静脉血流频谱呈双向双峰状。收缩期形成一较高的波峰称V峰；舒张早期形成一波峰为E峰；舒张晚期形成与上述两峰方向相反的波峰称A峰。A峰为心房收缩，血流倒流入腔静脉所致。E峰低于V峰，且充盈时间变短于V峰（图12-22）。

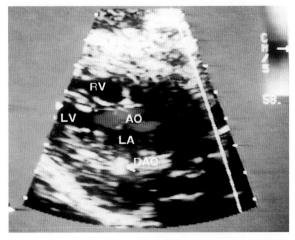

图12-21　彩色多普勒血流显像显示主动脉瓣口血流信号

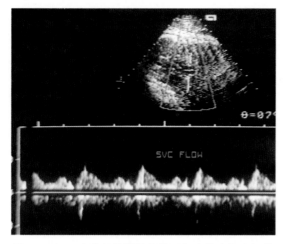

图 12-22a　脉冲多普勒超声检测上腔静脉血流频谱

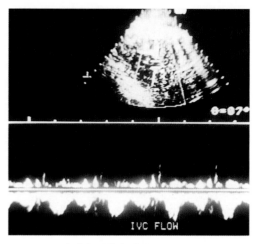

图12-22b　脉冲多普勒超声检测下腔静脉血流频谱

　　彩色多普勒血流显像显示上、下腔静脉血流呈持续状流入右心房。下腔静脉血流束朝向卵圆孔，上腔静脉血流朝向三尖瓣口（图 12-23）。

（四）动脉导管及降主动脉血流

　　取动脉导管降主动脉长轴切面、大动脉短轴切面。脉冲式多普勒超声记录到的动脉导管血流频谱呈双峰双期单向血流。收缩期峰值流速较高，舒张期流速较低，两期血流均为同一方向。动脉导管收缩期血流速度快于主动脉、肺动脉收缩期血流速度（图 12-24）。降主动脉血流频谱亦呈同向双峰双期血流。降主动脉收缩期流速低于动脉导管收缩期流速，且离心越远其速度越低。

　　彩色多普勒血流显像显示，动脉导管血流朝向降主动脉，且色彩较其他心腔大血管血流显色明亮。

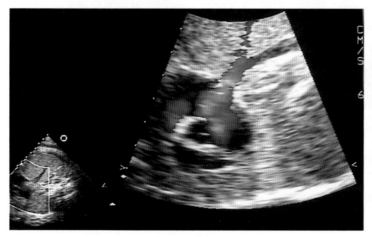

图 12-23　彩色多普勒血流显像显示下腔静脉血流入右心房

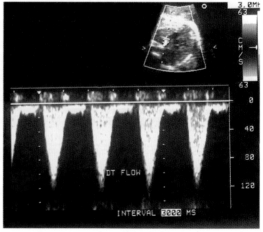

图 12-24　脉冲多普勒超声记录的动脉导管
血流频谱

（五）左、右肺动脉分支血流

　　左、右肺动脉分支血流显示出典型胎儿肺动脉高阻力特征。脉冲式多普勒超声记录的肺动脉分支血流频谱特点是，收缩早期快速上升快速下降，呈一窄状尖峰。峰波下降一半左右下降速率变缓，类似一平台（图 12-25）。

（六）卵圆孔血流

　　脉冲式多普勒超声取样容积置于心尖四腔心切面或双房切面卵圆孔左房侧。记录到卵圆孔血流频谱为双期双峰单向形态。由于卵圆孔在一个心动周期中有两次开放，故形成双峰。收缩期峰值流速较大，舒张期峰值流速较低。卵圆孔的关闭使血流方向呈单向。当卵圆孔瓣吸收过度或缺失，卵圆孔直径较大时，卵圆孔血流频谱峰值流速可增快，形态呈湍流状，且血流方向可出现双向（图 12-26）。

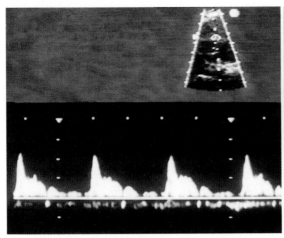

图 12-25　脉冲多普勒超声记录的肺动脉分支
血流频谱

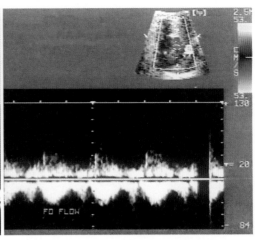

图 12-26　脉冲多普勒超声记录的卵圆孔
血流频谱

（七）正常胎儿心腔大血管多普勒血流速度检测

多普勒超声检测心脏瓣膜口血流速度，对于评价正常和异常胎儿血流动力学生理及病理改变具有重要意义。国内外试验研究报道均表明，正常胎儿心脏瓣膜口的血流速度与孕龄增加相关，并与胎儿生理发育特点有关。三尖瓣平均最大峰值流速略大于二尖瓣平均最大峰值流速，但三尖瓣与二尖瓣平均血流速度没有差别。房室瓣血流频谱呈双峰，且舒张早期血流峰值（E峰）小于舒张晚期血流峰值（A峰）。主动脉瓣血流速度略大于肺动脉瓣血流速度。动脉导管血流速度大于主动脉和肺动脉血流速度。主要检测指标：

（1）最大峰值血流速度（V_p）　根据脉冲式多普勒超声取样容积放置某一位置检测到的血流频谱，计算频谱最高点的血流速度值。各心腔流出道血流速度，计算收缩期V_p，流入道分别计算舒张早期和晚期V_p。另外，动脉导管计算收缩期和舒张末期V_p，卵圆孔计算收缩期和舒张期V_p。

（2）平均血流速度（V_m）　为任意血流频谱对应时间的平均速度值。

（3）血流加速时间（AT）　任意血流起始点增至最高点的时间。

（4）血流减速时间（DT）　任意血流最高点减至最低点的时间。

（5）射血时间（ET）　血流频谱起始点至结束点的时间。

（6）搏动指数（PI）计算公式

$$PI =（收缩期峰值血流速度－舒张末期血流速度）/ 平均血流速度$$

（八）正常胎儿心脏和大血管径测量

超声心动图技术在20世纪80年代就已被应用于胎儿心腔径的测量。在所有有关文献的报道中都可看到，宫内正常发育的胎儿心腔径从孕龄17周到40周经历3～4倍的增加。在这些研究中，右心室和左心室径随孕龄和双顶径呈线性递增，见表12-1。

二维超声测量方法：取心尖四腔心切面，于舒张期在房室瓣瓣尖平面测量心室直径；于心室收缩期测量心房最宽直径。

M型超声测量方法：在二维超声基础上，取心尖四腔心切面或两腔心切面，使M型扫描线通过左右心室及左右心房。分别于收缩末期和舒张末期测量心室直径。

二维和M型超声技术测量胎儿心腔径取得的数据可有极小的差别，但从不同角度都反映了胎儿心血管系统的功能。二维超声测值可计算左右心腔的比例，正常胎儿心脏右心室与左心室比例为1.16：1，右心房与左心房比例为1.12：1。M型超声以心动周期定标，选择收缩和舒张末期测量心室腔，从而进一步计算心室的射血分数。

正常主动脉和主肺动脉直径的测值，在以往的报道中也发现与孕龄增加呈线性关系。但在收缩期和舒张期及应用M型和二维超声测量有微小差别。正常主肺动脉直径略大于主动脉根部直径，其比例约为

1.2 : 1。这是由于整个孕期中右心室射血容量较大所致（表 12-2～ 表 12-6）。

表 12-1　20~40 孕周胎儿心腔径及功能

内径	孕龄	
	20 周	40 周
（cm）	（cm）	（cm）
右室舒张期	0.70 ± 0.10	1.40 ± 0.20
右室收缩期	0.45 ± 0.10	1.00 ± 0.20
左室舒张期	0.70 ± 0.10	1.55 ± 0.25
左室收缩期	0.50 ± 0.10	1.05 ± 0.10
右室壁厚度（舒张期）	0.20 ± 0.05	0.30 ± 0.05
右室壁厚度（收缩期）	0.30 ± 0.05	0.45 ± 0.05
室间隔厚度（舒张期）	0.20 ± 0.05	0.35 ± 0.05
室间隔厚度（收缩期）	0.25 ± 0.05	0.45 ± 0.05
左室壁厚度（舒张期）	0.20 ± 0.05	0.35 ± 0.05
左室壁厚度（收缩期）	0.30 ± 0.05	0.45 ± 0.05
右室直径变化率	36% ± 8%	35% ± 4%
左室直径变化率	36% ± 6%	32% ± 5%
主动脉径	0.50 ± 0.05	0.90 ± 0.10
左房径	0.65 ± 0.10	1.0 ± 0.10
左房径 / 主动脉径	~1.2 ± 1.0	
左室重量（g）	0.86 ± 0.09	7.47 ± 2.43

[引自 Sutton SJ,et al. Quantitative assessment of growment and function of the cardiac chambers in the normal fetus: A prospective longitudinal study. Circulation, 1984, 69:645]

表 12-2　脉冲波多普勒超声检测正常胎儿动脉导管与主动脉、肺动脉最大血流速度比较

孕龄	动脉导管	主动脉	肺动脉
（周）	(cm/s)	(cm/s)	(cm/s)
15~24	88.75	63.15	60.53
25~34	112.66	80.85	67.34
35~41	130.39	91.71	73.44

表 12-3　二尖瓣血流速度

孕龄（周）	V_E (cm/s)	V_A (cm/s)	V_A / V_E
16~25	29 ± 6	44 ± 7	1.6 ± 0.4
26~30	34 ± 7	44 ± 8	1.3 ± 0.2
31~35	35 ± 7	46 ± 9	1.4 ± 0.3
36~42	38 ± 8	48 ± 10	1.3 ± 0.2

表 12-4　三尖瓣血流速度

孕龄（周）	V_E (cm/s)	V_A (cm/s)	V_A / V_E
16~25	31 ± 7	47 ± 8	1.5 ± 0.4
26~30	40 ± 9	53 ± 9	1.4 ± 0.4
31~35	37 ± 9	51 ± 9	1.4 ± 0.3
36~42	41 ± 7	54 ± 13	1.4 ± 0.2

表 12-5　主动脉血流速度

孕龄（周）	V_P (cm/s)	A_T (ms)	A_T / E_T
16~25	63 ± 13	39 ± 14	0.24 ± 0.08
26~30	70 ± 14	45 ± 21	0.27 ± 0.12
31~35	74 ± 12	45 ± 18	0.26 ± 0.07
36~42	81 ± 11	46 ± 18	0.27 ± 0.09

表 12-6　肺动脉血流速度

孕龄（周）	V_P (cm/s)	A_T (ms)	A_T / E_T
16~25	67 ± 12	34 ± 18	0.20 ± 0.09
26~30	74 ± 14	39 ± 26	0.23 ± 0.14
31~35	79 ± 15	41 ± 14	0.24 ± 0.09
36~42	77 ± 12	44 ± 13	0.28 ± 0.09

表12-3~表12-6引自张运、等.应用彩色多普勒血流显像对胎儿心脏血流动力学的研究.中华物理医学杂志，1991，13：193~197

第三节　胎儿心血管异常的超声心动图诊断

　　胎儿心血管异常常导致胎儿血流动力学的明显改变。由于胎儿期存在卵圆孔、动脉导管、静脉导管特殊的血液循环通道，大多数胎儿心血管异常并不影响妊娠期胎儿正常发育。心血管异常使胎儿血流出现重新分布，以保证全心排血量正常分布于胎儿各个器官和与胎盘的血液交换。虽然如此，胎儿心脏及大血管的解剖形态却会发生大小、比例、位置等明显变化，提供了超声心动图诊断胎儿心血管异常的基础。

一、节段分析法

　　胎儿心血管异常的诊断亦应与成人先心病的诊断一样采用分段分析法,如此才会尽量减少错误的判断,因为对胎儿心血管异常的诊断较成人要困难的多。节段分析法的步骤顺序归结为：

内脏－心房连接
心房段
心房－心室连接
心室段
心室－大动脉连接
大动脉段

表 12-7　节段分析诊断

节段	可能性诊断	定义
心脏位置	左位心	心脏在左侧胸腔
	右位心	心脏在右侧胸腔
	中位心	不确定，或位于中部
心房位置	正位	左房在左侧，下腔静脉或肝静脉入右侧心房
	反位	左房在右侧，下腔静脉或肝静脉入左侧心房
心室袢	右袢	右心室在右侧
	左袢	右心室在左侧

节段	可能性诊断	定义
大动脉起源	正常	主动脉位于肺动脉右后
	右室双出	两条大动脉从右室发出
	完全性转位	主动脉从右室发出，肺动脉从左室发出
	右袢	主动脉到右侧
	左袢	主动脉到左侧
连接关系	一致	正常心脏连接
	不一致	异常心脏连接，如：完全性大动脉转位、心室转位、肺静脉畸形引流

胎儿心血管检查时应用节段分析法首先确定胎儿心脏在胸腔的位置。常见心脏位置异常有右位心、左旋心及中位心等。心房的位置通常随内脏位置转，即内脏反位时常伴心房的反位。心室袢包括右袢（R-loop）属正常结构和左袢（L-loop）属心室倒转。此类异常心房正位时，左心房通过三尖瓣与右心室连接，右心房则通过二尖瓣与左心室连接。大血管的连接关系主要指主动脉和肺动脉起源关系，正常主动脉起源于左心室，肺动脉起源于右心室。大动脉转位分为完全性和不完全性。完全性大动脉转位是指主动脉起源于右心室，肺动脉起源于左心室。不完全性大动脉转位包括右室双出口、法洛四联症。超声心动图明确心脏大血管的这些关系，主要依赖于心脏各切面的解剖特点以及胎儿心血管解剖位置的确定，逐段认定才会避免发生遗漏（表12-7）。

二、心房段畸形

（一）房间隔缺损

房间隔缺损分为继发孔型和原发孔型。继发孔型中的中央型房间隔缺损在胎儿期较难确立诊断。当二维超声显示卵圆孔过大（正常值≤6mm）时，往往于出生后追踪观察，并不形成真正的解剖意义上的房间隔缺损，而仅仅是卵圆孔未闭。对房间隔缺损，超声心动图诊断应慎重。但是对于特殊类型的房间隔缺损，超声心动图的特征改变仍可提示诊断。

1. 主要观察切面为心尖四腔心和双房切面。显示房间隔回声中断 ①中断两端间直径明显增大大于8mm；②中断部位特别，如位置较低，于十字交叉部通常考虑心内膜垫缺损。位置较高者靠近腔静脉，多为静脉型房间隔缺损；卵圆孔瓣发育短，不能于收缩期完全覆盖卵圆孔或卵圆孔瓣未发育，多为中央型房间隔缺损；③右房增大，亦可左房、右室均扩大（图12-27）。

2. 彩色多普勒血流显像示房间隔回声中断处右向左过隔血流频谱增宽，色彩较正常卵圆孔血流明亮。过隔血流有时直达二尖瓣口。

3. 可能伴随有房室瓣口反流。多见于三尖瓣。彩色多普勒和脉冲式多普勒超声均可探及房室瓣口的反流频谱。

4. 肺动脉与主动脉内径正常比例关系改变。

5. 其他伴随畸形，如肺静脉、腔静脉系统异常等。

这里提示房间隔缺损的诊断，卵圆孔瓣发育状况的观察致关重要。正常卵圆孔瓣位于房间隔中部，向左房侧开放，呈半圆形，回声光滑，随心动周期在左房内摆动。M型超声心动图可显示卵圆孔瓣活动曲线。周启昌等对卵圆孔瓣较大的胎儿提出卵圆孔直径（A）与卵圆孔瓣顶点距离（B）的比值这一新指标，作为胎儿房间隔缺损的主要依据之一。研究表明A/B<1具有重要诊断价值。认为卵圆孔瓣过大可能是胎儿出生后卵圆孔瓣不能恰如其分覆盖卵圆孔的原因之一。另外，卵圆孔瓣的发育过小、断裂、消失都是导致出生后房间隔缺损或卵圆孔未闭的结构基础。

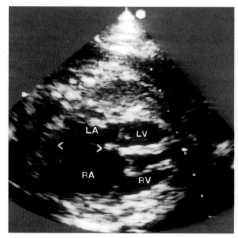 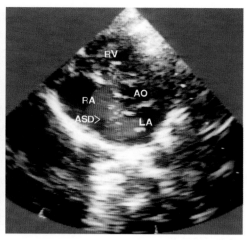

　　a. 孕 36 周时二维超声检测心尖四腔心切面　　　b. 出生后复查为房间隔缺损，彩色多普勒血流
　　　显示房间隔无卵圆孔瓣发育　　　　　　　　　　显示房间隔宽阔的左向右分流血流

图 12-27　房间隔缺损

（二）房间隔瘤

　　房间隔瘤是房间隔菲薄呈瘤状膨出，胎儿期由于右心占优势，通常瘤体凸向左房侧。其形成与胚胎发育第五、六周时房间隔继发隔或卵圆窝结缔组织形成缺陷有关。文献报道房间隔瘤的产生使房性心律失常的发生率增高，并且易合并房间隔缺损、三尖瓣关闭不全、心包积液等，少数出现胎儿水肿。超声心动图特点有以下几方面：

　　（1）心尖四腔心切面显示房间隔发育菲薄，呈瘤体状于收缩期膨向左房，膨出直径大于 6 mm，且正常卵圆孔瓣开放并向左房运动消失。瘤体的上下端可起自房间隔的顶部和底部，瘤体的上端和中部有小开口使房水平的右向左分流保持通畅。瘤体较大者突向左房可伴有震颤。

　　（2）房间隔瘤伴房间隔缺损时卵圆孔直径一般较大，大于 8 mm。较大的房间隔瘤瘤体上下端可始于房间隔两端的基底部。较小的房间隔瘤直径可大于或等于卵圆孔直径。

　　（3）彩色多普勒血流显像仍显示右向左分流血流，合并房间隔缺损时血流速度可增快。常见合并三尖瓣反流。

　　（4）可有右心增大及（或）右室壁增厚。

　　（5）引发房性心律失常时 M 型超声描记心室壁活动曲线不规则，脉冲式多普勒超声检测房室瓣口血流可提示心律失常的类型（见本节十二、胎儿心律失常）。

　　王鸿等观察，胎儿房间隔瘤出生后不合并房间隔缺损时，多数可随卵圆孔的关闭而缩小或消失，少数可残留卵圆孔未闭。

（三）单心房

　　单心房即房间隔完全未发育，诊断较易确立。二维超声于心尖四腔心切面观察，房间隔完全缺如，左右心房融合为一个心房。肺静脉、腔静脉在心房的开口位置可正常亦可不正常。心房与心室的连接，可以是一组房室瓣也可以为两组房室瓣。单心房往往与心脏大血管的畸形并存，所以应注意探查，另外还要注意内脏与心房联接是否异常。

（四）三房心

　　三房心是左心房内发育一异常隔膜，肺静脉进入副房腔，血流通过隔膜上的孔道进入真房。副房可以直接通过房间隔缺损与右心房相通，或间接通过一异常通道与右心房相通。二维超声心尖四腔心切面、左室两腔心切面和双房切面可显示左房内异常隔膜回声，将左心房分隔为真房和副房两个腔。通常卵圆孔开放位于副房，亦可位于真房。肺静脉开口于副房，副房与真房之间有交通孔。胎儿期三房心所致心腔改变与出生后有所不同。表现为左室腔明显小，而右心明显增大，左心房内径增大不明显。彩色多普勒血流显示，卵圆孔处血流为双向，不仅有右向左分流，且存在左向右分流。

三、房室瓣畸形

（一）三尖瓣闭锁

三尖瓣闭锁是三尖瓣口完全未发育，右心房室之间无直接连接。二维超声心尖四腔心切面显示右心房室之间无正常连接，三尖瓣组织未发育，代之以膜性或肌性组织，所以无瓣叶活动显示。三尖瓣闭锁时右心室可明显发育不良，亦可仅存漏斗部。左心室通过室间隔缺损与右心室相通也是右心室的惟一流入口。上、下腔静脉血液进入右心房，通过卵圆孔流入左心房。左心室承担全部肺静脉和体静脉的血液，并向全身输出，因此心腔径增大。

三尖瓣闭锁常合并其他畸形，如肺动脉狭窄、大动脉转位、左室双出口等应仔细探查，以免遗漏。

（二）三尖瓣下移畸形

三尖瓣下移畸形又称Ebsten's畸形，是一种三尖瓣叶未附着于正常三尖瓣环位置的先天性心脏发育畸形。多数为三尖瓣后叶和隔叶的下移，附着于房室环以下的室间隔和右心室壁上。而前叶发育冗长。二维超声心尖四腔心切面显示右心房扩大，三尖瓣隔叶附着点明显低于二尖瓣前叶附着点。右室两腔心切面亦可显示三尖瓣后叶的附着点下移。三尖瓣下移的位置可至右心室心尖部。功能右室径减小亦可发育不全。彩色多普勒血流显像可显示三尖瓣反流血流。卵圆孔直径可较正常孕周胎儿增大。

三尖瓣下移畸形的合并畸形，常见的有肺动脉狭窄、肺动脉闭锁、室间隔缺损等。

（三）房室瓣关闭不全

房室瓣关闭不全是较常见的胎儿心脏异常，以三尖瓣关闭不全多见。房室瓣关闭不全并非都是瓣膜本身结构发育异常，一些引起胎儿心功能减低、心脏扩大的病因如心肌炎、大血管发育异常、间隔缺损、右室压增高以及心律失常等均可导致房室瓣瓣膜关闭不全。少数房室瓣极少量反流可无病理意义（图12-28）。

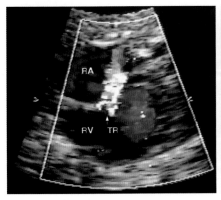 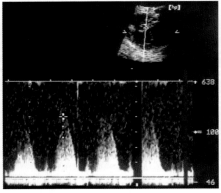 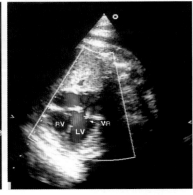

a. 孕37周胎儿彩色多普勒血流显像示三尖瓣重度反流　　b. 同一胎儿连续多普勒超声检测三尖瓣反流速度明显增快，反流压差增大，表明右室压力明显增高　　c. 孕39周胎儿彩色多普勒血流显像示二尖瓣轻度反流

图12-28　房室瓣关闭不全

四、心室段畸形

（一）室间隔缺损

室间隔缺损可以与其他心内畸形并存，常常是其他心血管畸形中不可缺少的合并畸形，也可以是单独发生。单独发生的室间隔缺损在先天性心脏病中发病率比较高，可以发生于室间隔的任何部位，以膜部室间隔缺损多见。有研究表明小于3 mm的单独室间隔缺损约46%可在宫内闭合，约23%在出生后1年闭合。二维超声于心尖四腔心切面、五腔心切面及胸骨旁短轴切面显示室间隔回声中断。胎儿室间隔缺损少数显

示断端回声增强，多数增强不明显。其断端可出现于室间隔的不同部位。肌部室间隔缺损于心尖四腔心切面显示室间隔中部回声缺失，膜部室间隔缺损于心尖五腔心及四腔心切面显示室间隔上部回声中断（图12-29）。

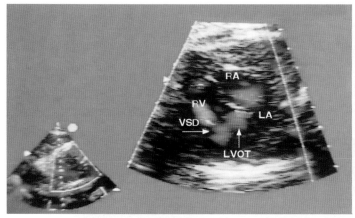

a. 孕36周胎儿彩色多普勒血流显示室间隔肌部左向右分流血流

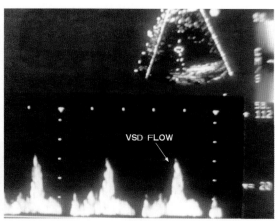

b. 脉冲波多普勒超声检测室间隔缺损血流

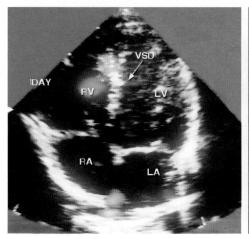

c. 出生后证实室间隔肌部缺损

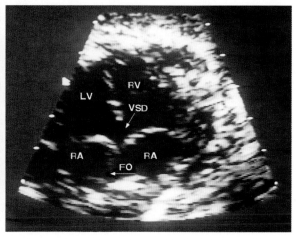

d. 二维超声心动图显示室间隔膜部缺损

图12-29 室间隔缺损

　　胎儿期室间隔缺损时，由于左心室收缩压仍高于右心室，室水平分流仍为左向右分流。因左右心室间收缩期压力阶差较低，分流速度明显低于出生后。彩色多普勒血流显像可显示室水平分流血流信号。室间隔缺损较小时，二维超声显示断端不明显，此时彩色多普勒血流显像显示室水平左向右分流是重要特征。脉冲式多普勒超声测其分流频谱亦呈窄束峰状。当室间隔缺损合并右心流出道梗阻右室压力高于左室时，可无室水平左向右分流。

　　室间隔缺损胎儿超声心动图检查较易漏诊，尤其膜部或干下较小缺损。这类缺损通常不会引起心室腔的增大，脉冲式多普勒超声所测各心腔大血管血流频谱可无明显异常改变。妊娠周数越小越易遗漏。但应注意的是，由于胎儿体位变化较大，有些切面显示室间隔呈现回声中断的假象，因此，某一、二维超声图像出现室间隔回声中断时，切忌立刻下结论，应从多个角度探查确认并结合多普勒超声血流检测。

（二）单心室

　　单心室是由原始心室段发育异常形成的一组复杂畸形。它是两组房室瓣或共同房室瓣与一个大的心室腔连接。常伴或不伴残余心室腔和心室大动脉连接关系异常。二维超声心尖四腔心切面诊断单心室较为容易。此切面显示室间隔完全缺如一目了然。但对单心室的分型可存在一定困难。单心室可以是一组房室瓣，亦可是两组房室瓣。多并存大动脉关系异常、肺动脉狭窄、主动脉缩窄等。

五、大动脉段畸形

(一) 肺动脉瓣狭窄

肺动脉瓣狭窄是指室间隔完整的单纯狭窄。肺动脉瓣狭窄是瓣叶和交界发育异常以及肺动脉瓣环发育不良。二维超声心动图在显示胎儿肺动脉瓣这样微小的结构方面，常受到超声仪器分辨力的影响。但是在妊娠中晚期仔细寻找识别，仍可能探测到狭窄的肺动脉瓣。结合其所致其他心脏改变以及脉冲式和彩色多普勒特点做出诊断。

二维超声显示狭窄的肺动脉瓣回声较正常易于显示，表现为回声增强、增厚。肺动脉可因瓣膜的狭窄而明显增宽（图12-30）。当肺动脉瓣和肺动脉主干均狭窄时，肺动脉主干内径可明显小于正常。

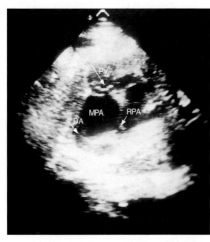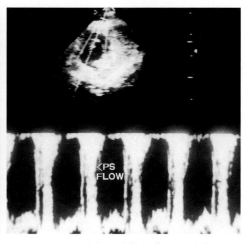

a. 二维超声心动图显示肺动脉瓣增厚狭窄，并狭窄后的肺动脉主干显著扩张　　b. 同一胎儿脉冲式多普勒超声显示肺动脉瓣上血流速度明显增快

图12-30　肺动脉瓣狭窄

由于胎儿期肺组织处于高阻力状态，肺动脉与右室之间存在较高的压力阶差，脉冲式多普勒超声取样容积置于狭窄的肺动脉瓣上，所测收缩期血流频谱速度可较正常胎儿增高，但远不如出生后的高速射流血流。当取样容积置于扩张的肺动脉内，则可记录到收缩期湍流血流。在肺动脉瓣狭窄时，动脉导管的血流速度可明显增快。

彩色多普勒血流显像显示，肺动脉瓣口有较明亮的花色血流，而进入肺动脉内后血流显色反而不明显。

肺动脉瓣的严重狭窄常导致右心室肥厚，右心房增大。彩色多普勒超声亦可发现三尖瓣反流血流。通过脉冲或连续式多普勒检测三尖瓣反流最大速度，可估测右心室收缩压。

(二) 不伴室间隔缺损的肺动脉闭锁

不伴室间隔缺损的肺动脉闭锁，是指肺动脉瓣或肺动脉干及其分支完全阻塞，右心室至肺动脉无血流直接通过。由于室间隔完整，房间隔缺损是右心室的惟一出口，而动脉导管则成为肺血的主要来源。无论是胎儿期还是出生后，动脉导管和卵圆孔都是胎儿发育和维持生命的必需通道，因此血流动力学改变出生后基本不变。

二维超声特征：左心室和主动脉明显增大，右心房亦明显增大。如右心室发育不良时，内径明显减小。当存在较重的三尖瓣关闭不全，右心室可增大；右心室与肺动脉无直接交通；动脉导管异常粗大。卵圆孔完全开放，直径增大。

彩色多普勒血流显像可显示三尖瓣口反流血流，血流束朝向卵圆孔，反流束色彩明亮。连续式多普勒检测三尖瓣反流速度明显增高（图12-31）。说明右心室压力明显增高。动脉导管血流出现向肺动脉方向的逆行灌注。彩色多普勒血流显示动脉导管血流背离降主动脉流向肺动脉。脉冲式多普勒超声亦探测出同样逆行的动脉导管血流频谱。二尖瓣、主动脉血流速度和速度积分均较正常同孕龄胎儿增大。

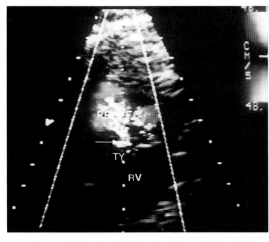

a. 孕 29 周胎儿检测无肺动脉发育，彩色多普勒血流显像显示三尖瓣重度反流

b. 同一胎儿脉冲式多普勒超声检测三尖瓣反流速度明显增快

图 12-31　不伴室间隔缺损的肺动脉闭锁

（三）主动脉缩窄

主动脉缩窄是指由主动脉弓发出无名动脉至第一对肋间动脉之间的主动脉管腔缩窄。可分为主动脉弓部缩窄和主动脉峡部缩窄。二维超声探查胎儿主动脉缩窄常在心尖四腔心切面首先发现为左、右心明显不对称。左心房室腔明显小于右心房室腔，右心房室内径相对增大。长轴或大动脉短轴切面显示主动脉内径发育细，而肺动脉内径相对增宽。由肺动脉连续追踪动脉导管至降主动脉，管腔连续，且无狭窄征象。纵切主动脉弓长轴切面，可发现主动脉弓发育不良，主动脉弓至降主动脉的自然顺行弯曲消失，出现缩窄段。降主动脉干狭窄后可有扩张，亦可不扩张。

彩色多普勒血流显像在主动脉峡部的血流可呈现血流骤然缩窄的形态，缩窄处血流色彩增强。脉冲式多普勒超声所测主动脉缩窄口下血流速度可略增快，但以舒张期明显。

主动脉缩窄常伴有左心系统发育异常，如主动脉瓣畸形可合并狭窄，二尖瓣狭窄、二尖瓣关闭不全等。

（四）永存动脉干

永存动脉干又称主动脉-肺动脉共干。表现为仅有一根单独的大动脉从心底部发出，冠状动脉、肺动脉和周围动脉均由此动脉发出。此动脉通常骑跨于两心室之间，亦可完全从右心室发出。室间隔缺损是必有的畸形。二维超声心尖四腔心切面显示，左右心比例改变不明显。将声束略向头侧倾斜时，可发现一条

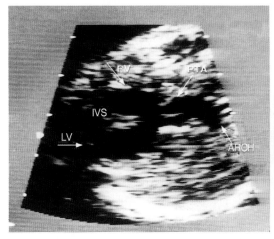

a. 孕 24 周胎儿二维超声心动图显示一条大动脉骑跨于室间隔之上由左右心室发出，无肺动脉显示

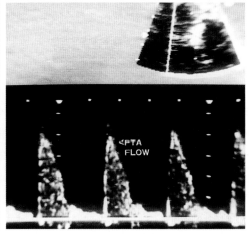

b. 同一胎儿脉冲式多普勒超声检测共干内的血流频谱

图 12-32　永存动脉干

大动脉骑跨于两心室之间，类似于法洛四联症之主动脉骑跨。动脉干下即是室间隔缺损，且动脉干内径明显增宽。追踪探测，动脉干两侧可见分支发出。多切面多角度探查心室再无第二条动脉发出。

彩色多普勒血流显像示左右心室血流汇聚至同一动脉内，动脉干下室间隔缺损处无明确左向右或右向左分流血流。脉冲式多普勒超声检测动脉干内血流，其收缩期血流速度积分均较正常同龄胎儿增大，并于舒张期出现同向的连续低速血流（见267页图12-32）。

六、复合畸形

（一）法洛四联症

法洛四联症包括室间隔缺损、主动脉骑跨、肺动脉狭窄和右心室肥厚四种病理改变的先天性发育畸形。二维超声检测在心尖四腔心切面示左右心内径比例及大小可在正常范围。室间隔上部出现回声中断。于心尖五腔心切面显示主动脉骑跨于室间隔之上，主动脉内径明显扩大，肺动脉发育不全。由于法洛四联症时肺动脉狭窄有多种变异，肺动脉狭窄的形态学改变即可呈不同表现。当肺动脉瓣环狭窄时，主肺动脉及其分支可表现明显扩张，肺动脉整体发育较差时，其管腔可明显缩窄。观察研究表明，肺动脉发育不全极少数在出生后可进行性发展为肺动脉闭锁。

彩色多普勒血流显像显示左右心室血流同时汇入骑跨的主动脉。脉冲式多普勒超声于肺动脉内以及动脉导管记录到高速收缩期血流频谱（图12-33）。

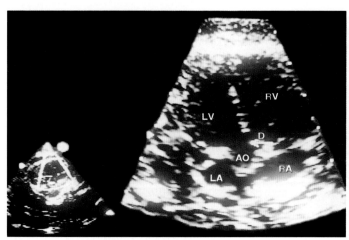 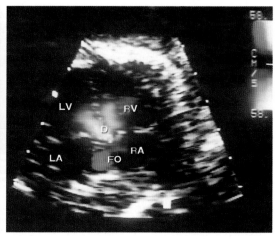

a. 36周胎儿二维超声心动图心尖五腔心切面显示主动脉骑跨，室间隔缺损　　　　　b. 彩色多普勒血流显像显示左右心室血流通过室间隔缺损同时汇入主动脉

图12-33　法洛四联症

（二）右室双出口

右室双出口属不完全性大动脉转位。根据主动脉和肺动脉的关系以及是否有肺动脉的狭窄，有不同的组合畸形。通常主动脉和肺动脉的位置关系发生改变，并主要由右心室发出。当主动脉位于肺动脉后时，可骑跨于室间隔之上（>70%），其后壁与二尖瓣无纤维连续。当肺动脉位于主动脉后时，肺动脉可骑跨于室间隔之上（>70%，又称陶西平）。室间隔缺损是必有的合并畸形。肺动脉可有或无狭窄异常。二维超声于心尖四腔心切面显示室间隔上部回声中断，心尖五腔心切面左心室无主动脉发出，可见两条大动脉并列从右心室发出。无肺动脉狭窄时，肺动脉明显增宽，直径大于主动脉。肺动脉狭窄时，表现肺动脉发育不全，主动脉内径可大于肺动脉。彩色多普勒血流显像显示左心室血流通过室间隔缺损进入右心室。脉冲式多普勒超声探测该血流频谱类似左室流出道血流频谱（图12-34）。

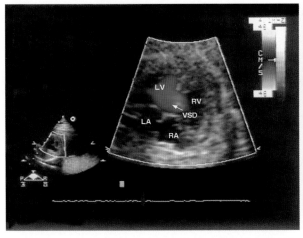

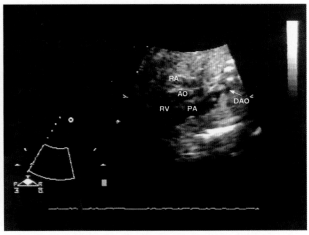

a. 二维超声于心尖四腔心切面显示室间隔上部回声中断彩色多普勒血流显像显示左心室血流通过室间隔缺损进入右心室

b. 二维超声显示两条大动脉并列从右心室发出

图12-34　右室双出口

（三）左或右心发育不全综合征

左或右心发育不全综合征的主要表现是左或右心系统的严重阻塞。左心发育不全综合征常表现二尖瓣、升主动脉、左室发育不全。此病以二尖瓣发育不全为主，25%有二尖瓣闭锁。主动脉瓣狭窄或闭锁，升主动脉呈一狭长缝样结构。左室发育不全如合并二尖瓣闭锁，左室壁明显增厚，左室腔呈窄细缝隙，左心房亦发育较小。此时右心系统相对扩大。肺动脉通常比主动脉宽4~5倍。动脉导管较粗与降主动脉相连可在正常位置。卵圆孔开放或合并房间隔缺损，10%~15%的病例房间隔是完整的。肺静脉血流的出口在许多病例发现通过一主静脉到左心房或通过心肌窦部。由于左心系统的严重阻塞，冠状动脉供血以及头颈部的供血主要依赖于动脉导管向主动脉的倒流血流，这样胎儿全身血液的供给均来自右心。

二维超声显示左心发育不全综合征的左心房室内径明显小于正常，右心房室内径则明显增大。二尖瓣闭锁时左心房室之间无连接关系，代之以增厚的肌性或膜样回声，无瓣叶活动征象。如二尖瓣狭窄则见瓣叶发育短小，回声增厚增强。主动脉的探测常较困难。肺动脉、动脉导管常异常增粗。

彩色多普勒血流显像表现三尖瓣、肺动脉血流宽阔，色彩明亮。动脉导管血流到降主动脉时方向出现逆转，即动脉导管血流不仅至降主动脉，而且由降主动脉逆流至升动脉。二尖瓣位无明确血流通过。脉冲式多普勒超声测三尖瓣、肺动脉血流频谱均高于正常。动脉导管血流速度增快，主动脉内出现逆行血流。左或右发育不全为综合畸形，因此各种心内大血管畸形均可发生并呈现不同的组合，完全判明有时相当困难。只要检出主要畸形，即可为临床提供有价值的诊断意见（图12-35）。

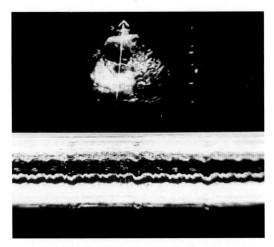

心室壁运动不规则左心室腔发育异常小，而右心室明显增大

图12-35　左心发育不全胎儿M型超声

七、内脏、心腔及大血管连接异常

（一）内脏心腔位置连接异常

内脏心腔位置连接异常可以是内脏正常位时，心脏位于胸右侧，呈单发右位心；内脏反位心脏亦在胸腔右侧呈镜面右位心，当心脏仍位于胸腔左侧时为单发左位心（左旋心）。

内脏心腔位置连接异常应首先辨别胎儿内脏位置是否异常，根据内脏位置标志追踪到心脏在胸腔的位置以及内脏与心房的连接，包括腔静脉是否进入右心房，肺静脉是否均和左心房连接。内脏位置标志有胃泡、肝脏、下腔静脉、腹主动脉等。

（二）心房心室连接异常

心房心室连接异常，即左右房室之间以及相应的房室瓣连接异常。搞清房室连接关系首先判明心房位置，继而辨明解剖形态左右心室。有下列几种组合。

（1）心房反位心室右袢，即左房通过三尖瓣与解剖右室相连，右房通过二尖瓣与解剖左室相连。

（2）心房反位心室左袢，相当于镜向右位心。

（3）心房正位心室左袢，左心房通过三尖瓣与解剖右室相连，而右心房通过二尖瓣与解剖左室相连。

房室连接异常常同时有大动脉与心室的连接异常，应进一步探明心室与大动脉的关系。

（三）心室与大动脉连接异常

心室与大动脉连接异常主要类型是大动脉转位包括完全型大动脉转位、功能矫正型大动脉转位、解剖矫正型大动脉转位，以及部分型大动脉转位（右室双出口和左室双出口）。

以上连接关系异常通常都是心脏复杂畸形或综合畸形。出生后新生儿紫绀症状常较明显，正确辨明各种畸形及程度，有助于胎儿出生后采取及时的手术和其他的正确处理方式。

八、心包异常

心包异常最常见心包腔积液，较少见心包缺如、心包内肿物等。

正常胎儿心包脏壁层之间即存在极少液体以起润滑作用。在仪器和透声条件较好的情况下，有时可见胎儿心包腔细线状液体回声，此时，胎儿可完全正常。

心包腔内液体量较多时，常见于胎儿宫内心力衰竭、胎儿心脏病或严重心律失常。引起胎儿心包积液的其他原因还有胎儿贫血、双胎输血综合征等所致的胎儿水肿。胎儿水肿不仅出现心包积液还常常合并腹水、胸腔积液等。

二维超声心动图对胎儿心包积液的诊断并不困难。多切面探查可见心包脏壁层之间液性暗区回声，环绕心脏（图12-36）。当心包积液为胎儿宫内感染所致时，心包腔液性暗区回声内可出现点片状粗糙回声。

探查胎儿心包积液，有时需与心肌的低回声相鉴别。

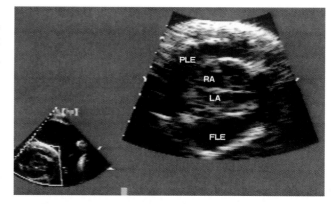

双侧胸腔大量积液所致液性暗区，同时心包腔少量液性暗区

图12-36　33周胎儿二维和M型超声心动图

胎儿贫血通常并无心脏解剖结构发育的异常，表现为胎儿心脏扩大，且右心扩大常较左心明显。

双胎输血综合征多发生于单卵双胎。由于两胎儿胎盘动静脉血管互相吻合，造成一个胎儿因血容量不足而贫血，发育小，而另一个胎儿血容量显著增多而出现心脏容量负荷过重，引起充血性心力衰竭，进一步导致胎儿水肿。

九、心肌病变

胎儿心肌病变超声心动图探测，主要表现为心脏扩大，心肌肥厚，心内膜回声增强增厚，心肌收缩功能减低，瓣膜开放关闭障碍等。Schmidt等应用超声心动图检测625例胎儿中发现6例扩张型心肌病，均被证实。这6例均心脏结构发育正常。超声心动图的主要发现是左或右心的扩大，心功能指标平均左室和右室 FS 均减低（22.3 ± 11.4, 19.7 ± 11.1）。其中4例同时合并房室瓣关闭不全，非特异性胎儿水肿4例。出生后4例证实为心内膜弹力纤维增生症。引起胎儿心肌病变的原因很多，除外解剖结构发育异常，主要有病毒感染所致心肌炎、扩张型心肌病、胎儿低氧血症、心内膜弹力纤维增生症、糖尿病母亲、母亲红斑狼疮，以及严重心律失常等，亦见于染色体异常（图12-37）。

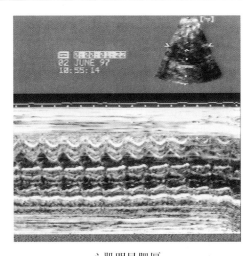

心肌明显肥厚

图12-37　孕37周胎儿二维和M型超声心动图

十、心脏占位性病变

胎儿心脏占位性病变包括原发性和继发性。继发性心脏占位性病变往往与心外畸形同时并存。原发性心脏占位性病变常见于心肌的异常增生，如心肌横纹肌瘤、错构瘤、心腔内异常肥厚的肌束等（图12-38）。超声心动图诊断心脏占位性病变并不困难，一般在二维超声心动图的多个切面可发现心腔内的异常增生物回声。累及心脏瓣膜时，可导致瓣膜关闭不全或狭窄。在心内发生占位性病变时，较多合并心包积液或胸腹腔积液。

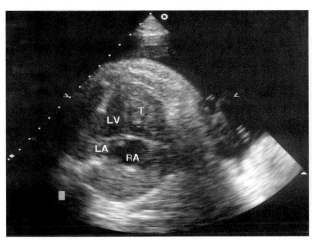

a. 孕38周胎儿二维超声心尖四腔切面示右心室内异常
增生物回声并右心室壁明显肥厚，同时三尖瓣反流
检测右心室压明显增高

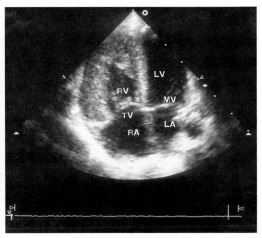

b. 出生后证实右心室内异常增生物为粗大肌束
右心室壁明显增厚，原发肺动脉高压

图12-38　右心室内异常增生

十一、卵圆孔和动脉导管提前关闭

胎儿期动脉导管提前关闭已被应用前列腺素合成酶抑制剂治疗早产所证实。显著的例子是应用消炎痛。动脉导管提前关闭使肺动脉压和血流增加，可以导致右心功能减低及三尖瓣关闭不全。在羊胎儿的试验表明，增加舒张期肺动脉到主动脉的压力阶差的结果会使羊胎儿动脉导管收缩显著增加并闭塞。其结果可能累及舒张期血流速度的增高。多普勒超声记录到的正常动脉导管血流速度随孕龄增加，收缩期和舒张期最大血流速度是140 cm/s和35 cm/s。有报道说三尖瓣关闭不全还与新生霉素使动脉导管收缩有关。Hofstadler报道4例34～38孕周母亲未接受非类固醇抗炎药的胎儿动脉导管提前关闭。其超声心动图改变均有右心和肺动脉的扩大，以及三尖瓣关闭不全。其中两例有右心室高压，出生后右室功能迅速恢复。另外两例有严重的右心衰竭合并异常的脐静脉搏动，立即分娩后无原发性肺动脉高压的征象，但是6个月后超声心动图复查仍然有右心功能衰竭表现。说明未接受非类固醇抗炎药治疗的胎儿也可发生动脉导管提前关闭。

判断胎儿动脉导管是否提前关闭可用频谱多普勒超声，检测动脉导管血流速度。当动脉导管血流速度

　　显著增快，超过同孕龄胎儿动脉导管血流速度时，除外其他因素影响，应高度警惕动脉导管提前关闭。

　　动脉导管瘤是极为少见的异常改变。其主要并发症是血栓栓塞、动脉瘤破裂和宫内死亡。这类异常在孕3个月时，超声检查即可发现。大部分为良性过程，少数出现并发症。出生后动脉导管可持续开放。并发血栓栓塞时动脉导管可出现提前关闭征象。

　　卵圆孔提前闭合是一种不寻常的心脏异常，它对发育中的胎儿具有潜在的严重后果。最早报道应用超声心动图检测卵圆孔提前闭合，发现卵圆孔部分或完全闭塞时呈现为卵圆窝瘤状，并且膨凸向左心房。当二尖瓣狭窄左心房压力升高时，卵圆窝瘤亦可膨凸向右心房。频谱多普勒超声检测提前闭合的卵圆孔时，卵圆孔血流信号消失。当卵圆孔血流速度明显增加时，提示卵圆孔即将提前闭合。二维超声显示房间隔瘤时，应用频谱多普勒和彩色多普勒血流显像进行鉴别，明确卵圆孔提前闭合。

　　卵圆孔提前闭合常联合其他心脏异常。这些异常包括右心房扩大、右心室扩大和肥厚、三尖瓣环扩大和肺动脉及动脉导管的扩张。左心亦可出现异常。如伴随二尖瓣或主动脉瓣闭锁的左心发育不全综合征。其他还有非特异性胎儿水肿和室上性心动过速等。

十二、非特异性胎儿水肿的心脏改变

　　非特异性胎儿水肿可能由胎儿静脉系统高压和低渗透压联合作用引起。超声心动图检查提示约40%的病例是由心脏原因引起。其中约2/3是结构发育异常的心脏病。

　　胎儿水肿常联合房室瓣关闭不全和间隔缺损。频谱多普勒和彩色多普勒血流显像可以对此作出鉴别诊断。

十三、胎儿心律失常

　　胎儿心律失常多在妊娠体检时，以胎儿心律不齐、心率过快或过缓而被发现。在妊娠妇女中1%～2%的胎儿发生心律失常，而其中10%左右与胎儿宫内死亡和心脏发育结构有关。胎儿心律失常中约80%为室上性心律失常，最常见的是房性期前收缩。由于胎儿心电图检查极为有限，一般产前检查对胎儿心律异常性质往往难以确定。同时对可能引起心律失常的原因更无法判定。超声心动图是检测胎儿心律失常的主要技术手段，可正确测算心率，识别胎儿心律失常的类型及有可能导致胎儿心律失常的原因。排除心脏结构发育异常，为临床治疗和预后提供重要信息。

　　正常胎儿心率为120～160次/min。在妊娠早期可有短暂的窦性心动过缓，而在妊娠晚期由于胎儿运动引起的一过性窦性心动过速，都无病理意义。只有持续心动过缓在100次/min以下或持续心动过速超过180次/min，应视为心律失常。超声心动图通过M型、频谱多普勒和二维超声心动图做出胎儿心律失常诊断。

（一）M型超声心动图

　　M型超声心动图以扫描线通过胎儿心脏，胎儿心室壁、心房壁、主动脉根部及瓣膜在心动周期的运动形式来诊断胎儿心律失常。

　　1. M型扫描线直接通过胎儿心脏主动脉根部和（或）左心房。此曲线可同步记录左心房室舒缩运动，反映房室舒缩连接关系。主动脉瓣开放表示心室收缩，心房收缩可由心房壁的活动曲线表示。在正常心脏、心室收缩后在一固定时限心房开始收缩，心房收缩后至心室收缩这段时间一般小于100 ms。

　　2. 扫描线直接通过胎儿心房和心室壁。此曲线同步记录房室舒缩运动状态，同样反映了房、室收缩关系。

　　3. 扫描线直接通过心房，记录心房壁和卵圆孔瓣活动曲线。反映心房速率。

　　4. 扫描线同时通过房室瓣，记录房室瓣活动曲线。根据房室瓣舒张早期E峰和舒张晚期心房收缩所致的A峰关系，判定心房、心室活动节律及关系。

(二)多普勒超声心动图

1. 将取样容积置于左室流出道和流入道交汇处,同时记录舒张期二尖瓣血流频谱和收缩期左室流出道主动脉瓣下血流频谱。主动脉瓣下血流产生于左室收缩期,而二尖瓣血流A峰为左房收缩期。此血流频谱关系反映了心房心室收缩的依从关系。当期前收缩或房室传导阻滞时,这种依从关系发生变化或不复存在。

2. 取样容积置于腔静脉入口处,记录腔静脉回心血流。腔静脉血流由收缩期、舒张早期顺行方向和舒张晚期(心房收缩)逆行方向三个波组成。心房律失常使逆行方向的心房收缩波发生变化。

3. 记录四个瓣口的血流,评价心律失常时所致血流动力学改变,以及心功能的状况。

(三）二维超声心动图

二维超声心动图可直接显示胎儿心脏的解剖结构,提供胎儿心律失常可能并存的病理改变的基础。同时可直接引导M型超声心动图扫描线的方向和多普勒超声心动图取样容积放置的部位。胎儿心律失常往往首先在二维超声心动图检查中发现,其后通过M型和多普勒超声心动图进一步确定其性质。

(四）胎儿心律失常的超声诊断

1.心动过缓

胎儿心动过缓是指胎儿心率小于100次/min。早期妊娠(4~6个月),可以出现短阵的心动过缓,往往仅是瞬间变化,此种情况多数并非异常,为胎儿心脏神经发育不完全所致。持续的心动过缓则属异常,常见的有以下几种情况:窦性心动过缓,房室传导阻滞,频发房性早搏未下传者。

M型超声心动图或多普勒超声心动图显示心动节律缓慢。M型扫描线通过主动脉根部心房壁时,与多普勒超声取样容积置于左室流出、流入道交汇处同时记录二尖瓣主动脉瓣下血流时,如果发现心室收缩与心房收缩的依从关系消失,多为完全性房室传导阻滞。如果依从关系依然存在,且心房率与心室率以2倍关系传导,为不完全性房室传导阻滞,即2：1传导。心房心室固定关系依然存在,仅仅是心率缓慢,则为窦性心动过缓。

2.心动过速

胎儿心动过速是指心率在180次/min以上。包括窦性心动过速,室上性心动过速,心房纤颤,心房扑动。

M型超声心动图扫描线通过心房心室壁,同时显示心房收缩和心室收缩,或用脉冲式多普勒记录左室流入、流出道交汇处血流频谱,观察心房心室收缩期血流状态,当心房心室收缩关系固定,为窦性心动过速 如心房心室收缩的依从关系消失,且节律规整,则为房室传导阻滞,多为室上性心动过速;如房室收缩的依从关系消失,且节律极不规整,绝对不齐,则为心房纤颤。将M型超声扫描线通过心房卵圆孔,显示心房活动曲线,可以检测心房率。如心房率尚规整,是心室率的2倍,则为心房扑动2：1传导(图12-39)。

3.不规则心律失常

不规则心律失常以期前收缩最为常见,且通常为结构正常心脏。房性期前收缩的发生率远多于室性期前收缩。多数情况下期前收缩的出现并不需要处理,往往在出生后自动消失,但频繁发作的期前收缩有可能转变为心动过速,应密切观察,必要时给予对症治疗。

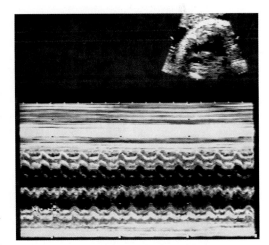

图12-39　M型超声显示1例34周胎儿心动过速(210次/min)

M型超声扫描线同时记录心房、心室壁活动曲线或心房、主动脉瓣活动曲线。根据心房心室收缩的依从关系来判定期前收缩是房性还是室性。

频谱多普勒超声是观察胎儿期前收缩的主要技术。将取样容积置于二尖瓣或三尖瓣口,记录两房室瓣的血流频谱。根据心室舒张早期灌注血流(E峰)和舒张晚期心房收缩血流(A峰)两者之间的关系,来判定期前收缩。还可将取样容积置于左室流入、流出道交汇处，同时记录心室舒张期二尖瓣血流和心室收缩期主动脉瓣下血流，从二者之间的固定关系时相改变来判定期前收缩及其性质（图12-40）。

房性期前收缩

频谱多普勒超声记录房室瓣血流频谱，A峰代表心房收缩。房性期前收缩表现在左室收缩后，房室瓣口无E峰血流，而代以A峰提前出现。其后常紧跟心室舒张早期E峰，期前出现的A峰到该E峰时间较正常缩短。而随E峰之后的A峰时间延长，即E-A时间延长。在左室流入、流出道交汇处，同时记录左室流入、流出道血流频谱，房性期前收缩时A峰提前出现，左室流出道收缩期血流频谱依然紧随A峰之后，但与前一心动周期左室收缩期血流的时间间隔缩短，且血流速度减低。在其后心动周期的左室收缩期血流出现的时间间隔延长，说明房性

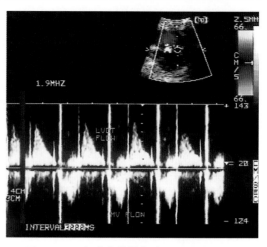

图12-40　频谱多普勒超声记录左室流入、流出道交汇处，心室舒张期二尖瓣血流和心室收缩期主动脉瓣下血流

期前收缩不完全代偿间歇，且下传至心室。M型超声扫描线记录心房、主动脉瓣曲线可见心房收缩波提前，代表心室收缩的主动脉瓣开放波紧随其后，而下一心动周期心房收缩波出现时间延迟（图12-41）。

室性期前收缩

频谱多普勒取样容积置于左室流入、流出道交汇处，可记录到一提早发生的心室收缩期血流频谱，其前的心房收缩血流A峰消失，其后再出现的心室收缩期血流频谱的时间间隔延迟。如果提前出现的心室收缩波的前一心室收缩波至其后出现的心室收缩波之间的时间，相当于正常心动周期的2倍，说明室性早搏并完全性代偿间歇。房室瓣血流频谱表现为在正常心室舒张早期血流频谱E峰之后，A峰消失。经过一较长间歇，又出现一E峰，而此E峰后的A峰出现时间较正常心律延迟。

M型超声扫描线通过心室壁记录心室活动曲线，出现心室收缩提前，且舒张时间明显延迟（图12-42）。

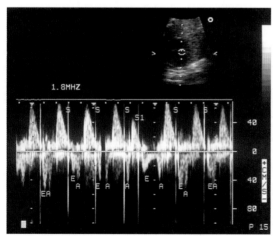

脉冲多普勒记录左室流入、流出道血流频谱显示心室收缩波 S_1 由其前的左房收缩波（A峰）提前收缩引起

图12-41　32周胎儿房性期前收缩

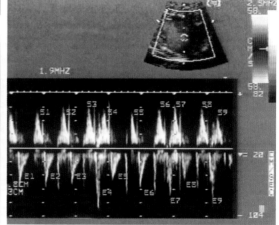

脉冲波多普勒超声检测左室流入、流出道血流，左室收缩血流提前出现，致使流入道血流E峰（E_4）持续时间明显缩短，而其后的 E_5 亦提前发生

图12-42　28周胎儿室性期前收缩

第四节　胎儿心功能检查

发育中的胎儿心脏功能与胎儿血液循环分布密切相关。多年来应用M型、二维和多普勒超声心动图对

胎儿心脏的研究，已经证实了早年在羊胎儿所进行的胎儿循环生理方面的试验结果。使我们知道，胎儿心脏射血是两个心室以不同的方式并行进行的。右心室是优势心室，射出心脏联合排血量的绝大部分进入降主动脉。左心室射血包含更多氧及营养物质但占心脏联合排血量的较少部分，进入头、大脑和上肢。因为相对较少收缩成分，胎儿心肌明显低于成人心肌适应能力。其结果是，以增加心率的方式增加心排血量的能力受到限制。循环功能的调节是通过适当改变负荷状态，例如增加前或后负荷、降低局部血管阻力等。对胎儿心功能的评价，将使我们更准确地判断胎儿循环不同的生理和病理状态。以下介绍超声心动图评价胎儿心功能的主要参数。

一、收缩功能

心室内径缩短率

胎儿心脏收缩功能可以通过 M 型超声心动图检测心室收缩末期和舒张末期直径计算心室内径缩短率（fractional shortening index，FS）来评价。M 型超声取心室活动曲线图，分别测量左或右心室舒张末期和收缩末期直径，代入公式：

　　FS =（舒张末期直径 − 收缩末期直径）/ 舒张末期直径 × 100%

　　右和左心室正常 FS = 32%~36%。

环周纤维缩短率

由于心肌细胞收缩速度存在差别，右心室和左心室收缩状态即略有不同。可分别计算左、右心室射血时间，应用环周纤维缩短率（VCF）来检测左右心室收缩功能。左右心室射血时间，可通过多普勒超声分别检测主动脉瓣和肺动脉瓣血流频谱，计算射血时间。代入公式：VCF = FS / ET（s）。右心室正常 VCF = 1.3 ± 0.18circ/s，左心室 VCF = 1.34 ± 0.21 circ/s。

每搏排血量

应用脉冲式多普勒超声心动图可以检测胎儿每搏排血量（stroke volume，SV）。方法：分别检测主动脉瓣和肺动脉瓣血流频谱，由超声诊断仪自动给出主动脉和肺动脉血流速度积分(VI)，然后从 M 型或二维超声测量主动脉和肺动脉根部直径(D)，代入公式：SV =(D²)(π / 4)(VI)。右心每搏排血量从孕龄 20 周 0.7 mL 到孕龄 40 周 (7.6 ± 1.6) mL。左心每搏排血量从孕龄 20 周 (0.7 ± 0.3) mL 到 40 周(5.2 ± 2.0) mL。右心每搏排血量超过左心每搏排血量 28% 。

心排血量

在计算出每搏心排血量后再乘以心率为心排血量（CO），即：CO = SV × HR。研究表明，心率从（132 ± 8）次/min 到（158 ± 9）次/min 时，心率增加 20%，SV 降低 23%。由于心排血量产生于每搏排血量和心率的乘积，因此心排血量保持不变。在生理范围内增加心率，SV 降低是由于心室舒张末期面积减小，而收缩末期面积不变，所以不改变心排血量和心室缩短。

左室射血分数

通常应用 M 型超声心动图测量心室活动曲线的心室舒张末期直径和收缩末期直径，计算获得心室射血分数。由于计算心室容积公式为 Teicholy 改良立方法公式，因此常高估心室容积，计算得出左室射血分数即较高，特别是胎儿心腔较小，所得射血分数均较高，一般在 70% 左右。由于胎儿体位变化较大，并非每例胎儿均能显示 M 型超声心动图取样线适合的心室长轴切面，因此，计算心室射血分数比较困难。

二、舒张功能

在成人心脏目前应用多普勒超声心动图检测舒张期二尖瓣、三尖瓣血流频谱，评价心室舒张功能，已成为较常用的手段。成人二尖瓣、三尖瓣舒张早期峰值流速（V_E）较舒张晚期峰值流速（V_A）高，且流速峰值 A/E 比例 小于 1。这些发现表明成人心脏心室充盈主要在舒张期最初 1/3 时间，而此期状态反应了心室主动松弛功能。Reed 和 Colleagues 应用多普勒超声心动图检查 120 例 17~42 周胎龄的胎儿，发现在整个妊娠期三尖瓣和二尖瓣峰值流速 A 峰高于 E 峰，而且 A/E 比例大于 1，且随孕龄增加而降低。三尖瓣 A/E 从 1.56 ± 0.06 到 1.22 ± 0.04。二尖瓣从 1.55 ± 0.04 到 1.22 ± 0.06。三尖瓣 A/E 比例降低是由于 E 峰随孕龄增加，从（26.3 ± 1.0）cm/s 到（36.5 ± 1.7）cm/s。三尖瓣 A 峰没有随孕龄改变。二尖瓣 A/E 比例降低是由于 A 峰随孕龄降低（45.8 ± 1.3）cm/s 到（34.2 ± 2.7）cm/s，二尖瓣 E 峰没有随孕龄改变。在胎儿的同一时刻检测两个瓣膜，三尖瓣 E 峰、A 峰速度高于二尖瓣 E 峰、A 峰速度。因此，人类胎儿心室充盈模式提示胎儿心室舒张主动松弛功能薄弱。这种与成人不同的心室充盈模式可能由于胎儿心肌的收缩成分较弱所致，说明心房收缩在胎儿期的重要性，也属胎儿期的正常表现。心室舒张早期和晚期房室瓣膜血流 A/E 比例的改变，在胎儿出生前后评价心室舒张功能所代表的意义亦不同。根据胎儿心室舒张功能的特点，可以认为如果房室瓣口舒张期血流频谱 E 峰明显高于 A 峰，应视为异常改变（图 12-43）。

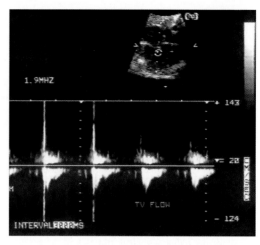

右心扩大、三尖瓣反流压差明显增（58mmHg），脉冲波多普勒超声检测舒张期三尖瓣血流频谱，舒张早期 E 峰明显高于 A 峰，且 A 峰明显减低。说明该胎儿右心室舒张期充盈异常

图 12-43　37 周胎儿二维超声心动图

宫内检测胎儿心血管病的预后及存在的问题

　　被确认的严重心血管病的胎儿，能够长期存活的极少。研究数据表明，宫内和新生儿的死亡率达 85%。尤其心外畸形伴宫内心衰预后更差。

　　目前超声心动图检测胎儿心血管异常已能使几乎所有类型的结构性心血管畸形在宫内被确定，但个别类型的心血管异常在宫内判定有一定困难。例如，超声诊断仪对最小距离的分辨率，限制了对心脏异常很小改变的判定。如小的室间隔缺损、肺静脉畸形引流和冠状动脉的异常。胎儿循环特点的限制，也增加了判定二孔型房间隔缺损和持续的动脉导管未闭的困难。一些在妊娠后期获得性心血管异常，有可能被超声心动图检查漏掉。另外，妇产科超声专业人员缺乏心血管疾病诊断专业知识，也是容易在常规胎儿检查中忽略心血管异常的原因。因此，胎儿心血管超声检查的要求要比一般胎儿常规检查高。超声心动图诊断仪精确度要高，并具备频谱多普勒和彩色多普勒血流显像技术。产科超声专业人员应进行心血管疾病诊断方面培训，或与专门进行过这方面训练的心血管超声专业人员协作，共同开展此项工作。

（吴雅峰）

第十三章 彩色多普勒超声在产科的应用

彩色多普勒超声是由日本领先开发的实用系列诊断技术，其主要特点是既能显示解剖学构造的二维断面图，同时又能显示该断面的血流信号，从而提供大量有关形态学及血流动力学的综合信息及诊断依据。它比以往单纯二维断面图更具有优势，现已经成为产科超声诊断的重要组成部分。

第一节 监测孕妇心功能及血流动力学变化

妊娠期最重要的生理变化是随着胎儿的增长，母体心血管系统发生的一系列适应性调节，这种变化为人类自然容量负荷状态下心血管系统调节功能以及适应代偿能力提供了一个很好的天然生理模型。此外，自然容量负荷的增加可暴露以前未识别的心脏病或使心脏病加重，因此客观、全面地了解妊娠期孕妇心功能及血液动力学的变化，对于合理地处理正常妊娠和心脏病妊娠患者均有必要。

一、健康孕妇妊娠期心功能及血流动力学变化

（一）心功能变化

正常妇女妊娠期心功能变化与胎儿生长发育相一致，表现为妊娠时心率增快、心肌重量随妊娠月份的增大而增加，心脏的每搏量及心排血量也随着孕周的增加而增加。

（二）血流动力学变化

妊娠时舒张压和平均压在早、中孕期降低，晚孕期又恢复至正常。全身血管阻力随妊娠月份的增加而降低，与心排血量呈明显的负相关。

（三）机制

文献已证明妊娠母体血容量会增加30%～100%，心脏对这种慢性容量负荷过重的适应代偿能力的初始表现是心率增快，继之为心肌纤维拉长，左室扩大，心肌收缩力增强，心肌纤维增粗，致心脏重量随妊娠月份增大而增加。武警总医院超声科的研究与上述结果相一致。

武警总医院超声科研究还发现：妊娠晚期左室短轴缩短率明显降低，快速充盈期左室充盈分数下降，心房收缩期左室充盈分数升高，左室快速充盈末径和慢速充盈末径均增大，左室舒张末内径与每搏量间关系曲线稍向右移，表明晚期妊娠由于容量负荷过重，心室功能虽仍能够代偿，但有负荷过重的倾向，应引起足够的注意。

二、分娩后产妇心功能及血流动力学变化

（一）心功能变化

妊娠期的主要变化是心率增快、心排血量增加，心肌重量增加，而分娩后产妇心率、体重、体表面积和心肌重量较分娩前明显降低，反映在心脏的收缩功能指标上SV、CO、EF和$\Delta D\%$均较分娩前显著降低，舒张功能的主要指标Dd、EDV（舒张末容积）、A/E（二尖瓣血流A峰与E峰比值）也较分娩前降低。

（二）血流动力学变化

妊娠期的主要变化是外周阻力的降低，舒张压及平均血压降低。分娩后产妇平均血压及周围血管阻力均较分娩前明显增加。主动脉舒张和收缩内径、血流最大速率以及速度时间积分均较分娩前缩小。

（三）机制

造成分娩前后心功能及血流动力学发生显著变化的主要原因是胎儿及胎盘脱离母体的结果。但仅用此原因难以解释会发生如此巨大的变化。因为从分娩前后的体重比较仅相差6～10kg，这样的负荷不会引起心功能及血流动力学发生如此巨大的变化。那么原因何在？目前尚无统一定论。但多数学者认为，整个妊娠期孕妇血容量增加30%～100%，保护胎儿维持妊娠的雌激素和孕激素的分泌也相应增加，Walters等观察到口服含有雌激素和孕酮的避孕药可使健康妇女心排血量增加，血容量增加，周围血管阻力降低；Ueland等给母羊滴注天然雌激素4小时引起心排血量增加与同一母羊以后妊娠时发生的循环系统改变非常相似。这些观察似乎表明妊娠时周围血管阻力降低、心排血量增加与这些激素的活性有着重要的关系。基于以上因素可认为心功能及血液动力学在分娩前后的显著变化与下列原因有关：①由于胎儿和胎盘脱离母体去除了母体的重力负荷，以及由于胎儿营养和呼吸导致的生理负荷。②分娩之后，妊娠所致的血容量也随之减少，因而也减轻了分娩之后的容量负荷。③由于分娩，保护胎儿生长发育的雌激素和孕激素从血循环中骤降，使其生理效力也下降。

武警总医院超声科对分娩后平均3.6天的一组产妇进行研究，结果表明健康产妇的心脏对生理负荷具有很大的适应调节能力。

文献关于分娩前后主动脉结构及功能变化的研究甚少，笔者的研究结果表明：孕妇的主动脉舒张和收缩内径在分娩前后有着非常显著的变化，但主动脉瓣变化不明显，彩色多普勒显示分娩前后血流最大速率以及速度时间积分均有显著差异。这表明孕妇年龄轻，主动脉壁有良好的顺应性，此结果与Hart等报告的相一致。这种变化可使心脏的后负荷减轻，以减少心脏的作功和氧耗。由此可见，决定心脏功能状态的三个至关重要因素：前后负荷及心肌收缩力三者在妊娠分娩前后适应代偿的调节是协调一致的，这也正说明因为妊娠是一种生理现象，所以心血管系统的调节是很完美的。当分娩之后随着胎儿离开母体以及伴随着与妊娠有关的因素均去除，心血管系统随即恢复至原来的水平。

（四）临床意义

根据妊娠心功能和血液动力学分娩前后的对比结果可以看出：健康正常人的心脏对生理负荷的适应代偿能力是强大的。在生理状态下，这种对负荷的适应代偿作用是通过增加心率，扩大心室舒张内径以提高心肌收缩力及扩张主动脉内径减低心脏后负荷和提高最大射血速率、速度时间积分等实现增加心排血量来满足机体的需要。正因为是生理状态，所以一旦负荷原因去除，这种适应代偿就很快恢复正常。但在病理状态下，这种适应代偿就有可能由于妊娠合并贫血、妊娠高血压以及孕妇患心脏病发生失代偿而发病。

三、妊娠高血压患者的心功能及血流动力学变化

妊娠高血压症（简称妊高症）是妊娠晚期常见的综合征，其特点是以动脉血压升高至140/90 mmHg，伴有或不伴有蛋白尿和浮肿，又常称为先兆子痫。由于妊娠和高血压使孕妇心脏功能及血流动力学变化不同于健康孕妇而引起妇产科、心脏科和超声科的关注。

（一）心功能及血流动力学变化

妊高症是由于妊娠所致的血容量增加而导致的容量性高血压，其特点是：心率加快，血压升高，心肌收缩力增强，心肌重量增加，心排血量及每搏量增加，全身血管阻力下降。未发现潜在的心功能不全，临床观察到，妊高症患者在分娩后2周左右，随着血容量恢复正常，血压也趋于正常。

（二）妊娠高血压患者血液动力学特点

近年来的研究证明年龄、人种、肥胖以及高血压的类型可表现为不同的血液动力学特征：年轻型高血压患者表现为心排血量增加，外周阻力正常；肥胖型者为高心排血量、低外周阻力、低肾素和血容量增加；

早期或临界高血压者为心排血量增加,外周阻力相对正常。妊高症的血液动力学特点仍存在争议:Kuzniar
等认为与心排血量降低、外周阻力增加有关。但Assoli等发现妊高症与正常妇女心排血量无明显差异。武
警总医院超声科所做过的研究结果表明,妊高症和正常妇女及晚孕妇女间血流动力学有显著的差异。

第二节 胎儿彩色多普勒显像

一、彩色多普勒监测脐带血流

胎儿的生存有赖于胎儿－胎盘循环,脐带是联系胎儿与胎盘的一根索状带,长约50 cm,直径约1.5 cm。
外面为羊膜包绕,内含尿囊、卵黄囊管、两条脐动脉和一条脐静脉,是胎儿从母体获取营养和排泄废物的
途径。

(一)脐静脉血流

1. 正常妊娠胎儿脐静脉血流

正常妊娠时,脐静脉血流量随胎儿生长而持续增加,与孕龄成正比。在妊娠37~38周达最大值,此后
脐静脉血流量略减少。正常妊娠胎儿每千克体重的脐静脉血流量较恒定,为100~120mL / (min·kg)(胎重)。

2. 妊娠并发症的胎儿脐静脉血流

将血流量 /min 和血流量 / (min·kg)(胎重)与孕龄的分布分别作出 10% 和90% 两条曲线。脐静脉血
流测定值介于10%~90%者视为"正常值";高于90%者视为"高流量值";低于10%者视为"低流量值"。
可以观察到有妊娠并发症的胎儿脐静脉血流量与正常妊娠的胎儿有着明显不同。实际测量值低于正常血流
量者为流量不足。

高流量值:多见于 Rh 血型不合、糖尿病、胎盘病变等妊娠并发症患者。在高流量值的病例中,胎儿产
前缺氧和分娩后新生儿发病率均较低,死亡率亦低。其详细的生理学基础尚不明了,可能是胎儿的一种代
偿调节,使脐静脉管径增大和/或血流速度加快所致。

低流量值:多见于胎儿宫内发育迟缓(IUGR)。在低流量值的病例中,胎儿出生前缺氧和分娩后的新生
儿发病率和死亡率也增加。

流量不足者:多见于小于孕龄(SGA)或宫内发育迟缓胎儿,甚至发育停止的胎儿。流量不足越明显,
胎儿宫内发育迟缓的可能性越大,其宫内缺氧、窒息及新生儿发病率、死亡率均明显增加。

(二)脐动脉血流

胎儿循环以脐动脉血流波型为明显的特征。若使用二维超声不能显示,用彩色多普勒则很容易识别。

1. 脐动脉血流特征

脐动脉的血流速度波型可反映胎儿胎盘循环的血流动力学特点,从而间接估计胎盘血管阻力。正常妊
娠时,脐动脉血流速度频谱图的收缩期峰值(S)和舒张末期峰值速度(D)均可得到,收缩峰值除以舒张
末期峰值即可得收缩/舒张比(S/D),该值可反映胎儿与胎盘的血流动力学特点。

近胎盘部、漂浮段和近胎儿腹壁段脐动脉血流 S/D 值呈顺序递增变化。即近胎儿腹壁 S/D 最高,近胎
盘脐带根部 S/D 最低。正常脐带内有两条脐动脉,一条脐静脉。脐静脉血流量明显高于脐动脉。笔者研究
结果两者之比约为1.4:1。

参于胎儿－胎盘循环的脐静脉和脐动脉的血流量是随着胎儿增长而增加,二者呈正相关。而与血流量
相反的是,脐动脉的搏动指数(PI)和阻力指数(RI)及其收缩/舒张(S/D)比值则随胎龄增加而下降。

2. 检测脐动脉血流的临床意义

检测脐动脉血流既可作为产前胎儿监护的辅助诊断,又可作为一种基础的监护方法。从孕14~40周,
妊娠正常的S/D由7.6下降至2.0。在孕21~40周,小于孕龄儿(SGA)的S/D比明显高于适于孕龄儿(AGA)。
在第21~24周时,SGA的S/D比显著升高,而SGA的顶骨间径和腹围的重要变化要在孕33~40周时方可

测知，在此时期应用这两个变量无法发觉IUGR。对SGA或AGA的S/D比作图所得回归线，如果随孕龄增长而逐渐下斜，表明胎儿发育良好；而其比值上升则说明胎盘血流阻力增加，预示胎儿发育不良。与测量顶骨间径和腹围的标准方法相比，早在12孕周时即可进行脐动脉血流分析以预测IUGR。因此，脐动脉S/D值作为预测IUGR的一个参数，可能比顶骨间径和腹围更有用。

Brar等研究发现，胎心率正常时，脐动脉血流S/D值与胎心率变化呈反比关系。若此关系被破坏，应警惕胎盘功能不全及围产期发生不良后果。Dempster报道205例高危妊娠S/D值异常组新生儿体重均小于S/D值正常组。Trudinger等研究85例有严重蛋白尿的妊娠高血压患者，64%的S/D值不正常，其中10例发生围产期胎儿死亡。Illye's等报道35例脐动脉血流，其中有5例出现反向血流，次日均发生胎儿宫内死亡。

Dempster报告，205例高危妊娠用连续多普勒检查，所有S/D值异常组，新生儿体重均小于S/D值正常组。Brar等研究了脐带血流速度与胎心率之间的关系。用连续多普勒检查，胎心率的改变均在正常范围内。发现正常妊娠者、患肾盂肾炎者、妊娠合并绒毛膜炎或体力劳动者四组的妊娠胎儿产后均符合妊周，S/D值无一例大于3.0。经统计学处理，此组所有S/D值与胎心率之间呈反比。

合肥朱贝利等利用脐动脉与胎心宫缩图联合监测及妊娠结局分析，对764例孕妇产前监护，出现异常胎心宫缩图（CTG）167例，占21.9%，包括NST无反应型16例（9.6%）；基线率异常39例(23.4%)；基线变异异常43例(25.7%)；各类减速69例(41.3%)。同时应用多普勒超声进行脐动脉血流测定，随机抽取住院分娩的37~41周的正常妊娠妇女作对比观察。结果：异常CTG中脐动脉血流S/D ≥ 3.0者38例，占22.8%，结合妊娠结局分析，低体重儿、羊水污染及新生儿Apgar评分小于等于7分的发生率显著高于对照组（$P < 0.05$）。认为采用CTG与脐动脉血流S/D值联合监测，对提高诊断胎儿宫内窘迫的准确率，有一定的临床价值，而且具有无损伤、可重复的优点。

采用脉冲超声多普勒测定胎儿脐带血流对孕妇无任何不适，对胎儿无副作用。商用的超声多普勒仪的输出强度小于$40mW/cm^2$，大大低于推荐的安全限度。故此法安全，无损伤。由于在妊娠12周即能观察到胎儿脐带血流，操作简便，可作为门诊检查方法，帮助确定先兆子痫、宫内生长迟缓，并可提供许多关于正常和病理情况下胎儿－胎盘循环状况的参考数据。

二、彩色多普勒监测胎儿－胎盘血流

胎盘是维持胎儿内环境稳定的中心，两者的联系靠脐带。故胎盘、脐带是保证胎儿正常生长发育的重要器官。

（一）胎盘螺旋动脉血流特点

子宫胎盘螺旋动脉位于胎盘母体面，应用彩色多普勒血流显像很容易辨认。其血流速度频谱图呈舒张期高速血流的低阻力型双峰图线。S/D = 1.428 ± 0.1939。子宫胎盘螺旋动脉的血管阻力不随孕周增加而改变，这就保证了母体供血不受阻，以确保胎儿的新陈代谢正常进行。

同样是正常胎盘，胎盘较重者，新生儿亦较重，两者的营养状况完全一致。然而胎盘大小与其血流灌注型之间无依赖性，与脐动脉及脐静脉血流无显著相关。即使是小胎盘，只要子宫螺旋动脉S/D值正常，胎盘系数正常，产后新生儿多无异常。

（二）子宫－胎盘－胎儿循环与胎儿生长发育

血流阻力指数S/D也被用于估计胎盘灌注量以此判断胎儿宫内发育情况。国内有人报告正常组与IUGR组在中晚期妊娠中，S/D的测量数值有显著差异，对判断宫内胎儿情况有临床价值。

武警总医院观察了51例正常妊娠，胎盘重与新生儿体重高度相关，$r=0.767$，$P <0.0001$，$y = 1.776+2.673 x$（y—新生儿重，x—胎盘重，单位g）。脐动脉、脐静脉血流量与胎盘重量之间无明显依赖性，脐动脉血流量与胎盘重相关系数$r =0.2475$，$P >0.05$。脐静脉血流量与胎盘重相关系数$r =0.2511$ $P >0.05$。胎盘重量与子宫螺旋动脉S/D之间呈显著相关$r =0.4896$ $P <0.0005$。

超声彩色多普勒血流显像可直接测定胎盘血流指数，能在早期诊断IUGR，判断病情、估计预后。

三、胎儿超声心动图

胎儿超声心动图的目的是发现危及生命的先天性心脏病、心功能衰竭及心率失常。

(一) 正常胎儿超声心动图

完整的胎儿超声心动图需要收集较多的信息，包括发现胎儿的位置、周龄及母体的机体状态。胎儿心脏普查可在 15 周时进行，而完整的胎儿超声心动图检查则在 18 周时进行，最佳时机应为 20~22 周，某些情况下需要随诊复查，例如初次图像不满意，胎儿严重心率不齐、胎儿心功能不全。在特殊情况下，某些孕妇要求提早进行检查，可在 12 周时选择经阴道超声，以辨别胎儿心脏腔室大小、血管位置及心率，然后在 20~22 周时进行复查，进一步明确诊断。

1. 胎儿心脏位置及切面图

正常胎儿心脏位于胎儿胸腔偏左。超声检查时先扫查胎儿腹腔横断面并确定脊柱位置，此断面主动脉位于脊柱左前方，下腔静脉位于脊柱右前方。然后将探头自胎儿腹腔向胸腔上移扫查其横切面。此时观察胎心跳动位置就能容易的显示出胎儿四腔心切面，其心尖指向左前方，右室位于右前，左房位于左后，心尖与胸骨夹角<35°。四腔心切面示心房、心室比例及间隔连续；大血管及血管交叉断面鉴别左、右心房和心室及与大血管的连续关系，主、肺动脉的十字交叉关系及血管内径；主动脉弓和动脉导管弓切面示主动脉及肺动脉血管分支。

2. 胎儿心脏大小

正常胎儿心腔大小随孕周而增大，但同孕龄组左房与右房、左室与右室无显著差异（$P<0.05$）。正常胎儿的四腔心周径与胸腔周径比值为 0.25~0.33。四腔心面积与胸腔面积比值为 0.27 ± 0.03。心腔对称约占胸腔体积 1/3。

3. 胎儿心脏瓣膜

正常胎儿心脏瓣口面积及血流量随孕周而增大。二、三尖瓣口血流均表现为 E 峰小于 A 峰，E/A < 1。A 峰充盈分数 > E 峰充盈分数。肺动脉瓣口流速积分均大于主动脉瓣口流速积分。近四分之一的正常胎儿心脏存在生理性三尖瓣反流及肺动脉阻力轻度增高。

4. 胎儿心脏大血管

正常胎儿主动脉、肺动脉、上腔静脉、下腔静脉的内径及血流量均随孕周而增大。主动脉、肺动脉的压力亦随之增加，肺动脉内径均大于主动脉内径 15%~20%。

5. 胎儿心功能

正常胎儿心排血量为 500mL / (min · kg)（计算方法每分钟排血量 = 主动脉或肺动脉横截面积 × 血流速度积分 × 心率，可分别计算左、右心室排血量）。测量左右心室收缩功能的指标有：主、肺动脉瓣口峰值流速（V_{max}）、加速时间（AT）、收缩期血流速度积分（VTI）、左室缩短分数（FS）。舒张功能指标：二、三尖瓣 E 峰加速、减速时间、E 峰减速度、E/A 值、舒张期血流速度积分（VTI）。

(二) 异常胎儿超声心动图的临床意义

围产期除常规测量胎儿各产科指标（头径、胸腹围、肱骨径、股骨径、羊水径、胎盘、脐带血流）外，检查胎儿心脏（结构、血流、心率、心律）等亦至关重要。尽管胎儿超声心动图检查受诸多因素影响，如运动多变的体位、特殊的血流动力学形式、较小的心脏体积、骨骼干扰等而具有较大难度，但仍可筛选出大部分胎儿心脏异常。故此有必要作为胎儿常规检查。

先天性心脏病的发病率为 8‰，其中 50% 为小的室间隔缺损、动脉导管未闭。这些比较轻型的先天性心脏病在胎儿超声心动图检查中不易被检出。其余的 50% 则比较容易被检出，而其中的半数是危及生命的严重先天性心脏病。轻度的主动脉狭窄、肌部室间隔缺损、动静脉异位引流的胎儿期诊断较为困难。二叶主动脉瓣、轻度肺动脉和主动脉狭窄都是难以检出的先天性心脏病。但中至重度瓣膜异常是能够发现的，因为在这类情况下可导致心脏腔室、血管大小的不对称，在多普勒检查时可发现血流速度的异常。

许多学者观察到先天性心脏病胎儿的心胸比显著增高。胎儿先心病的超声心动图多表现为心房、心室不对称、室壁厚度不均、间隔连续不完整。大血管十字交叉关系不正常，主动脉内径大于肺动脉内径，瓣口血流异常，可探及分流频谱、心律失常等异常现象。

Debabrate 观察 1 例 38 孕周有完全房室传导阻滞的胎儿，用多普勒测量射血为 13.5 mL / 0.7 cm（主动脉直径），心排血量为 0.49L/min（心率 36 次 /min）。同时有三尖瓣反流，这在正常胎儿中不能见到。另一胎儿经多普勒检查发现，在肺动脉区的无回声区中出现有活动血流，疑为先天肺动脉瘤，并得到证实。多普勒超声还可协助二维超声鉴别回声失落与真正的室间隔缺损，从而有助于预防室间隔缺损的误诊。超声心动图检查中增加卵圆孔直径和血流的评定也可作为房间隔缺损的诊断标准。此外彩色多普勒超声心动图可以比较容易地将胎儿心脏肿瘤及时筛选出来。武警总医院超声科曾对 1 例 33 孕周的心动过缓的胎儿用彩色多普勒超声检查，诊断为左心房黏液瘤，后经病理证实。

四、胎儿脑血流

彩色多普勒可以观察到较细的血流信号，因此，能较容易地获得胎儿颈动脉、颅脑动脉及脐动脉的血流波形。对监护胎儿生长发育，估价胎儿安危，发现胎儿血管畸形或异常都是一种非常重要的诊断方法。

1. 正常胎儿脑血流

颅内动脉的确定需先获得标准双顶径测量平面(包括丘脑和透明隔)，从此平面将探头逐渐向胎头基底部移动，彩色多普勒信号可以清晰地显示出脑底动脉环及其分支，即所谓的"海星征"。颈动脉取颈段。侧动探头以减少声束和血流之间的夹角(60°)，获得最大血流信号后，作频谱分析。

表示外周血管阻力指标的 PI、RI、S/D 值，因其不受声束、血管角度及血管面积的影响而越来越受到关注。胎儿正常时，其变化规律与脐动脉相似，二者之间存在一定的比值关系。

2. 胎儿脑血流异常

当胎儿缺氧发育异常时，其变化规律与脐动脉相反，即脑血管阻力降低，舒张期血流速度加快，如Wladimiroff 认为的那样，胎儿缺氧时周围血管阻力增加，而脑血管阻力代偿性减低，脑血流量呈双倍的增加，机体以此重新分配心脏的排血量，来保证脑血供给，即所谓的"脑保护效应"（brain sparing effect）。此时，脐动脉与颅脑动脉之间的比值亦发生改变。从而证明了胎儿－胎盘循环与胎儿颅脑循环在血流动力学方面的不同。

胎儿脑动脉血流速度波型与胎心监测对照显示了胎儿脑血流速度波型改变早于胎心变化，改变程度与脐动脉血气分析呈相关性。高危妊娠胎儿缺氧时脏器血流量改变，表现为肾血管血流阻力明显增高，脑血管阻力明显降低，胎儿脑血管血液动力学状况与缺氧有相关性。可敏感预测围产儿缺氧，为围产保健提供了又一监测方法。

五、胎儿肾血流

彩色多普勒超声能较容易地显示出肾动脉的血流信号。肾动脉血流速度波型及 PI、RI、S/D 三项阻力指标与围产儿结局有高度相关关系。肾动脉的阻力指标可敏感预测围产儿缺氧。高危妊娠胎儿缺氧时脏器血流量改变，胎儿大脑中动脉（CMA）与肾动脉(RA)的搏动指数比值，即 PICMA/PIRA ≥ 1 者，无围产儿结局不良，而小于 1 者则有 80% 以上出现围产儿结局不良。临床观察显示，羊水减少的胎儿，其 RA 阻力指数明显高于正常组（$P < 0.01$），羊水指数(AFI)与 RA 阻力指数及围产儿预后呈负相关关系（$r = - 0.397$，$r = - 0.702$；$P < 0.01$），说明测定 RA 血流参数是预测胎儿不良预后的简易可靠方法。

（张　宏）

第十四章　三维超声在产科的应用

三维超声成像(three dimensional ultrasound image)作为一项新近发展起来的超声新技术,已成为超声界关注的热点。随着相关技术的起步和发展,其临床运用日益广泛。下面就三维超声的基本知识及在产科的应用作一介绍。

第一节　基本知识

三维超声成像技术系利用电子计算机将一系列按一定规律采集的二维图像信息进行重建,从而构成三维图像,能提供更加丰富的空间信息,弥补了二维成像不足。三维成像已应用于全身大部分脏器。可分为两大类:观察心脏活动的动态三维超声心动图和非活动脏器的静态三维超声成像。

一、三维超声的基本原理

任何三维超声成像均需通过原始二维图像的采集、图像处理、三维图像的重建与显示三大基本步骤来完成。原始图像的采集是指应用各种方法围绕感兴趣区域进行不同水平、不同部位、不同角度的二维超声扫查,以获得感兴趣区域整体、全面、规律、稳定的多个断面图像。图像数据处理是指上述原始断面图像输入计算机后进行脱机数字处理,并对图像间的空间间隔进行像素插补的处理过程,在三维重建时需通过手动／自动勾边将感兴趣区结构通过 A／D 转换使信息数字化,传给图像处理系统,后者按一定的空间顺序排列组合插补形成感兴趣区的立体数据库,这些立体数据库可提供从不同角度方位观察不同水平感兴趣的图像信息。三维超声显示则根据需要调用上述一定的数据库后采用不同的三维显像技术将其还原为兴趣区的立体图像,并利用各种物理方法进一步增强图像的实体感。

二、图像的采集、处理、重建

(一) 仪器

1. 目前应用较多的是一台普通彩超机另配一个三维成像系统的工作站,国内多为TOMEC ECHO SCAN三维超声成像系统, 探头为普通探头。

2. 高档彩超机本身就有三维重建系统软件, 探头为普通探头。

3. 韩国 Medison 公司的 Kretz Volusion 530 三维超声成像系统, 探头为特殊成像三维容积探头,特点为成像速度快,不需要额外的工作站。

(二) 采集途径

1. 经腹壁超声三维成像

适用于孕 15 周以后的胎儿脏器及附属物的三维重建。

2. 经阴道超声三维成像

适用于孕 15 周以前胎儿或胚芽或胚囊的三重建。

（三）采集方式

1. 平行扫查

又称线性扫查法。探头晶片排列与体表平行，取样时探头顺序等距离获得二维图像，扫描范围一般为6 cm，因取样范围有限，此方法仅适用于小的脏器或病变的扫查，如眼睛；对大的病变或脏器显示不清。

2. 旋转扫查

将探头固定于某一透声窗，探头围绕某一支点旋转获得图像，可在180°～360°范围内旋转，适用于心脏、前列腺等。

3. 扇形扫查

探头发射扇形声束，扫查组织的晶体以轴向排列，按此方向排列的晶体围绕水平轴摆动，其转动角度为80°～90°，此方法适用于腹部小的脏器或病变。

4. 磁场空间定位自由扫查

该装置由磁场发射器、接收器和微处理组成，将接收器贴在探头表面，发射器靠近病人，通过计算机微处理，将采集的信号加以重建成像，此法适于不平坦的部位。

扫查方式一旦确定后，在同一扫查过程中不能更换。

图像采集过程中应注意：①采集前将感兴趣结构与周围结构的灰阶对比度尽量调到最大，这样才能使重建结构的表面轮廓显示清晰；②获得清晰的二维图像：目前三维成像是以采集得到的二维图像为基础重建的，采集的各帧二维图像清晰是三维超声重建的关健之一，故在扫查时被检查者应屏住呼吸，以避免由于呼吸时脏器的移动产生伪像及腹壁运动伪像；③良好的中心重合性：要求采集过程中中心轴不能偏移，从而保证重建后的三维超声图像不扭曲、不偏移，尽可能真实反映脏器的形态和周围的关系；④采集的速度：要求操作者尽量匀速平行扫查，忽快忽慢会造成图像失真，影响诊断的正确性；⑤扫查时应涂以足够的偶合剂，避免图像出现缺损，同时调整各项参数，使二维图像显示最佳，清除各种可能的伪像。

（四）图像处理和重建

由计算机系统将获取的二维图像数字化后存贮并处理，按此空间顺序彼此连接插补平滑，并通过滤波，建立起某一感兴趣的有一定空间位置信息的锥体数据库。观察时首先从锥体数据库中提取所需的基准参考平面，调出该平面后侧各层结构的数据，选择阈值、透明度、切面数和旋转角度等重建三维图像，另可在 X、Y、Z 轴上对二维图像进行旋转及倾斜，由多个方向显示出效果很强的三维图像，以观察重建部位的整体形态、内部结构及与周围的关系提供更多的定量与定性信息，准确反映重建部位的立体结构形态。

重建后图像处理方法：为增加三维图像的立体感，以下几种图像处理方法被广泛应用。①灰度阈值：是指选取信号的最低值，低于该值的信号在重建时作为背景处理，它可滤去感兴趣区外的杂乱信号，增加图像的清晰度，特别是在血管树的重建方面，它可将软组织信号滤去，使重建的图像只保留血管信号。灰度阈值用彩色编码，显示的白色部分作为重建结构，蓝色结构作为背景而删去。这种方法使图像具有较好的透明度，但缺乏深度感。②透明度：调节该值可影响重建的立体效果，透明度过低，表明反射增高，深层的组织显示欠理想，使重建像失真。③成像分辨率(Y-Res T-Res):这两个值分别表示横向分辨率和纵向分辨力，分辨率越高，图像细节显示越清晰，但所费时间也较长，所占内存也大。④距离：设定一点到重建图像表面的距离，距该点远的点（面）比距该点近的点（面）的灰度值低（暗），从而使结构由远至近呈现不同的深度感，单独用此技术形成的图像十分光滑，但缺乏解剖细节的显示。⑤纹理（textture）：是指组织本身的一种完全不同于其他组织的灰度值与灰阶分布特性，是一种在重建中表现某一组织特有的外观结构的功能，可使三维重建图像保留二维图像的组织特性，显示更多的细节，但单独使用该技术会产生图像较灰暗，不利于评价脏器的解剖结构。⑥梯度（灰度渐变）：设有一个光源对被重建结构进行投射，其所能照到的部位由于视角的不同，其反光强度也有差异，直接照射的表面灰度值高，显示明亮，侧面的灰度值低，显示暗淡，从而使图像具有丰富的层次感，但单独用此技术会产生轻度伪像。⑦最强信息：使穿过体元模型的光线所显示的图像信息中仅保留最强信息，该功能有助于胎儿的骨骼结构的显示。⑧最弱信息：使穿过体元模型的光线所显示的图像信号中灰度值高的信息减弱,让组织显得柔和,适用于胎儿面部的结构等。⑨此外还有图像钝化、锐化、反转等多种处理方法,其目的是让操作者更清晰地观察感兴趣区域。

研究表明,综合使用上述技术较单独使用一项技术要好得多,更易辨认结构的形状深度及方向。

(五) 图像显示方法

三维超声成像发展到目前为止有两种成像模式:即断面显示法和总体显示法(或称容积显示法)。三维超声断面显示法无需进行三维重建,主要获取二维超声不能获取的 C 平面(即与探头表面平行的平面,又称冠状面)的回声信息。国外报道断面显示法在判断子宫畸形、子宫内膜病变良恶性、胆总管壶腹部病变等方面均有较高的价值。总体显示法有两种模式: 表面成像法和透明成像法。

1. 表面成像法

原理: 对图像数据中具有不同特征的数据如灰阶值等进行分割,并对被分割的每部分构造勾画轮廓,然后采用表面拟合的方式进行图像重建。具体而言,三维容积探头在发射超声波后,仅接收距离探头最近的界面的回声信号,这些反射的回声信号在空间形成一个大体轮廓,即感兴趣的表面轮廓。因此表面成像技术应用于人体组织结构的三维成像有一先决条件,即感兴趣区周围应被无回声区包绕或内部被无回声充填。

表面成像法的重要意义: ①表面成像模式可显示含液性病变或组织结构的内部感兴趣或内壁结构细微特征,包括病灶的范围、大小、位置、数目、形态等指标;②被液体包绕的组织结构用表面成像模式能显示感兴趣的外部结构特征,包括轮廓、边缘、形态、表面光滑及细腻程度、表面附着物,表面有无缺损等指标;能直观显示感兴趣的结构特征。上述形态学指标有些是二维超声不能直接获取的,有些是虽能得到但不够直观准确的;三维超声则能提供较二维超声更为丰富的信息,对检查者全面了解病情以作出准确的诊断具有重要的意义;同时病变区域内部特征及其与周围组织结构关系的直观显示便于临床理解,更易于制定合理的治疗方案。

2. 透明成像法

采用透明成像法实现三维重建,能淡化周围组织结构的灰阶信息,使之透明状态着重显示感兴趣区域结构,同时部分保留周围组织的灰阶信息,使重建结构具有透明度、立体感,从而实现显示实质性脏器内部感兴趣区域的空间位置关系。

透明成像法按其算法不同,又分为: 最小回声模式、最大回声模式、X 线模式。这几种模式可以相互组合形成混合模式。

(1) 最小回声模式仅接收容积数据库中声束方向上最小回声信息,适合观察血管扩张、胆管等无回声或低回声病灶等结构。

(2) 最大回声模式仅接收声束方向上最大回声信息,适合观察实质脏器内强回声结构,譬如肝内强回声的肝癌或血管瘤等病变、胎儿的骨性结构(颅骨、脊椎、胸部、四肢)等,子宫腔内高回声的子宫内膜层、宫内节育器等 。

X 线模式接收声束方向上所有灰阶信息总和的平均值,其成像效果类似于 X 线平片的效果。混合模式有利于观察病变组织与周围组织结构的空间毗邻关系,譬如肝内占位性病变与周围血管的空间毗邻关系。

透明成像法最小回声模式有可能在以下方面显示其临床应用价值:①血管先天畸形;②血管扩张、狭窄等,如肝动脉瘤 、门静脉血栓癌栓等;③血流分布异常: 血流分流或反流,如门静脉海绵样变性、布加综合征时肝静脉之间交通支形成等;④能显示病变组织与血管间的空间位置关系,如可显示囊肿与周围血管间的关系,但该方法也存在对细小血管不够敏感等缺点。

利用透明成像最小回声模式与 X 线模式形成混合模式可显示实质脏器内的低回声强回声病灶与周围血管(肝静脉、下腔静脉等)之间的关系,对其准确定位及协助临床制定治疗方案可提供依据。

利用透明成像最大回声模式能全面观察胎儿骨性结构,因此一方面可以显示二维超声很难获取的骨性结构如颅骨板结合处及囟门等,而不必担心对胎儿可能造成的损伤;另一方面还可以发现二维超声不能发现的骨骼疾病。另有作者报道,利用透明成像最大回声模式透视宫腔内子宫内膜及 IUD 等结构,根据其形态及位置诊断子宫畸形、IUD 移位、变形、嵌入子宫肌层等取得良好效果。

三、图像的旋转

图像的旋转为操作者提供全方位观察脏器的结构和病变，该系统提供可进行水平或垂直360°旋转功能。方法有二：一是左右方向旋转，显示左右侧面及后壁与病变区域的结构关系；二是垂直方向旋转，可将其上下面及后壁关系显示出来，将两者结合起来对病变部位观察具有重要价值。

第二节　在产科方面的应用

通常二维实时超声只能进行切面观察，由于其影响因素较多如羊水过少、胎儿的位置移动、躯干和肢体引起的声影等，使有经验的超声医生对一些微小病变也很难辨认。三维超声可以提高对一些难以发现的胎儿畸形的产前诊断，确定不同孕龄胎儿正常及病理形态。

一、用于观察不同孕龄胎儿(芽)各器官的形成特点

应用经阴道三维超声第5周可见卵黄囊(3～5 mm)，第6周可见较大的胚囊，胎芽整体呈C字型弯曲，外观可能观察的构造为头部、躯干部、尾部及向腹侧心脏、上肢等，可清晰显示单一腔室的心室；第7周胎芽整体外观也呈弯曲状，头部比第6周时增大，上肢变长，心脏隆起在侧位像更明显，可以显示下肢和两侧大脑半球及与之相联的第三脑室、菱脑和脐带；第8周胎芽的头部圆形增大，但颜面器官不能描出，可以显示胎芽的肘、手、足、生理脐带以及胎盘的附着部。胎芽在母体的姿势为肢体向腹侧伸出，手互相对合，胎芽背侧图像也可观察到背骨和低回声的神经沟；第9周胎芽头部占全身比例的一半，已具有人的外观特征（图14-1），胎芽的外耳可以观察到，肘、手、足、脐带膨出更明显地被描记，胎姿为上肢肘部屈曲，手背胸前弯曲，胎芽面部被手遮掩；第10周手指和脚趾的分离图像及眼窝口唇也能

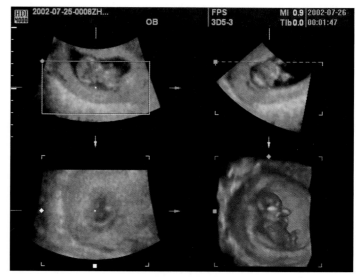

胎芽头部占全身比例的一半，已具有人的外观特征

图14-1　孕9周胎芽的三维图像

描出，胎芽为屈曲状，肘部正对尾部，膝部朝向头方位置；11周胎芽的外貌特征更容易观察，眼、鼻、唇显示率增高，可见胎儿张嘴，大脑的主要尺寸均能被测量；12周可以辨认男性生殖器；13周上下肢和面部可完全辨认，眼眶、鼻子和嘴巴也很好辨认，此阶段所有胎儿均可见脐带和卵黄囊；16周几乎可辨认所有生殖器、膀胱、阴囊。

二、用于测量胎儿各脏器的径线和容积，测量胎儿各脏器

三维超声在测量脏器的径线和容积方面明显准确于二维超声，用于胎儿各脏器的测量，从而对胎儿的发育情况进行评价。有人用三维超声测量不同孕龄正常胎儿肺脏容积得出胎儿肺容积随孕龄呈指数增长，右

肺容积一直大于左肺容积,此项研究可用于评价胎儿肺脏生长情况,对诊断胎儿肺脏发育不良有重要意义;有人用三维超声测量胎儿前额,得出胎儿时期正常资料,以便用于诊断胎儿前额发育异常;还有人应用三维超声测量上臂和大腿的容积预测胎儿体重,用于评价胎儿生长发育迟缓;此外应用三维超声测量胎儿的心脏、肝脏、胃、胎盘等容积也见报道。

三、用于胎儿畸形的诊断

三维超声诊断胎儿畸形要比二维超声时间早并且准确、全面。主要应用于以下方面:

1. 胎儿面部畸形

胎儿面部是高危妊娠超声检查的重要组成部分。二维超声仅能显示面部的前额、眼、唇和耳朵。三维超声比二维超声更清晰观察胎儿面部解剖及其相互关系。利用表面成像模式可直观显示胎儿体表结构的表面细微特征、立体形态及相互间位置而不受其复杂的曲率变化的影响。Merz等报道了25例经腹部超声检查的面部畸形胎儿,其中20例二维和三维均能清楚地证实,而余下的5例是由三维超声显示和证实的:2例胎儿面部不适宜位置的狭小唇裂,1例单侧眼眶的发育不良,1例颅骨缺损,1例在羊水明显减少的情况下平坦面貌。经阴道超声检查可以获得9周胎儿的详细面部表面成像,而经腹部超声检查需20周才能产生高质量的表面成像。三维超声显示胎儿面部畸形较二维超声准确和清晰。三维超声尤其适用于染色体畸形和与面部畸形有关综合征的进一步检查。三维超声不仅能帮助评价胎儿畸形的严重性,而且能提供比二维成像更多的正常胎儿可信的证据。影响胎儿表面成像的主要因素有羊水量的多少、胎动、胎盘、肢体或宫壁对感兴趣区的遮挡等。

2. 头颅、脊柱、胸廓、四肢畸形

三维超声能全面观察胎儿颅骨板的形态结构,可以显示二维超声很难获取的颅骨板结合处及囟门等结构,而不必担心对胎儿可能造成的损伤,这些发现有可能显示二维超声不能发现的颅骨疾病,并能提示与这些颅骨疾病伴随的畸形综合征、染色体异常、代谢紊乱以及颅内感染可能导致的囟门闭合不全、颅骨缝过宽和颅骨缝早闭,此外还可鉴别病理性颅缝缺损(脑脊膜膨出和脑组织膨出)与颅骨缝未闭,而二维超声能发现颅骨疾病仅限于胎儿死亡后的颅骨板重叠和颅骨轮廓异常如苜蓿形颅骨。胎儿脊柱和胸廓畸形较常见,胎儿脊柱和胸廓包含许多不同曲性结构,因而二维超声很难详细观察整个结构。尽管胎儿的位置影响图像质量,三维超声均能清晰观察胎儿胸廓结构,能直观显示椎体的形态、大小及椎间隙等结构,较二维超声更容易全面观察脊柱和胸廓连续性及曲率变化,不受胎儿体位及羊水量的限制,成功率为100%。应用三维超声透明成像最大回声模式或X线模式能整体显示胎儿的脊柱和胸廓,并能将重建后的图像做动态显示,从各个不同角度来观察胎儿脊柱和胸廓有无异常,能正确诊断脊柱侧弯、脊椎骨缺损、胸廓变形等多种畸形。三维超声能清楚显示四肢各骨,甚至能显示二维超声不能显示的胎儿手掌骨及腕骨的数目及其排列,因而能诊断与之相关的畸形和发育异常,如四肢短小畸形等。

3. 心脏及内脏器官畸形

在中晚期妊娠,三维超声能清楚显示心脏和其他内脏器官,因而能诊断与之相关的畸形和病变,如室间隔缺损、心包缺如、脐膨出、脐疝等。

4. 联体胎儿

三维超声配合彩色多普勒不仅能早期诊断联体胎儿,而且能明确联体的程度与类型。

四、多胎妊娠的诊断

Hata等报道应用三维超声研究14例多胎妊娠(13例双胎、1例三胎)发现双胎和三胎间的相互关系和接触均被显示,不同类型的接触和相互关系均清晰可见。双胎间的拥挤程度随着孕龄增加而增加。有时两个胎盘和隔膜均能被完美显示。在一例三胎妊娠中,三胎间的相互关系和隔膜很容易被识别。三维超声为观察宫内多胎妊娠提供了一种新颖的方法。

五、脐带的三维重建

应用三维超声表面成像可以直接观察胎儿的脐带，可以准确判断有无脐带绕颈（或绕体、绕肢）及绕颈的圈数，脐带有无水肿等，对于脐带的的缠绕、打结等也能直观显示。Hata 等经过对 95 例胎儿的脐带的三维重建发现脐带最适宜的观察时间在 24~27 周，此时 93% 的胎儿的脐带均能充分显示，而在其他时间脐带显示率均为 70%。非卷曲脐带的显示比率为 8%~45%。在 14~19 周，脐带的腹部插入处的检出率为 44%，随后检出率降低，而脐带的胎盘插入处在 28 周后就不能被识别。2 例积水胎儿的脐带水肿非常明显，1 例胎儿的脐膨出也被清晰地显示。由于目前仅需要数秒钟就能重建脐带的三维图像，因此对研究脐带及发现其异常具有重要意义。

六、重建子宫内膜来预测宫内或宫外妊娠

Rempen 通过对 54 例孕妇 (孕龄<10 周和宫内妊娠囊<5mm) 子宫内膜进行三维超声检查发现子宫正中平面的内膜形态与最终的怀孕结果相关。排除 3 例三维图像差病人外，84% 的宫内妊娠子宫正中纵轴的内膜形态是不对称的，而 90% 的宫外妊娠子宫正中平面的内膜形态是对称的 ($P = 0.000\,000\,1$)。宫腔积液可使子宫腔变形，因此要注意假阳性和假阴性。子宫正中平面的内膜形态的评价是区分宫内妊娠和宫外妊娠的有用额外方法，尤其适用于传统的超声检查不能清楚显示妊娠囊时。

第三节　局限性与展望

三维超声图像的好坏取决于二维图像的质量，检查过程中如不能很好地控制，探头偏离感兴趣区或探头移动的速度，就会给原始图像的获取和锥体数据库的建立带来一定的影响，从而影响三维图像。胎儿的活动与病人的呼吸运动在一定程度上也影响三维图像。尽管随着计算机的发展、三维容积探头和其他特殊探头的出现，三维成像的速度明显加快，仅需要几秒钟并且不需额外的工作站，但仍不能实现实时动态显示，仍需要向完全实时的方向发展。由于三维超声所需要的技术和价格相对较高，目前还很难在基层医院全面开展。随着三维超声技术不断完善、成本不断下降、图像分辨率不断提高，将在临床上发挥更大的作用。

（朱先存　汪龙霞）

参考文献

第二章

1. 王淑贞.实用妇产科学.北京：人民卫生出版社，1987.1~19
2. 吴钟瑜.实用妇产科超声诊断学（修订版）.天津：天津科技翻译出版社，1995.13~16
3. 周永昌，郭万学.超声医学（第三版）.北京：科学技术文献出版社，1998.1094~1105
4. 李雪莲.宫腔内超声的临床应用.国外医学·妇产科分册，1999，26(1)：16~19
5. 苏建芬，孙　袁，刘　雁，等.子宫腔内超声扫描的初步临床应用和研究.中国超声医学杂志，1999，15(5)：384~387
6. 张缙熙.605人正常子宫的B型超声测值.中华物理医学杂志，1980，3(1)：8~11

第三章

1. 郑怀美.妇产科学(第三版).北京：人民卫生出版社，1990.360~367
2. 王淑贞.妇产科理论与实践.上海：上海科学技术出版社，1981.375~381
3. 周永昌，郭万学.超声医学（第三版）.北京：科学技术文献出版社，1998.901~902
4. 爱新觉罗·毓星.计划生育超声诊断学.北京：科学技术文献出版社，1997.126~129
5. 吴钟瑜.实用妇产科超声诊断学（修订版）.天津：天津科技翻译出版社，1995.309~317
6. 白淑贞.残角子宫妊娠误诊双子宫致破裂失血性休克死亡1例分析.中国计划生育学杂志，1999.6(7)：281
7. 胡蔼卿.两次子宫角妊娠致胎盘滞留一例.中华妇产科杂志，1994.29(2)：120

第四章

1. 苏应宽，徐增祥，江　森.新编实用妇产科学.济南：山东科学技术出版社，1995.363~365，370~374，380~386
2. 王淑珍.实用妇产科学.北京：人民卫生出版社，1987
3. 张惜阴.临床妇产科肿瘤学.上海：上海医科大学出版社，1993.99
4. 范光华，等.特殊类型的子宫平滑肌瘤.中华妇产科杂志，1988，23：28
5. 姜亦华.妇科肿瘤的超声诊断.国外医学·妇产科分册，1985，12：274
6. 陈忠年，杜心谷，刘伯年.妇产科病理学.上海：上海医科大学出版社，1996
7. 常　才.经阴道超声诊断学.北京：科学出版社，1999
8. 尹云霞.子宫肌瘤的声像图特征.中华物理医学杂志，1996，8：144
9. 卓忠雄，杨　浩.子宫肌瘤声像图与病理结构的研究.中华超声影像学杂志，1994，4：265
10. 赵　梅.子宫肌瘤与子宫腺肌病的B超图像分析.中国超声医学杂志，1996，12：34~36
11. 张　宏，朱　洁，曾济平.彩色多普勒监测子宫动脉血流动力学的变化及临床意义.中国超声医学杂志，1997，13：70
12. 谢汉波，平祖衡，李文莉.子宫腺肌症的声像图征象与分析.中国超声医学杂志，1991，7：61
13. 唐立吾，等.内在型子宫内膜异位症恶变4例报告.中华妇产科杂志，1964，10：215
14. 俞　雯，王军燕，齐亚妮.经腹彩色多普勒在妇科临床中的作用.中国超声医学杂志，1993，9：242
15. 张青萍，赵　蔚.经阴道彩色多普勒超声在绝经后妇女盆腔病变的应用.临床超声医学杂志，1997，8：62
16. 张　丹，夏恩兰，李燕东.介入性超声诊断子宫腺肌症.中国医学影像学杂志，1998，6：34~35
17. 白晓红摘，摩若然校.子宫内膜癌合并子宫内膜增生.国外医学·妇产科分册，1999，2(26)：124
18. Alcazar JL.绝经后妇女子宫出血经阴道超声和宫腔镜检查的比较.国外医学·妇产科·分册，1997，24：114~115
19. Karlsson B.绝经后出血妇女子宫内膜经阴道超声检查，北欧国家的多中心研究.国外医学·妇产科·分册，1996，23(3)：182

20. Malinova M. 绝经后子宫出血病人经阴道超声的子宫内膜厚度. 国外医学·妇产科·分册, 1995, 22：367

21. Bohlman ME, Ensor RE, Sanders RC. Sonographic findings in adenomyosis of the uterus. Am J Roentgenol, 1987, 148：765~766

22. Bird CB, et al. The elusive endomyosis of the uterus. Am J Obstet Gynecol, 1972, 112：582

23. Fedele L, et al. Transvaginal ultrasonography in the diagnosis of diffuse adenomyosis. Fertil Steril, 1992, 58：94

第五章

1. 刘新民，万小平，宋玉琴，等主译. 现代妇产科疾病诊断和治疗. 北京:人民卫生出版社，1998

2. 钱蕴秋. 临床超声诊断学. 北京: 人民军医出版社，1981

3. 吴钟瑜、张国英、杜祥伯. 应用 B 型超声诊断卵巢肿瘤的研究.中华妇产科杂志，1994，29：100~102

4. 赖冬梅. 彩色多普勒超声诊断卵巢肿瘤的进展.国外医学·妇产科分册，1996，28：140~142

5. 周灿权、庄广伦.超声检测排卵及诊断不孕症.实用妇产科杂志，1998, 3：117~118

6. Kurts AB, Middilton WD. Ultrasound the requeisites. By Mosby-year Book Inc, 1996

7. Sasaki H, Odam, Ohamura M, et al. Fellow up of women with simple ovarian cysts detected by TVU in the Tokyo. Br. J Ob Gyn. 1999, 106：415~420

8. Koivmen，et al. The prevalence of polycystic ovaries in the health women. Acta Ob Gyn Scan，1999, 78：137~141

9. Morgante G, Marca Al, Ditto A, et al. Comparison of two malignancy risk indices based on serum CA125 ultrasound score and menopausal status in the diagnosis of ovarian mass. Br.J Ob Gyn，1999,106：524~527

10. Clayton Rd. Neural networks in the diagnosis if malignant ovarian tumors. Br.J Ob Gyn, 1999, 106：1078~1082

11. Haigh LIG, Lane G, Weston MJ. The role of Doppler ultrasound in the assessment of ovarian masses. Br.J Radiol, 1995, 68：809

12. Lemer JP, Timor-Trich IE, Federman A, Abramovich G. Transvaginal ultrasonographic characteristic of ovarian masses with an improved weighted scoring system. Am J Ob Gyn 1994, 170：81~85

13. Cross SS, Harrison RF, Kennedy RL. Introduction to neural networks. Lancet 1995,346：1075~1079

14. 符 杰. 盆腔炎性肿块的超声诊断分析. 中国医学影像技术，1998, 14：216~217

15. Brown DL, Benign and malignant ovarian masses selection of the most discriminating Gray-scale and Doppler sonographic features. Radiology，1998, 208：103~110

16. 袁耀萼. 实用妇科手册（第二版).上海科学技术出版社，1995

17. Johan P. Diagnostic ultrasound , A logical Approach，1998

18. 梁延英、陈 洁、张友忠. 卵巢子宫内膜异位症超声检查误诊分析.临床误诊误治，1998, 11：312

19. 张友忠、许燕雪、江 森. 超声检查及血清CA125，EMAB 测定卵巢子宫内膜异位症的评价. 现代妇产科进展, 1998, 7：153~155

20. 谭金秀、刘争彬、余剑英.经阴道 CDPI 及血清 CA125 联合诊断卵巢肿块良恶性的价值. 中国实用妇科与产科杂志，1995, 11：504~506

21. Lerner JP, Timer-Trisch IE. Transvaginal ultrasonographic characteristic of ovarian masses with an improved weighted scoring system. Am J Ob Gyn, 1994, 170：81~85

22. Kobayashi M. Use of diagnostic ultrasound in trophoblastic neoplasms and ovarian tumors. Cancer, 1976,38：441~452

23. Meire H, Farramt P, Guha T. Distinction of benign from malignant ovarian cysts by US. Br J Ob Gyn，1978，85：893~899

24. Keneth JW, Taylor, Feter E Schwarts. Screening for early ovarian cancer. Radiology, 1994, 192：1~10

25. Buy TN, Ghosain MA. Characterization adrenal masses: Combination of color Doppler and conventional sonography compared with spectral Doppler analysis alone and conventional sonography alone. Radiology, 1994, 191：21~22

26. 常 才、张钰华.卵巢恶性肿瘤超声诊断价值. 中国实用妇科与产科杂志，1995, 11：326~327

27. 李国杰、李玉兰、江 峰.卵巢肿瘤蒂扭转超声图像特征与鉴别诊断. 中华超声影像学杂志,1998,7：353~356

28. 刘培淑，付庆熙，刘韶平.超声检查对卵巢肿瘤的血液动力学研究.中国超声医学杂志,1998,14：62~64

29. 凌慧萍，胡淑君，张晓薇.卵巢巧克力囊肿的超声显示特征.广东医学，1998,19：741~742

30. 唐玉初、杨道明、刘世平.超声鉴别卵巢良恶性肿块的对比研究.现代医学影像学，1998,17：268~269

31. 邹荣莉、秦民慧、郑耐英.子宫内膜异位症B超误诊分析.临床误诊误治,1999,12：47~48

32. 聂瑞珍.卵巢囊性畸胎瘤的声像图诊断及病理分析.中国超声医学杂志，1998,14：130~131

33. 江　森，王　波.卵巢恶性肿瘤的诊治策略.中国实用妇科与产科杂志，1995,11：322~323

34. 唐丽娜，任和富，吴幼波，等.B超误诊漏诊盆腔肿块60例原因分析.中华妇产科杂志，1984,19：158

35. Hertzberg BS, Kliewer MA. Sonography of Benign cystic teratoma of the ovary: Pitfall in diagnosis. Am R 1996, 167：1127~1133

36. 吕水泉，娜迪热，姚兰辉，等.多囊卵巢综合征的超声观察.中国超声医学杂志，1997,13：47~49

37. 顾美礼.盆腔结核的诊断与防治.中国实用妇科与产科杂志，1998,14：328~329

38. 诊断病理学杂志社编译.WHO肿瘤国际组织分类学新分类.刘爱军、陈乐珍编译.卵巢肿瘤组织学分型.1999

39. 薛同一、朱丽华.妇产科学.上海：上海科学普及出版社，1996

40. 陈忠年、杜心谷、刘伯宁.妇产科病理学.上海：上海医科大学出版社，1996

第六章

1. 苏应宽.实用妇科学.济南:山东科学技术出版社,1995.5

2. J A 沙尔默,赵　亮译.子宫内膜异位症.上海:上海科学技术出版社,1982

3. 顾美礼.妇产科学.北京:人民卫生出版社,1991

4. 王淑贞.实用妇产科学.北京:人民卫生出版社,1987

5. 郑怀美.女性科学.北京:人民卫生出版社,1981

6. 胡志林,祝国光.产科急诊及处理.北京:中国医药科技出版社,1990

7. 杨邦锡.妇产科急症(第三版).上海:上海科学技术出版社,1983

8. 吴钟瑜.实用妇产科超声诊断学（修订版）.天津:天津科技翻译出版社,1997

9. 杨玉英、江　森、等.彩色多普勒检测胎儿脐、腹主动脉血流的意义.实用妇产科杂志，1996，12(3)：139

10. Abramowicz, et al. Doppler study of umbilical artery blood flow waveform. J Ultrasound Wed，1989，8：183

11. 曹海根、王金锐.实用腹部超声诊断学.北京:人民卫生出版社,1994

12. 张　武.实用超声手册.北京:北京医科大学　中国协和医科大学联合出版社,1996

13. 王　萍、张惠娟.膀胱内子宫内膜异位二例.中国超声医学杂志,1990,6(3):213

14. 吴　静、王　萍.胎儿脐动脉血流A/B比值异常增高的意义.中国医学影像技术，1998、14(10):752

15. 王　萍、梁励进.经阴道超声对40例异位妊娠的诊断.中国超声医学杂志,1993、9(3):208

第七章

1. 苏应宽.实用妇科学.济南：山东科学技术出版社,1995.5

2. J A 沙尔默,赵　亮译.子宫内膜异位症.上海：上海科学技术出版社,1982

3. 顾美礼.妇产科学.北京：人民卫生出版社,1991

4. 王淑贞.实用妇产科学.北京：人民卫生出版社,1987

5. 郑怀美.女性科学.北京：人民卫生出版社,1981

6. 胡志林，祝国光.产科急诊及处理.北京：中国医药科技出版社,1990

7. 杨邦锡，妇产科急症（第三版).上海：上海科学技术出版社,1983

8. 吴钟瑜，实用妇产科超声诊断学（修订版).天津：天津科技翻译出版社,1995

9. 杨玉英、江　森、等.彩色多普勒检测胎儿脐、腹主动脉血流的意义.实用妇产科杂志,1996,12(3):139

10. Abramowicz, et al. Doppler study of umbilical artery blood flow waveform. J Ultrasound Med, 1989, 8 : 183

11. 曹海根，王金锐. 实用腹部超声诊断学. 北京: 人民卫生出版社，1994

12. 张　武，实用超声手册. 北京: 北京医科大学　中国协和医科大学联合出版社，1996

13. 王　萍，张惠娟. 膀胱内子宫内膜异位二例. 中国超声医学杂志，1990, 6(3): 213

14. 吴　静，王　萍. 胎儿脐动脉血流 A/B 比值异常增高的意义. 中国医学影像技术杂志，1998, 14(10): 752

15. 王　萍，梁励进. 经阴道超声对 40 例异位妊娠的诊断. 中国超声医学杂志，1993, 9(3): 208

第八章

1. Kurjak A, Kupesic S. Color Doppler in obstetrics, gynecolgy and infertility. Zagreb-Seoul: Art Studio Azinovic- Medison, 1999，36~86

2. Michael C. Uterine and ovarian flow velocity waveforme in the normal menstrual cycle: A transvaginal Doppler. Study Fertility and Sterility，1989，52(6): 981

3. Kupesic S, Kurjak A. Uterine and ovarian perfusion during the periovalatory period assessed transvaginal color Doppler. Fertil-Steril，1993，60 (3): 439

4. Musoles F, Marti M, Ballester M, et al. Normal uterine arterial blood flow in postmenopausal women assessed by transvaginal color Doppler ultrasonography. J Ultrasound Med，1995，14 : 491

5. 胡淑芳. 经阴道彩色多普勒观察卵巢动脉血流与卵泡发育、生殖内分泌激素的关系. 中华超声影像学杂志，1995，4 (6): 274

6. Kurjak A. Atlas of ultrasonogaphy in obstetrics and gynecology. Zagreb Yugoslavia, 1986，277~289

7. Kurjak A, Kupesic S. Ovarian senescence and its significance on uterine and ovarian perfusion. Fertil-Steril, 1995, 64(3): 532

8. Kupesic S, Kurjak A. The assessment of normal and abnormal luteal function by transvaginal color Doppler sonography. European Journal of Obstetrics and Gynecology and Reproductive Biology，1997，72 : 83

9. Sladkevicius P, Valentin L, Marsal K, et al. Transvaginal Doppler examination of uteri with myomas. J Clin Ultrasound, 1997，24 : 135

10. Hirai M, Shibata K, Sagai H, et al. Transvaginal pulsed and color Doppler sonography for the evaluation of adenomyosis. J Ultrasound Med，1995，14 : 529

11. Taylor K. Pulse Doppler and color flow of tumors. Clinical applications of Doppler ultrasonud second edition. New York: Raven Press，1995，355~365

12. Aleem F, Predanic M, Calame R, et al. Transvaginal color and pulsed Doppler sonography of the endometrium: A possible role in reducing the number of dilatation and curettage procedures. J Ultrasound Med，1995，14 : 139

13. Carter J, Lau F, Saltzman A, et al. Gray scale and color flow Doppler characterization of uterin tumors. J Ultrasound Med, 1994，13 : 835

14. Kurjak A, Shalan H, Kupesic S, et al. An attempt to screen asymptomatic women for ovarian and ednometrial cancer with transvaginal color and pulsed Doppler sonography. J Ultrasound Med，1994，13 : 295

15. Kurjak A, Predanic M, Kupesic S, et al. Transvaginal color and pulsed Doppler assesment of adnexal tumor vasculerity. Gynecologic Oncology，1993，50 : 3

16. Fleischer AC, Rodgers WH, Kepple DM, et al. Color Doppler songrapy of ovarian masses: A Multpparamter Analysis. J Ultrasound Med，1993，12 : 41

第九章（第一节 ~ 第五节）

1. 毛匡延，等. 经腹超声引导下穿刺采卵术在体外受精中应用. 上海医学，1987，10 : 258

2. 王正滨，等. 实时超声显像引导下经宫颈吸取孕早期绒毛的评价. 中国超声医学杂志，1986，2 : 219

3. 孙大为，谷春霞，卢美松，等.阴道超声波下子宫内膜异位症囊肿穿刺及乙醇注入疗法.中华妇产科杂志，1994，7：438

4. Bean WJ. Renal cysts: Treatment with alcohol. Radiol, 1981, 138：329

5. 孙大为，等.经阴道穿刺卵巢子宫内膜异位囊肿及注入乙醇的长期疗效和安全性观察.中华妇产科杂志,1997，3：323

6. Rifkin M D, et al. Ultrasound guidance for invasive obstetric procedures. In：Eric van Sonnenberg, eds. Interventional ultrasound. Clinics in diagnostic ultrasound No.21.New York: Churchill Livingstone,1988，173~187

7. Kurjak A.Interventional ultrasound in obstetrics and gynaecology. In: Kurjak A.Atlas of ultrasonography in obstetrics and gynaecology. Zagreb,Yugoslavia:mladost. 1986, 355~359

8. Adelson M D,et al.Cytoreduction of ovarian cancer with the cavitron ultrasonic surgical aspirator. Obstet Gynecol,1988,72：140

9. Robertson D E,et al.Reduction of ectopic pregnancy by ultrasound methods.Lancet，1987，2：1524

10. Vintzileos A M,et al.Fetal biopgysical profile versus amniocentesis in predicting infection in prenuature repture of the membranes.Obstet Gynecol 1986, 68：488

11. Crepigny LCD,et al. Amniocentesis: A comparison of monitored versus blind needle insertion technique. Aust NZJ Obstet Gynecol，1986, 26：124

12. Ludomirski A,et al. Percutaneous fetal umbilical blood sampling, Clin Obstet Gynecol，1988, 31：19

13. Lenz S,et al. Ultrasonically guided percutaneous aspiration of human follicles under local anesthesia: A new method of collecting oocytes for in vitro fertilization. Fertility Sterility 1982, 38：673

14. Lavy G, et al. Laparoscopic and transvaginal ova recovery: The effect on ova quality. Fertility Sterility，1988, 49：1002

第九章（第六节）

1. 陈常佩，陆兆龄.妇产科彩色多普勒诊断学.北京：人民卫生出版社，1998，25~29

2. 段　华，夏恩兰，段惠兰.电视宫腔镜矫治子宫纵隔畸形27例报告.中国内镜杂志，1998，4：48~49

3. 林保良，夏恩兰.宫腔镜诊断·妇科内镜学.北京：人民卫生出版社，2001，62~80

4. 夏恩兰，张　玫，段惠兰，等.子宫内膜切除术治疗月经过多400例分析.中华妇产科杂志，1997，32：148~151

5. 夏恩兰.宫腔镜手术的进展与前景.中华妇产科杂志，1997，5：259~262

6. 夏恩兰，段　华，冯力民，等.宫腔镜手术B超与腹腔镜监护的应用体会.中国内镜杂志，1998，4：55~56

7. 张　丹，夏恩兰，张　玫.二维超声监视经宫颈子宫内膜切除术.中华超声影像学杂志，1994，3：29~31

8. 张　丹，孟　焱，刘剑飞，等.超声监视宫腔镜手术.中国医学影像学杂志，1995，3：58~60

9. 张　丹.介入性超声在宫腔镜检查中的应用.中国医学影像学杂志，1996，4：159~161

10. 张　丹，夏恩兰，李燕东.介入性超声诊断子宫腺肌症.中国医学影像学杂志，1998，6：34~36

11. 张　丹，夏恩兰.超声引导宫腔镜子宫肌瘤切除术.中华超声影像学杂志，1998，7：171

12. 张　丹，孟　焱，刘剑飞，等.超声监导宫腔镜子宫成型术.中国医学影像学杂志，1998，6：197~198

13. 张　丹，孟　焱，刘剑飞.腹腔镜超声在妇科手术中应用.中华超声影像学杂志，1999，8：344~346

14. 张　丹，罗庆春，段　华.腹部超声和宫腔镜检查绝经后子宫出血的诊断价值.中国医学影像学杂志，2000，8：30~31

15. 周应芳，麦永嫣，郑淑荣.子宫腺肌症的发病原因和诊治研究进展.中华妇产科杂志，1995，30：502~504

16. Bae IH , Pagedas AC , Barr CA , et al . Retrospective analysis of 305 consecutive cases of endometrial ablation and partial endomyometrial resection . J Am Assos Gynecol Laparosc, 1996, 3：549

17. Loffer FD . Complication of hysteroscopy - their cause , prevention , and correction . J Am Assos Gynecol Laparosc, 1996,1：11~26

18. O'Connor H , Magos A . Endometrial resection for the treatment of menorrhagia. Lancet, 1996, 335：151~156

19. Vilos CA , Vilos EA, Pendlev L . Endometrial ablation with a thermal balloon for treatment of menorrhagia. J Am Assos Gynecol Laparose, 1996, 3：349

20. Wortmann M, Daggett A. Hysteroscopic endometrial resection: A new technique for treatment of menorrhagia. Obstet Gynecol, 1994, 83：295

第十章（第一节 ～ 第三节）

1. Frank A chervenak, Glenn C. Isaacson, Stuart Campbell, Ultrasound in obsterics and Gynecology. 1993, RG 527.5. U48U475. united stated of America.

2. Arthur C. Fleischer, FranK A.Manning, Philippe Jeanty, Roberto Romero. Sonography In Obstetrics and Gynecology Principles & Practice. 5th ed. RG527. 5U48U47 1995. Printed in the United States of America.

3. 郑怀美. 现代妇产科学. 上海: 上海医科大学出版社, 1998

4. Mantoni M, Pedersen J R. Ultrasound visualization of the human yolk sac. J Clin Ultrasound，1979，7：459

5. Blaas HG, Eik-Nes SH, Bremnes JB. The growth of the human embryo. A longitudinal biometric assessment from 7 to 12 weeks of gestation. Ultrasound Obstet Gynecol，1998，12 (5)：346~354

6. Drumm J E, Clinch J, Mackenzic G. The ultrasonic measurement of fetal crown-rump length as a means of assessing gestational age. Br J Obstet Gynecol，1976，83：417

7. Pedersen J F. Fetal crown-rump length measurement by ultrasound in normal pregnancy. Br J Obstet Gynecol，1982,89:926

8. PennellRG, Needleman L, Pajak T, et al. Prospective comparison of vaginal and abdominal sonography in normal early pregnancy. J Ultrasound Med, 1991，10：63~67

9. Timor-Tritsch IE, Rottem S, Thaler L. Review of transvaginal ultrasonography: A description with clinical application. Ultrasound Q，1988，6：1~34

10. Batzer FR, Weiner S, Corson SL. Landmarks during the first forty-two days of gestation demonstrated by the β subunit of human chorionic gonadotrophin and ultrasound. Am J Obstet Gynecol，1983，146：973

11. Gembruch U, Shi C, Smrcek JM. Biometry of the fetal heart between 10 and 17 weeks of gestation. Fetal Diagn Ther, 2000, 15(1)：20~31

12. Rowling SE, Langer JE, Coleman BG, Nisenbaum HL, Horii SC, Arger PH. Sonography during early pregnancy: Dependence of threshold and discriminatory values on transvaginal transducer frequency. AJR Am J Roentgenol, 1999, 172(4):983~988

13. Yagel S, Anteby EY, Shen O, Cohen SM, Friedman Z, Achiron R. Placental blood flow measured by simultaneous multigate spectral Doppler imaging in pregnancies complicated by placental vascular abnormalities. Ultrasound Obstet Gynecol, 1999, 14(4)：262~266

14. Makikallio K, Tekay A, Jouppila P. Yolk sac and umbilicoplacental hemodynamics during early human embryonic development. Ultrasound Obstet Gynecol, 1999, 14(3)：175~179

15. Kurjak A, Kupesic S, Banovic I, Hafner T, Kos M. The study of morphology and circulation of early embryo by three-dimensional ultrasound and power Doppler. J Perinat Med. 1999, 27(3)：145~157. Review

16. Bude RO, van deVen CJ, Rubin JM. Transabdominal power Doppler sonography of the normal early placenta. Can Assoc Radiol J. 1999, 50(4)：255~259

17. Rode ME, Jackson M. Sonographic considerations with multiple gestation. Semin Roentgenol. 1999，34(1)：29~34

18. Nyberg DA, Filly RA, Mahony BS, et al. Early gestation: Correlation of hCG levels and sonographic identification. AJR. 1985;144:951.

19. Rottem S, Thaler L and Brandes J. The technique of transvaginal sonography: Targeted organ scanning without resorting to planes. J Clin Ultrasound. 1990，65：479

20. Transvaginal evaluation of the female pelvic vessels using a high frequency ransvaginal image-directed Doppler system. J. Clin. Ultrasound. 1990，12：87

21. Makikallio K, Tekay A, Jouppila P. Effects of bleeding on uteroplacental, umbilicoplacental and yolk-sac hemodynamics in early pregnancy. Ultrasound Obstet Gynecol. 2001 Oct;18(4)：352~356

22. Carbillon L, Challier JC, Alouini S, Uzan M, Uzan S. Uteroplacental circulation development: Doppler assessment and clinical importance. Placenta. 2001，22(10)：795~799.Review

23. Tannirandorn Y, Manotaya S, Uerpairojkit B, Tanawattanacharoen S, Wacharaprechanont T, Charoenvidhya D. Transvaginal

sonography for fetal crown-rump length measurement in a Thai population. J Med Assoc Thai. 2001，84(3)：364~370

24. Tannirandorn Y, Manotaya S, Uerpairojkit B, Tanawattanacharoen S, Wacharaprechanont T, Charoenvidhya D. Prenatal ultrasound diagnosis in Thailand. Southeast Asian J Trop Med Public Health. 1999;30 Suppl 2：193~195

25. Skulstad SM, Rasmussen S, Iversen OE, Kiserud T. The development of high venous velocity at the fetal umbilical ring during gestational weeks 11-19. BJOG. 2001, 108(3)：248~253

26. Shih JC, Jaffe R, Hsieh FJ. Three-dimensional ultrasonography in early pregnancy. Semin Perinatol. 2001, 25(1)：3~10. Review

27. Miyake T. Doppler echocardiographic studies of diastolic cardiac function in the human fetal heart. Kurume Med J. 2001;48 (1)：59~64

28. Srinivasan S. Fetal echocardiography. Indian J Pediatr. 2000, 67(3 Suppl): S20~525. Review

29. 周永昌，郭万学. 超声医学 (第三版). 北京：科学技术文献出版社，1998

第十章（第四节～第五节）

1. 焦英华，邵廷龄.肱骨软组织厚度和腹围与巨大胎儿体重关系的探讨.中国超声医学杂志，1999，15(4)：305~307
2. 常 才，默哈默德，庄依亮，等.胎儿体重与肝脏大小的关系.中华妇产科杂志，1997，32：37~38
3. 司徒夏映,黄醒华. 单项超声测量指标预测胎儿体重的临床应用.中华妇产科杂志，1997，32：299~301
4. 卓晶如、王菊花、高美珠、等.胎儿宫内生长情况估计：超声测量胎头双顶径.中华妇产科杂志，1980, 15：196~197
5. 张燕妮，陈 君，吕 勇.超声检测胎儿皮下组织厚度预报巨大胎儿体重.中国超声医学杂志，1996, 12：48~50
6. 刘兰芬、董 华，周 宁，等.超声测量胎儿股骨皮下组织厚度预测出生体重的相关性探讨.中国超声医学杂志，1999, 15（5）：488~489
7. 沈巧珍，潘琢如、蔡秋艳.胎儿小脑横径预测出生体重的相关性分析.中华妇产科杂志，1994, 29（5）：278~279
8. Landon MB, Mintz MP. Gabbe SG. Sonographic evaluation of fetal abdominal growth: Predictor of the Large-for-gestation-age infant in prgnancies complicated by diabetes mellitus. Am J Obstet Gynecol，1989，160：115~118
9. Hadlock FP, Harrist RE, Carpenter RJ, et al. Sonographic estimation of fetal weight. Radiology, 1984,150：535
10. Hadlock FP, Carpenter RJ, et al. Sonographic estimation of fetal weight. Radiology，1984, 150：535~540
11. Shepard MJ, Richards VA, Berkowitz RI，et al. An evaluation of two equations for predicting fetal weight by ultrasound. Am J Obstet Gynecol，1982, 142：47~54
12. Warsof SL. Ultrasonic estimation of fetal weight for the detection of intrauterine growth retardation by compute assisted analysis. New Haven，Connectiout: Yale University School of Medicine，1977，61~63
13. Warsof SL，Gohari P，Berkowitz RL, et al.The estimation of fetal weight by computer assisted analysis. Am J Obstet Gynecol，1977，128：888
14. Ott WJ，Doyle S. Nomal ultrasounic fetal weight curve. Obstet Gynecol，1982，59：603~606
15. Williams RL，Harrist RB，Creasy RK，et al. Fetal growth and perinatal viability in California. Obstet Gynecol，1982，59：624
16. Deter RI, Harrist RB, Hadlock FP, et al. Longitudinal studies of fetal growth with the use of dynamic image ultrasonography. Am J Obstet Gynecol，1982，148：545~554
17. Dougherty CRS, Jones AD. The determinants of Birth weight. Am J Obstet Gynecol，1982，144:190~200
18. Hadock FP, Harrist RB, Sharman RS, et al. Estimation of fetal weight with the use of head，body and femur measurements. A prospective study. Am J Obster Gynecol, 1985，151：333~337
19. Anthony M，Vintileos MD, Winston A, et al. Fetal weight estimation formulas with head; abdominal, femur, and thigh circumference measurments. Am J Obstet Gynecol，1987，157：410~414
20. Sood AK, Yancey M，Richards D. Prediction of fetal macrosomia using humeral soft tissue thickness. Obstet and Gynecol, 1995，85：937~940
21. Landon MB，Sonek J，Foy P，et al. Sonographic measurement of fetal humeral soft tissue thickness in pregnancy

complicated by GDM. Diabetes，1991，40(suppl 2)：66~70

第十一章（第一节 ~ 第六节）

1. 姚　苓，陈　焰，王喜立. 超声诊断胎儿肺囊性腺瘤样畸形. 中国超声医学杂志，1999，（4）：308~310

2. 张汇全. 人体畸形学. 北京:人民卫生出版社，1986：131~134

3. Bronshtein M. 先天性膈疝的产前诊断:内脏疝形成时间及结局. 国外医学·计划生育分册 1996，3：172~173

4. 王贵茹，等. 先天性小肠闭锁及狭窄. 中华小儿外科杂志，1981，2(1)：28

5. 付　军，等. 先天性肠闭锁病理组织学研究. 中华小儿外科杂志，1997，18(2)：85

6. 蒋学之，等编译. 生殖医学. 上海翻译出版公司，1991：227~258

7. 肖昆则. 中国出生缺陷协作组. 成都: 成都地图出版社，1992

8. Potter EL，Craiig JM. 胎儿及婴儿病理学. 北京: 人民卫生出版社，1982：168~187

9. Petrikovky BM. 孤立性肾盂积水:注意膀胱涨满的影响. 国外医学·计划生育分册，1996，3：172~173

10. Patricia A，Siffring. MD，Thomas S，Forrest MD，et al. Prenatal sonographic diagnosis of bronchopulmonary foregut malformation. J Ultrasound Med, 1989，8：277~280

11. Kathryn L，Mass MD，Vidkie A，Feldstein MD，et al. Sonography detection of bilateral fetal chest masses; Report of three cases. J Ultrasound Med. 1997，16：647~652

12. Andreas Rempen MD，Axel Feige MD，et al. Prenatal diagnosis of bilateral cystic adenomatoid of the lung. J Clin Ultrasound. 1987，15：3~8

13. Boles ET，et al. Atresia of colon. J Pediatr Surg，1976，11：69

14. Powell RW，et al. Congenital colon atresia. J Pediatr Surg，1986，17：166

15. International Clearringhouse for Birth Defect Monitoring Systems(ICBDMS)，Congenital Malformation Worldwide. Elsevier，New York: 1991

16. WHO: International Classifacation of Diseases (1975，Revision)，WHO:Geneva.1977

17. Smith DW. Recogenization Patterns of Human Deforantion. Saunders WB，Philadephia：1981

（第七节）

1. 王汉林. 小儿先天性骨与关节畸形. 北京: 中国医药科技出版社，1994.7~18，41~69，91~99，171~217

2. 吉士俊，潘少川，王继孟. 小儿骨科学. 济南: 山东科学技术出版社，1998.81~118，122~137，139~193，278~296

3. [美] Potter EL，Craig JM 著; 北京第二医学院解剖学教研组，中国医学科学院首都医院病理科译. 胎儿及婴儿病理学（上册）. 北京: 人民卫生出版社，1982.327~340，358~362

4. [日] 铃木雅洲，等著; 杜明熹译. 先天畸形－早期诊断与出生后的处理. 北京: 中国医药科技出版社，1990，206~216

5. 吴钟瑜. 实用妇产科超声诊断学（修订版）. 天津: 天津科技翻译出版社，1995.238~242

（第八节）

1. 黄澄如. 小儿泌尿外科学. 济南: 山东科学技术出版社，1996.71~139

2. 吴钟瑜. 实用妇产科超声诊断学（修订版）. 天津: 天津科技翻译出版社，1995.235~237

3. 程玉芳. B超诊断胎儿泌尿畸形. 中国超声医学杂志，1994，10 (1):48~49

4. 美 Potter EL, Craig JM 著; 北京第二医学院解剖学教研组，中国医学科学院首都医院病理科译. 胎儿及婴儿病理学（上册）. 北京: 人民卫生出版社，1982.268~281

5. 金改珍，等. 实用新生儿学. 北京: 人民卫生出版社，1997.580~582

（第九节）

1. 林　珠. 口腔正畸学. 沈阳: 辽宁科学技术出版社，1999.412~414

2. 林　珠，段银钟，丁　寅. 口腔正畸治疗学. 西安: 世界图书出版西安公司，1997.442~447

3. 陈　华. 实用口腔正畸学. 北京: 人民军医出版社，1991.251~256

4. 林久祥. 现代口腔正畸学（第三版）. 北京：中国医药科技出版社，1999. 675~678

5. Monni G，et al. Color Doppler ultrasound and prenatal diagnosis J Clin Ultrasound，1995，23：189~191

6. Babcook CJ et al. Evaluation of fetal midface anatomy related to facial clefts: Use of Us. Radiology，1996，201：113~118

7. 常洪波，等. 胎儿唇腭裂畸形的超声诊断价值. 中国超声医学杂志，1999，15（6）：468~470

（第十节）

1. 唐敏一. 胎盘病理学. 北京：人民卫生出版社，1987

2. 陈忠年. 妇产科病理学. 上海：上海科学技术出版社，1982

3. 戴钟英. 双胎输血综合征. 中华围产医学杂志，1998，1（1）：58

4. 张惠琴，等. 双胎输血综合征胎儿和血流动力学检测. 中华妇科杂志，1997，132（5）：296

5. 谢玉娴. 双胎输血综合征的超声诊断价值——26例分析. 中国医学影像技术，2000，16（2）：146

6. 高树生. B超监测羊水技术的评价在高危妊娠监护中的应用进展（综述）. 实用妇产科杂志，1996，12（3）：131

7. Moore TR. The amniotic fluid index in normal human pregnancy. Am J Obstet Gynecol 1990，162（5）：1168~1173

8. 邵 勇. 胎儿宫内发育迟缓的新认识（综述）. 国外医学·妇产科分册，1997，24（1）：5

9. 张青萍. 二维、彩色多普勒超声诊断胎儿宫内发育迟缓. 实用妇科与产科杂志，1996，12（3）：122

10. 卢云石. 妊高征与胎儿宫内发育迟缓. 实用妇产科杂志，1995，11（4）：183

11. 朱洁萍. B超预测胎儿体重的研究进展. 中华妇产科杂志，1997，32（6）：380

12. 谢玉娴. 胎儿肠回声与胎儿成熟度的关系. 中国医学影像技术杂志，1993，9（4）：13

13. 查长松，等. 胎儿大脑中动脉和脐动脉搏动指数预测IUGR. 中华妇产科杂志，1996，33（6）：345

14. 许建平. 彩色多普勒超声监测正常妊娠和IUGR孕妇及胎儿血流循环变化. 中华妇产科杂志，1998，3（4）：209

15. 张向丽. 多普勒超声血流频谱分析估计胎儿宫内低氧（综述）. 国外医学·妇产科分册，1996，23（6）：327

16. 杨玉英，等. 彩色多普勒超声监测脐动脉、腹主动脉血流速度的意义. 实用妇产科杂志，1996，12（3）：139

17. 李雪莲. 胎肺成熟度的判断（综述）. 国外医学妇产科分册，2000，27（1）：10

18. 赵右更. 妊娠期糖尿病性巨大儿的研究. 中华妇产科杂志，1998，33（4）：249

19. 杨惠霞. 妊娠合并糖尿病对胎儿及新生儿的影响. 国外医学·妇产科分册，1994，21（1）：19

20. Oepker D. Ultrasonographic fetal spleen measurements in red blood cell-alloimmunized pregnancies. Am J Obstet Gynecol，1993，169（1）：121~128

21. 刘朝辉，等. 胎儿双肩径及其他参数的临床应用. 中国实用妇科与产科杂志，1999，15（1）：27

22. 刘兰芬，等. 超声测量胎儿股骨皮下组织厚度与预测出生体重的相关探讨. 中国实用妇科与产科杂志，2000，16（1）：28

23. Abramowicz J Z，et al. The cheek to cheek diameter in the ultrasonographic assessment of fetal growth. Am J Obstet Gynecol，1991，165：846

24. Vintzileos A M，et al. Fetal liver ultrasound measurements during normal pregnancy. Obstetrics & Gynecology，1985，66（4）：477

25. 常 才，等. 胎儿体重与肝脏大小的关系. 中华妇产科杂志，1997，32（1）：37

26. Halpern E J，et al. Sonographic evaluation of fetal growth : Growth rate variability as a function of the interval between examination. AJR，1994，163：1491

27. Shinozuka N，et al. Formulas for fetal weight estimation by ultrasound measurement based on neonatal specific gravitas and volumes. Am J Obstet Gynecol，1987，157：1140

28. Combs CA，et al. Sonographic estimation of fetal weight based on a model of fetal volume. Obstet Gynecol，1993，82：365

29. Harding K，et al. Screening for the small fetus: A study of the relative efficacies of ultrasound biometry and symphysiofundal height. Aust N Z Obstet Gynecol，1995，35：160

30. Pertti Kirkinen. Placenta accreta: Imaging by gray-scale and contrast-enhanced color Doppler sonography and magnetic resonance imaging. J Clin Ultrasound，1998，26(2)：90~94

31. Hoffman-Tretin JC，et al. Placenta accreta : Additional sonographic observations. J Ultrasound Med，1992，11：29

32. Jauniaux E, Toplis PJ. Sonography of a non-previa placenta accreta. Ultrasound Obstet Gynecol, 1996, 7(1): 58~60

33. Ronald Townsend. Case of the day. Uterine rupture. Placeta percreda. J Ultrasound Med. 1997, 16(4): 302

第十二章

1. 吴雅峰，张桂珍. 实用心脏超声诊断学. 北京: 中国医药科技出版社，1996. 216

2. 田志云，詹姆斯·休塔. 胎儿超声心动图手册. 上海: 同济大学出版社，1994

3. Weyman AE. Principles and practice of echocadiography (2nd ed). Canada: Lippincott Williams & Wilkins, 1994,1057

4. 吴雅峰，张 燕，张桂珍. 彩色多普勒血流显像在正常胎儿心脏的应用. 中国超声医学杂志, 1991, 10: 205

5. 吴雅峰，王以新，毕 齐. 应用超声心动图观察正常胎儿动脉导管解剖及血流特征. 中华妇产科杂志, 1993, 28: 530

6. 张 运，范东升，葛志明,等. 应用彩色多普勒血流显像对胎儿心脏血流动力学的研究. 中华物理医学杂志, 1991, 13: 193~197

7. 吴雅峰，张桂珍，张 燕. 二维彩色多普勒超声心动图对胎儿心脏病的应用研究. 中国医学影像技术, 1995, 11: 13

8. Gidding SS, Huhta JC. Cardiac ultrasound: Its role in the recognition and management of fetal heart disease. Echocardiography, 1991, 8: 441~465

9. 吴江声，孙树勋. 组织学与胚胎学. 北京: 北京医科大学 中国协和医科大学联合出版社，1994

10. 徐国成，霍 琨，韩秋生. 解剖组织胚胎学图谱. 北京:人民卫生出版社，1992

11. Tonge HM, Wladimiroff JW, Noordam MJ, et al. Blood flow velocity waveforms in the descending fetal aorta: Comparison between normal and growth-retarded pregnancies.Obstet Gynecol, 1986, 67: 851

12. 周启昌，范 平，高 梅，等. 超声观察卵圆孔瓣在胎儿房间隔缺损产前诊断中的意义. 中华超声影像学杂志, 2000, 9: 422~424

13. 王 鸿，李慧忠，耿丹明，等. 多普勒超声评价胎儿房间隔瘤与房间隔缺损的相关性. 中华超声影像学杂志, 2000, 9: 610~612

14. Chang AC, Huhta JC, Yoon GY, et al. Diagnosis, transport, and outcome in fetuses with left ventricular outflow tract obstruction. The Journal of Thoracic and Cardiovascular Surgery, 1991,102: 841~848

15. Schmidt KG, Birk E, Silverman NH, et al. Echocardiographic evaluation of dilated cardiomyopathy in the human fetus. Am J Cardiol, 1989, 63: 599~605

16. Allan LD, Crawford DC, Anderson RH, et al. Echocardiographic and anatomical correlation in fetal congenital heart disease. Br Heart J, 1984, 52: 542~548

17. Sutton SJ, et al. Quantitative assessment of growment and function of the cardiac chambers in the normal fetus: A prospective longitudinal study. Circulation, 1984, 69: 645

18. Maulik D, Nanda NC, Saini VD. Fetal Doppler echocardiography: Methods and characterization of normal and abnormal hemodynamics. Am J Cardiol, 1984,53: 572~578

19. Rudolph AM. Distribution and regulation of blood flow in the fetal and neonatal lamb. Circulation Research, 1985,57:811~821

20. Reed KL, Meijboom EJ, Sahn DJ,et al. Cardiac Doppler flow velocities in human fetuses. Circulation,1986, 73: 41~46

21. Copel JA, Pilu G, Green J, et al. Fetal echocardiographic screening for congenital heart disease: The importance of the four-chamber view. Am J Obstet Gynecol,1987, 157: 648~655

22. Azancot A, Eydoux P, Vuillard E, et al. Clinical spectrum of prenatal tetralogy of fallot. Arch Mal Coeur Vaiss, 2000, 93(5): 587~593

23. Dyamenahalli U, Smallhorn JF, Geva T, et al. Isolated ductus arteriosus aneurysm in the fetus and infant: A multi-institutional experience. J Am Coll Cardiol, 2000, 36(1): 262~269

24. Paladini D, Palmieri S, Lamberti A, et al. Characterization and natural history of ventricular septal defects in the fetus. Ultrasound Obstet Gynecol, 2000, 16(2): 118~122

25. Hofstadler G, Tulzer G, Altmann R, et al. Spontaneous closure of the human fetal ductus arteriosus- A cause of fetal congestive heart failure. Am J Obstet Gynecol, 1996, 174: 3879~3883

第十三章

1. 张　运.多普勒超声心动学.青岛:青岛出版社，1988.433~436

2. 严仁英.围产医学基础.北京:人民卫生出版社，1989.75~77

3. 秦振庭.围产新生儿医学.北京:北京能源出版社，1989.28~32

4. Zhong Hong，Li Chun sheng，et al. Hemodynamic significancer of color Doppler ultrasonographic monitoring in fetuses. Biological Abstracts，1994，98：577~594

5. Li Chun sheng，Zhong Hong，et al. Effects of pregnancy on cardiac performance and hemodynamlcs evaluated by echocardiography. Biological Abstracts，1992，93：74053

6. 张　宏，徐　震，朱　洁.应用多普勒超声心动图评价孕妇分娩前后的心功能变化.中国超声医学杂志，1994，10：39

7. 李春盛，张　宏.应用超声心动图评价妊娠对孕妇心功能及血液动力学的影响.中国超声医学杂志，1991，7：249

8. 李春盛，张　宏.分娩前后妇女心功能和血液动力学的变化.中华超声杂志，1994，29：91

9. 张　宏，曾济平，龚　卓.彩色多普勒超声监测胎儿血循环的临床意义.中国超声医学杂志，1993，9：289

10. 张　宏，朱　洁，曾济平.彩色多普勒超声监测胎儿颈动脉，颅内动脉与脐动脉对照.中国超声医学杂志，1993，9：85

11. 曾济平，朱　洁，张　宏.中、晚期妊娠胎心胎盘血液循环超声多普勒检测.解放军医学杂志，1994，19：85

12. 曾济平，马晓梅，张　宏.妊娠末期胎心胎盘血循环的超声多普勒检测研究.北京军区医药杂志，1992，4：419

13. 李春盛，张　宏，徐　震.妊娠高血压患者的左室功能及血液动力学变化.心功能杂志，1994，6：16

14. Hart MV，Morton MJ，Hosenpud JD，et al. Aortic function during normal human pregnancy. Am J Obstet Gynecol，1996，154：887

15. 夏轶安，朱立华，许国兵，等.妊娠妇女血清生殖器激素浓度与血脂及脂蛋白水平的关系.中国应用生理学杂志，1993，9：168

16. 伊藤治英，仓岛富代，山田清香.产妇人科にぉはるカテドプう法の临床的应用.产妇人科の实际，1989，38：1257

17. Truding BJ. Doppler umbilical and uterine flow waveforms in severe pregnancy hypertension. Br J Obstet Gynecol，1990，97：142

18. Mcparland P，Steel S，Pearce JM. The clinical implications of absent or reverse end-diastolic frequencies in umbilical artery flow velocity waveforms. Eur J Obstet Gynecol Report，1990，37：15

19. Bar HS，Platt LD，Paul RH. et al. umbilical blood flow velocity waveforms using Doppler ultrasonography in patients with late decelerations. Obstet Gynecol，1989，73：363

20. Helen HK，Barbara AC，James DB，et al. Nonunifiormity of fetal umbilical systolic/diastolic ratios as determined with duplex Doppler sonography. J Ultrasound Med，1989，8：417

第十四章

1. 周永昌，郭万学.超声医学(第三版).北京:科学技术文献出版社，1998

2. 徐辉雄，张青萍，周玉清.静态结构三维超声表面成像技术的临床应用探讨.中国超声医学杂志，1999，15(4):254~256

3. 徐辉雄，张青萍，周玉清.三维超声透明表面成像技术的临床应用探讨.中国超声医学杂志，1999，15(6):411~416

4. 沈延政，邓学东，严　禹，等.非活动脏器三维超声成像的临床应用.中国医学影像技术，1998，14(7):510~512

5. 张青萍，周玉清，乐桂蓉，等.静态结构三维超声临床应用研究.中华超声影像学杂志，1998，7(1):3~6

6. 严　禹，沈延政，邓学东，等.非活动脏器的三维超声成像方法学.中国医学影像技术，1998，14(8):589~591

7. 丛淑珍.三维超声成像在妇产科中的应用.中国医学影像技术，1998，14(3):225~227

8. 徐辉雄，张青萍，乐桂蓉，等.三维超声在产科的临床应用价值.中华超声影像学杂志，1999，8(6):330~332

9. 徐辉雄，张青萍，肖先桃，等.正常中晚期妊娠胎儿脊柱和胸廓结构的三维超声成像.中华超声影像学杂志，2000，9(5):308~310

10. 蔡爱露，竹内久弥，大岛香.三维超声妊娠早期胎芽胎儿成像中的应用及超声胎儿发生学关联性研究.中国超声医学

杂志，2000，16(5)：338~341

11. Brunner M, Obruca A, Bauer p, et al. Clinical application of volume estimation based on Three-dimensional ultrasonography. Ultrasound Obstet Gynecol, 1995, 6(5)：358~361

12. Steiner H, Spitzer D, Weiss Wichert PH, et al. Three-dimensional ultrasound in prenatal diagnosis of skeletal dysplasia. prenat diagn, 1995, 15(4)：373~377

13. Blass HG, Eik Nes SH, Kisereud T, et al. Three-dimensional imaging of the brain cavites in human embryos.Ultrasound Obstet Gynecol, 1995, 5(4)：228~232

14. Merz E, Bahlmann F, Weber G. Volume scanning in the evaluation of fetal malformation: A new dimension in prenatal diagnosis. Ultrasound Obstet Gynecol, 1995, 5(4)：222~227

15. Budorick NE, Pretorius DH, Nelson TR, et al. Sonography of the fetal spine, image findings, and clinical implications. AJR, AM J Roentgenol. 1995, 164(2)：421~428

16. D'Arcy TY, Hughes SW, Chiu WS, et al. Estimation of fetal lung volume using enhanced 3-dimensional ultrasound : a new method and first result.BR J Obstet Gynecol, 1996, 103(10)：1015~1020

17. Mueller GM, Weiner CP, Yankowitz J. Three-dimensional ultrasound in the evaluation of fetal head and spine anomalies. Obstet Gynecol, 1996, 88(3)：372~378

18. Zosmer N, Jurkovic D, Jauniaux E, et al. Selection and identification of standard cardiac views from three-dimensional volume scans of the fetal thorax. J Ultrasound Med, 1996, 15(1)：25~32

19. Liang RI, Chang FM, Yao BL, et al. Predicting birth weight by fetal upper-arm volume with use of three-dimensional ultrasonography. AM J Obstet Gynecol, 1997, 177(3)：632~638

20. Sivan E, Chan L, Uerpairojkit B, et al. Growth of the fetal forehead and normative dimensions developed by three-dimensional ultrasonographic technology. J Ultrasound Med, 1997, 16(6)：401~405

21. Hata T, Aoki S, Manabe A, et al. Three-dimensional ultrasonography in the first trimester of human pregnancy. Hum Report, 1997, 12(8)：1800

22. Chang FM, Liang RI, Ko HC, et al. Three-dimensional ultrasound assessed fetal thigh volumetry in predicting birth weigh. Obstet Gynecol, 1997, 90(3)：331~351

23. Chang FM, Hsu KF, Ko HC, et al. Three-dimensional ultrasound assessment of fetal liver volume in normal pregnancy: A comparison reproducibility with two-dimensional ultrasound and a search for a volume constant. Ultrasound Med Biol, 1997, 23(3)：381~389

24. Mtrz E, Weber G, Bahlmannf, et al. Application of transvaginal and abdominal Three-dimensional ultrasound for the detection or exclusion of malformations of the fetal face. Ultrasound Obstet Gynecol, 1997, 9 (4)：237~243

25. Chang FM, Hsu KF, Ko HC, et al. Fetal heart volume assessment by three-dimensional ultrasound. Ultrasound Obstet Gynecol, 1997, 9(1)：42~48

26. Bonilla Musoles F, Raga F, Bonilla F JR, et al. Early diagnosis of conjoined twins using two-dimensional color Doppler and three-dimensional ultrasound.J Natl Med Assoc, 1998, 90(9)：552~556

27. Hata Z, Aoki S, Miyazaki K, et al. Three-dimensional ultrasonographic visualization of multiple pregnancy.Gynecol Obstet Invest. 1998, 46(1)：26~30

28. Lin HH, Liang RI, Chang CH, et al.Prenatal diagnosis of otocephaly using two-dimensional and three-dimensional ultrasonography. Ultrasound Obstet Gynecol, 1998, 11(5)：361~363

29. Hata Z, Aoki S, Hata K, et al.three-dimensional ultrasonographic assessment of the umbilical cord during the 2nd and 3rd trimesters of pregnancy. Gynecol Obstet Invest, 1998, 45(3)：159~164

30. Pohls UG, Rempen A. Fetal lung volumetry by three-dimensional ultrasound. Ultrasound Obstet Gynecol, 1998, 11(1)：6~12

31. Laudy JA, Janssen MM, Struyk PC, et al. Three-dimensional ultrasonography of normal fetal lung volume: A preliminary study. Ultrasound Obstet Gynecol, 1998, 11(1)：13~16

32. Hata T, Yonehara T, Aoki S, et al. three-dimensional ultrasonographic visualization of the fetal face. AJR AM J Roentgenol 1998, 170(2): 481~483

33. Rempen A .The shape of the endometrium evaluated with three -dimensional ultrasound: An additional predictor of extrauterine pregnancy. Hum Reprod, 1998, 13(2): 450~454

34. Hafner E, Philipp T, Schuchter K, et al. Second-trimester measurements of placental volume by three dimensional ultrasound to predict small for gestational age infants. Ultrasound Obstet Gynecol, 1998, 12(2): 97~102

35. Laudy JA, Janssen MM, Struyk PC, et al. Fetal liver volume measurement by three-dimensional ultrasonograpy: A preliminary study.Ultrasound Obstet Gynecol, 1998, 12(2): 93~96

图书在版编目(CIP)数据

妇科与产科超声诊断学/汪龙霞主编. -北京:科学技术文献出版社,2007.11(重印)
(超声诊断丛书)
ISBN 978-7-5023-4110-7

Ⅰ.妇… Ⅱ.汪… Ⅲ.妇产科病-超声波诊断 Ⅳ.R710.4

中国版本图书馆 CIP 数据核字(2002)第 061986 号

出　版　者	科学技术文献出版社
地　　　址	北京市复兴路 15 号(中央电视台西侧)/100038
图书编务部电话	(010)51501739
图书发行部电话	(010)51501720,(010)68514035(传真)
邮 购 部 电话	(010)51501729
网　　　址	http://www.stdph.com
E-mail:	stdph@istic.ac.cn
策 划 编 辑	刘新荣
责 任 编 辑	刘新荣
责 任 校 对	赵文珍
责 任 出 版	王杰馨
发 行 者	科学技术文献出版社发行　全国各地新华书店经销
印 刷 者	北京金鼎彩色印刷有限公司
版 (印) 次	2007 年 11 月第 1 版第 3 次印刷
开　　　本	880×1230　16 开
字　　　数	600 千
印　　　张	19.75
印　　　数	8001~10000 册
定　　　价	98.00 元